BASTEI
LÜBBE
TASCHENBUCH

Über den Autor:

Dr. Hilary Jones hat sein Medizinstudium 1976 an der Royal Free Hospital School of Medicine in London abgeschlossen. Als Experte für Gesundheitsfragen ist er regelmäßig in Fernseh- und Radiosendungen zu Gast. Er schreibt eine wöchentliche Kolumne für die Sonntagsbeilage der britischen Zeitung *The Sun*.

Dr. Hilary Jones

Herz, Nieren und der ganze Rest

Ein Tag im Leben deines Körpers

Aus dem Englischen von
Wolfdietrich Müller

BASTEI LÜBBE
TASCHENBUCH

BASTEI LÜBBE TASCHENBUCH
Band 60828

MIX
Papier aus verantwortungsvollen Quellen
FSC® C006701

Dieser Titel ist auch als E-Book erschienen.

Vollständige Taschenbuchausgabe

Deutsche Erstausgabe

Titel der englischen Originalausgabe: »A Day in Your Life«
Originalverlag: First published 2013 by Bantam Press. Corgi edition published 2014

Textredaktion: Matthias Auer, Bodman-Ludwigshafen
Titelillustration: © shutterstock/Vextok
Umschlaggestaltung: FAVORITBUERO, München
Satz: hanseatenSatz-bremen, Bremen
Gesetzt aus der Adobe Garamond Pro
Druck und Verarbeitung: CPI books GmbH, Leck – Germany
Printed in Germany
ISBN 978-3-404-60828-7

1 3 5 4 2

Sie finden uns im Internet unter
www.luebbe.de
Bitte beachten Sie auch: www.lesejury.de

Für Annabella. Versetz mich bitte nie mehr so in Angst und Schrecken.

Einleitung

In diesem Buch geht es um Sie oder, genauer gesagt, um Ihren Körper und wie er tickt.

Es wird Ihnen alles über die ganz und gar unglaublichen Dinge sagen, die Ihr Körper ganz allein tut, ohne dass Sie sich dessen überhaupt bewusst sind. Es erklärt, warum Sie träumen und was genau Sie morgens aufwachen und nachts einschlafen lässt. Es verrät Ihnen, warum Sie gähnen oder lachen und wie Sie sehen, hören und schmecken. Es beschreibt, wie Ihre Atmung und Verdauung zuverlässig einfach so funktionieren, ohne dass Sie auch nur daran denken müssen, und wie Ihr Herz, nicht größer als Ihre geballte Faust, zuverlässig Milliarden Male während Ihres Lebens schlägt und schlägt, ohne jemals müde zu werden.

Es gibt so viele physiologische Merkwürdigkeiten. Was zum Beispiel ist das Gedächtnis? Könnte ein Gedanke, gewissermaßen ein kleines Päckchen, bestehend aus Chemikalien, das sich zwischen Nervenzellen in Ihrem Gehirn fortbewegt, theoretisch eingefangen und in einen anderen Menschen eingespeist werden?

Sind außerkörperliche Erfahrungen bloß Finten unseres veränderten Bewusstseins? Können normale Menschen wirklich infolge von Schlaganfällen oder Kopfverletzungen zu Mördern werden?

Wie viele Male am Tag lässt der Durchschnittsmensch einen Wind abgehen, was ist Rotz und warum können manche Leute ihre zum Platzen volle Blase nicht leeren, nur weil jemand anderes in Hörweite ist?

Wie reparieren sich Ihre Knochen, wenn sie brechen, und warum gerinnt Ihr Blut, wenn Sie sich verletzen, aber nicht, wenn es in Ihrem Körper kreist?

In welchem Stadium beginnt ein ungeborenes Baby, sich zu bewegen, und wann wird es der Welt um sich herum bewusst? Wie entwickeln sich sein Gehirn, Herz und die Gliedmaßen aus nur zwei elementaren Zellen, und sind seine Persönlichkeit und sexuelle Orientierung schon bei der Geburt kodiert?

Was genau sind Liebe und sexuelles Verlangen, und wie bringen taub geborene Menschen ihre Gedanken in ihrem Kopf zum Ausdruck, wenn es doch nicht in Form von Wörtern geschieht, die sie nie gehört haben?

Warum werden wir übergewichtig, depressiv, fühlen uns verkatert? Welche Vorgänge lassen uns altern oder an Krebs erkranken, und was geht in unseren Körpern vor, wenn wir uns dem Augenblick des Todes nähern?

Herz, Nieren und der ganze Rest. Ein Tag im Leben deines Körpers beschreibt 24 Stunden im Leben der Familie Enniman – ein Vater, eine schwangere Mutter, ihre zwei Teenager, ihre fünfjährige Tochter und der Familienhund –, und es richtet den Blick auf alles, was während dieses einen Tages in ihren Körpern vor sich geht.

Aber alles, was mit den Ennimans geschieht, geschieht auch mit Ihnen!

Ich bin seit über 35 Jahren Arzt für Allgemeinmedizin, trete im Fernsehen auf und lerne dadurch an jedem einzelnen Tag neue Dinge. Aber nie habe ich so viel dazugelernt wie in der Zeit, während ich dieses Buch schrieb, und ich hatte riesigen Spaß dabei.

Ich hoffe, es öffnet Ihnen die Augen für die Wunder des menschlichen Körpers und bringt das »Prickeln« zurück in die Physiologie …

Kapitel 1

Das menschliche Auge ist ein bemerkenswertes Organ und eines der komplexesten in unserem Körper, wobei es nur hinter dem Gehirn zurücksteht. Bei nur 24 Millimetern Durchmesser und einem Gewicht von etwa 28 Gramm weist es rund zwei Millionen verschiedene Komponenten auf und vermag jede Stunde 36 000 Datenbits zu verarbeiten. Unsere Augen können zu jeder Tages- oder Nachtzeit mit hundertprozentiger Leistungsfähigkeit ohne Pause funktionieren und sind die einzigen Organe, die dazu fähig sind. Selbst wenn unser Blick grobkörnig wird und wir uns schläfrig fühlen, ist es nur die Fehlzündung des müden Gehirns, was unser Sehvermögen beeinträchtigt, da es dabei versagt, die zuverlässigen Signale unserer Augen zu deuten. Wir können Geschwindigkeit und Entfernung genau genug bestimmen, um einen schnell fliegenden Ball zu fangen. Wir können Kleingedrucktes von Nahem lesen und den dünnsten Baumwollfaden durch das winzigste Nadelöhr einfädeln. Wir können eine Kerze in 22 Kilometern Entfernung sehen und eine breite Skala von Farben wahrnehmen, darunter 500 verschiedene Grautöne.

Aber gerade eben, während Adam dösend im Bett liegt, sind seine Augen geschlossen, und das einzige »Lebenszeichen« ist die schnelle Augenbewegung hinter den geschlossenen Lidern. Er befindet sich nämlich in der REM-Phase (*rapid eye movement*), in der seine Hirnaktivität erhöht ist und Informationen, die während der vergangenen Tage gesammelt wurden, zur Verarbeitung anstehen, um sich Erinnerungen und Erlebnisse gleichsam verfügbar zu machen.

Es gibt zwei Haupttypen des Schlafs, die sich durch die unterschiedlichen Zyklen einer typischen Nachtruhe hinweg abwechseln. Adam hat seine tiefsten Schlafphasen während des vierten Stadiums des Nicht-REM-Schlafs, ungefähr eine Stunde bzw. drei Stunden nachdem er eingeschlafen ist. Zwischen diesen findet er in eine kurze Periode REM-Schlaf, in der er in den Genuss einiger wunderbarer Träume kommt, gefolgt von noch mehr Abschnitten mit REM-Träumen in immer häufigeren Intervallen die ganze Nacht hindurch, wobei jedes Intervall länger als das vorige dauert.

Gerade eben, um 6.30 Uhr, erlebt er seine letzte Runde REM, und leider ist sein Traum ziemlich beunruhigend. Aus irgendeinem Grund ist er in seine Schulzeit zurückgekehrt und spielt Sophokles' Schauspiel *Ödipus* nach. In dieser antiken griechischen Tragödie heiratet der thebanische König Ödipus unwissentlich seine Mutter und tötet seinen Vater. An dieser Stelle des Dramas befindet er sich jetzt, taucht plötzlich in Adams Traum auf und versucht, sich von der Todsünde reinzuwaschen, indem er sich mit der Goldbrosche seiner Mutter die Augen aussticht. Blutige Flüssigkeit fließt über beide Wangen, und er schreit.

In diesem Augenblick wacht Adam auf und bemerkt den Weckruf auf seinem Handy, das genau das tut, wozu er es eingestellt hat, bevor er am Abend unter die Bettdecke kroch. Komisch, denkt er, wie das schrille Läuten des Weckers in das letzte Stück seines Traums eingebaut wurde, obwohl dieser doch anscheinend schon eine ganze Weile angedauert hatte. Aber der Traum kann den Weckruf nicht vorausahnen: Er kann das akustische Signal nur innerhalb der wenigen Sekunden des Hörens einbauen. Wie bizarr, dass ein Gehirn einen Traum wahrnehmen kann, als hätte er sich langsam entwickelt, wo er doch in Wirklichkeit nur eine momentane Reaktion auf ein äußeres Geräusch ist. Und wie seltsam, dass er im Schlaf das Vergehen der Zeit so leicht missdeuten und eine ganze Kette unwirklicher Ereignisse erschaffen kann.

Viele Wissenschaftler glauben, dass es gerade diese Abgrenzung zwischen Zeit und äußerem sinnlichen Input während des Schlafs ist, die das bizarre Phänomen von außerkörperlichen Erfahrungen und Bewusstsein unter Anästhesie erklärt. Während wir aufwachen, kann ein Traum in die Länge gezogen, lebhaft und äußerst real erscheinen. In Wirklichkeit ist er nur ein Durcheinander sinnlicher Inputs in das schlaftrunkene und halbkomatöse Gehirn.

Während Adam nach dem Wecker tastet, um ihn auszuschalten, wandern seine Gedanken zurück zu dem armen Ödipus und seinem ruinierten Augenlicht. Augen sind solch empfindliche und wesentliche Organe. Die Sehkraft stellt alle unsere anderen Sinne in den Schatten und dominiert unsere Wahrnehmung des Bewusstseins vom Augenblick der Geburt an. Unsere Augen sind hochentwickelte biologische Videokameras, die das Licht aus unserer Umgebung auf den empfindlichen Film an der Rückseite unserer Augen bündeln, was chemische Reaktionen erzeugt, die sich in elektrische Signale umwandeln, welche dann zum Zweck einer höchst komplexen Verarbeitung an das Gehirn gesendet werden. Das Ergebnis: dreidimensionales Sehen. Warum also sollte sich jemand, von König Ödipus ganz zu schweigen, die eigenen Augen herausreißen wollen? Dennoch kommt es vor.

Adam kann sich dunkel an eine Zeitungsgeschichte über eine Selbstausschälung der Augen als extreme, aber zum Glück seltene Form der Selbstverletzung erinnern. Der Artikel berichtete von einem 48-jährigen Mann, der in die Notaufnahme gebracht wurde, weil er sich die Augen ausgestochen hatte. Beide Augenhöhlen waren verbunden und über seine Wangen rann Flüssigkeit. Er war ruhig und hatte keine offenkundigen Schmerzen. Seine Verwandten gaben an, dass er ein gestörtes Familienleben habe, aber keine bedeutende, die Augen betreffende Vorgeschichte. Es war bekannt, dass er Epileptiker war, und offenbar hatte er unmittelbar vor der Selbstverletzung einen Anfall gehabt. Seine Medikation umfasste zwei krampflösende Mittel. Was passierte mit ihm? Ja, jetzt fiel es Adam wieder ein. Er wurde zur Beobachtung stationär aufgenommen. Der arme Mann verweigerte jede genauere Untersuchung seiner Augen. Ein Psychiater, der ihn aufsuchte, kam zu dem Schluss, dass er eine postiktale Psychose erlitten hatte – eine vorübergehende Form von Wahnsinn infolge seines epileptischen Anfalls. In dem Artikel hieß es weiter, dass die Augenhöhlen nur mit antibiotischer Salbe zur Verhinderung von Infektionen behandelt und ansonsten der spontanen Heilung überlassen wurden. Er wurde anschließend als völlig blind eingestuft und später an ein Zentrum für künstliche Augen überwiesen, um Prothesen zu erhalten. Wie zu erwarten, rechnete man damit, dass er in psychiatrischer Betreuung bleiben würde.

Solcher Art sind die schrecklichen Gedanken, die den Leuten zuweilen in jenem Dämmerzustand zwischen Schlaf und Wachheit kommen. Es gibt eine Theorie, dass manchmal das Umdrehen auf die andere Seite die zudringlichen Gedanken verschwinden lässt, während das Wiedereinschlafen auf derselben Seite den Traum zurückkehren lässt. Manchmal ist es am besten, einfach aufzuwachen und mit dem Tag zurechtzukommen.

Jetzt, wo Adam daran denkt, fühlen sich seine Augen tatsächlich ein wenig rau an, und die Lider sind ein bisschen wund und trocken. Hatte er deshalb den Traum? Haben seine brennenden Lider das Gehirn informiert und das Gehirn dies seinerseits in den Traum eingebaut? War es ein primitiver Reflex, der ihn vielleicht vor der Möglichkeit warnte, dass etwas oder jemand versuchen könnte, ihm die Augen auszustechen? Wer weiß? Sicher ist er sich nur, dass er aufstehen muss.

Seine Augen sind noch geschlossen, aber das hält das Tageslicht nicht davon ab, durch die zarte Haut der Augenlider zu schimmern, was ihm den rosafarbenen Schein der Welt dahinter bewusst macht. Seine Augen »sehen« in Wirklichkeit aber die rosa Farbe seines Blutes, das durch die winzigen Kapillaren dort fließt. Langsam zucken die Lider auf, und er lässt den ersten verstohlenen Blick durch das Zimmer wandern. Die vertraute Umgebung. Die gewohnten Vorhänge. Unordnung auf dem Boden. Die reguläre Schlafpartnerin. Kein Einbrecher, der über ihm steht, bereit, ein Messer in ihn zu stoßen. Uff, was für eine Erleichterung. Sein Gehirn hat seinen ersten persönlichen Sicherheitscheck des Tages ausgeführt. Er ist völlig wach.

Was genau hat Adam zu Bewusstsein kommen lassen? Wie ist dieses unfassbare Phänomen mit einem greifbaren physischen Organ wie dem Gehirn verknüpft? Bei einem Gewicht von etwa 1,5 Kilo sieht sein Gehirn aus und fühlt sich an wie gehärtetes Gallert. Es hat ungefähr die Größe eines Blumenkohls, doch die Größe steht selten in Bezug zum IQ, und jedes menschliche Gehirn enthält, unabhängig von Volumen und Gewicht, mehr oder weniger die gleiche Anzahl Nervenzellen und Verknüpfungen.

Das Bewusstsein ist anders als alles andere, was wir kennen. Gedanken, Gefühle und Begriffe unterscheiden sich grundlegend von allem anderen, das unsere Umwelt und auch das Universum ausmacht. Wir können das Bewusstsein in unserem Verstand nicht berühren, sehen oder messen. Wir können es nirgendwo in Raum oder Zeit situieren.

Verschiedene Ebenen des Bewusstseins können unsere Aufmerksamkeit auf die physische Außenwelt oder auf die Innenwelt unserer Ideen und Gedanken lenken. Wir können uns gleichzeitig auf viele verschiedene Objekte und Wahrnehmungen konzentrieren oder uns auf nur eine einzelne Sache in überwältigender Detailliertheit ausrichten. Wir können auch wechselnde Tiefen der Wahrnehmung erleben, je nachdem, ob die Wahrnehmung flüchtig bzw. vergänglich ist oder im Gedächtnis registriert und kodiert, um in der Zukunft aufgerufen zu werden. Woher kommt also im Gehirn diese bewusste Wahrnehmung? Ist irgendein Puzzleteil wichtiger als ein anderes?

Was das Aufwachen des Gehirns und das bewusste Denken angeht, ist die Aktivität der Nervenzellen im äußeren Teil des Großhirns, besonders in den Stirnlappen, wahrscheinlich am wichtigsten. Wenn ein Signal aus dem Rest Ihres Körpers zum ersten Mal in den tieferen Regionen des Gehirns eingeht, dauert es etwa eine halbe Sekunde, bis Sie sich dieses Signals bewusst werden, wenn es in die »höheren« Bereiche in der Großhirnrinde übermittelt wird. Dies ist die äußere Schicht des Gehirns, gekennzeichnet durch Falten und Klüfte, die fest aneinandergepresst sind, als ob dieser Teil des Gehirns ständig versuchte, sich auszudehnen, aber in dem starren Gehäuse des knöchernen Schädels keinen Platz hatte. Hinter der Stirn sitzt der Stirnlappen, der nur aktiv ist, wenn irgendeine Art von Erfahrung eine bewusste wird. Es ist die Großhirnrinde – die gesamte äußere Schicht –, die Menschen von anderen Tieren unterscheidet und uns die unschätzbare Gabe des Bewusstseins und der Intelligenz schenkt. Nach einer Entwicklung über Millionen von Jahren haben wir, verglichen mit anderen Tieren, eine unverhältnismäßig große Großhirnrinde, der nur Delfine und Elefanten nahekommen.

In der tieferen Region unseres Gehirns, dem Hirnstamm, liegt ein Bereich, der als retikuläres Aktivierungssystem oder RAS bekannt ist. Dieser Bereich ist es, der eingehende sensorische Botschaften über die Außenwelt vom Rest Ihres Körpers empfängt und an die Rinde übermittelt, um Sie aufzuwecken und zum Handeln anzuregen. Dies ist Ihr vorrangiger Weckmechanismus. Dies weckt Sie am Morgen auf, als Antwort auf Ihren Weckruf, eine volle Blase oder Ihre Tochter, die schreit, weil sie einen Albtraum hatte. Und er trägt auch zur Regulierung des autonomen Nervensystems bei, eines Teils Ihres Nervensystems, über das Sie keine willentliche Kontrolle haben, und spielt eine wichtige Rolle bei der Kontrolle, wie schnell Ihre Herzfrequenz ist, und bei der Regulierung des Atmens. Er beeinflusst ebenfalls viele andere wesentliche Körperfunktionen, etwa Verdauung, Schwitzen, Wasserlassen und sogar sexuelle Erregung. Die Signale, die eben jetzt von Adams voller Blase ausgehen, tragen viel dazu bei zu erklären, warum er ziemlich oft mit einer morgendlichen Erektion aufwacht. Es liegt vor allem an seinem RAS.

Aber wie öffneten sich seine Augen so ganz von allein? Und wie begannen sie, die Umrisse und Merkmale seines Schlafzimmers, in dem fast völlige Dunkelheit herrscht, zu erkennen?

Der hauptsächliche willkürliche Muskel des Oberlides ist der Levator palpebrae superioris. Dies ist der Muskel, der sich zusammenziehen muss, damit Sie die Augen öffnen und die Welt vor sich anstarren. Aber es gibt kleine Fasern des Augenringmuskels und willkürliche Tarsalmuskeln, die sich ebenfalls im Geflecht der Muskeln in den Augenlidern finden. Wenn Sie also die Stirn runzeln, die Augen zusammenkneifen oder bei Licht blinzeln, werden die Augenlider selbst in die Handlung einbezogen. Wenn Sie die Augen morgens zum ersten Mal öffnen wollen, sendet Ihr Gehirn ein Signal durch den dritten Hirnnerv, den Augenbewegungsnerv, der auf einem gewundenen anatomischen Pfad von seinem Ursprung tief im Mittelhirn bis in die knöcherne Augenhöhle verläuft.

Sie dachten, die Augen aufzuschlagen wäre das Einfachste auf der Welt, aber aufgepasst, das ist nur der Anfang. Dieser Nerv für sich öffnet die Augen und erlaubt Ihnen, nach oben, nach innen zur Nase hin, nach unten sowie nach links und rechts zu blicken. Zwei völlig eigenständige Nerven sind jedoch erforderlich, damit Ihre Augen in andere Richtungen blicken können. Obendrein müssen alle im Einklang agieren. Dieser ganze Prozess ist unglaublich vertrackt und komplex, aber einfach eine weitere Funktion des menschlichen Körpers, die für uns vollkommen selbstverständlich ist.

Manchmal merken wir erst, wie sehr wir doch auf die automatischen Funktionen unseres Körpers vertrauen, wenn ihre normale Funktion durch Verletzung oder Krankheit gestört ist. Wenn Teile unseres Körpers nicht effizient arbeiten, wissen wir sicherlich darum. Ein schmerzender schlimmer Rücken. Ein gebrochenes Bein. Eine steife Schulter. Ein gestörter Herzrhythmus. Was wäre aber, wenn Sie am Morgen die Augen nicht richtig öffnen könnten? Das ist etwas, das Sie an jedem einzelnen Tag Ihres Lebens tun. Sie müssen es tun können, um die Welt zu sehen. Aber für manche Menschen ist es ein echtes Problem.

Das Herabhängen des Oberlides aufgrund einer Schwäche im Levator palpebrae superioris ist ein als Ptosis bekanntes Leiden. Es kann die Folge einer Störung im Muskel oder dem Nerv sein, der das Augenlid steuert. Ein schlaffes Lid kann das Auge völlig oder teilweise schließen und einseitig oder beidseitig auftreten. Sehr vereinzelt ist es von Geburt an vorhanden, und wenn es nicht korrigiert wird, kann es verhindern, dass sich das Sehvermögen normal entwickelt. Wenn es erstmals im Erwachsenenalter dazu kommt, kann es als Ergebnis des Alterungsprozesses auftreten, als Symptom einer seltenen Krankheit namens Myasthenia gravis, bei der Antikörper die Rezeptoren in Muskeln, die Nervenimpulse empfangen, angreifen und langsam zerstören, oder sehr vereinzelt als Folge eines Hirntumors oder einer ballonartigen Erweiterung eines Blutgefäßes im Gehirn, eines Aneurysmas. Heutzutage lesen Sie vielleicht häufiger darüber als unerwünschte Nebenwirkung einer Botox-Injektion, die kosmetisch angewendet wird, um Runzeln und Falten auf der Stirn zu beseitigen. Anstatt die Muskeln in der Stirn zu lähmen, die Sie die Stirn runzeln lassen und Ihrem Gesicht Ausdruck verleihen, kann eine teilweise Lähmung des für die Hebung des Augenlids verantwortlichen Muskels auftreten, wenn etwas von dem Botulinumtoxin der Injektion danebengeht, was es dann herabhängen lässt.

Aber nichts davon trifft in diesem Moment auf Adam zu. Er ist wach. Seine beiden Augen sind offen, und es ist Zeit, dem Tag entgegenzusehen. Seine Pupillen haben sich allmählich geweitet, um möglichst viel von dem dämmrigen Licht aufzunehmen, das im Schlafzimmer verfügbar ist. Aber als er in den hellen Strahl des Tageslichts blickt, der durch den Spalt in den Vorhängen fällt, ziehen sich seine Pupillen automatisch ein wenig zusammen – und dann noch viel stärker, als er nach der Nachttischlampe tastet und sie endlich anschaltet.

Die Pupillen reagieren höchst empfindlich auf Licht, indem sie sich im Dunkeln oder wenn Sie aufgeregt sind öffnen, um mehr Licht in die Augen zu lassen, aber sich schnell zusammenziehen, um sie vor grellem Licht zu schützen oder wenn Sie entspannt sind. Die Größe der Pupille wird dabei von den

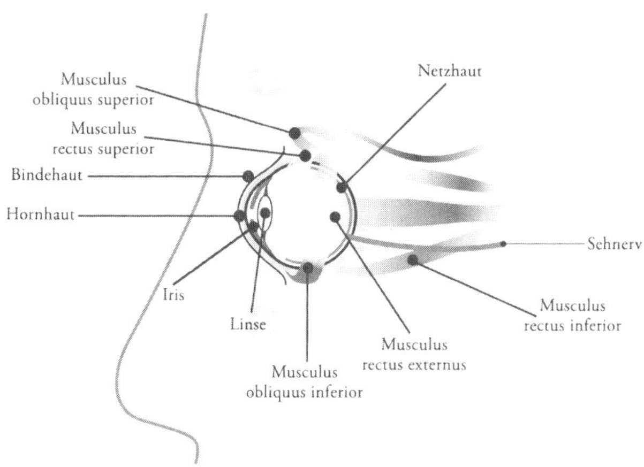

Das Auge

Muskeln der Iris gesteuert, dem farbigen Teil des Auges, das sie umgibt. Innerhalb der Iris gibt es kreisförmige, unmittelbar an der Pupille anliegende Muskeln, die in einem Ring um sie herum verlaufen. Es gibt auch radiale Muskeln, die in rechten Winkeln zu den ringförmigen Muskeln vom inneren zum äußeren Rand der Iris verlaufen wie die Strahlen der Sonne oder die Speichen eines Fahrrads. Bei schlechten Lichtverhältnissen entspannen sich die ringförmigen Muskeln um die Pupille, während sich die radialen Muskeln zusammenziehen, um die Pupille zu weiten und mehr Licht eindringen zu lassen. Im umgekehrten Fall, bei hellem Licht, entspannen sich die radialen Muskeln an der Außenseite der Iris, und die ringförmigen Muskeln in nächster Nähe der Pupille ziehen sich zusammen, womit sie die Pupille verengen und die Menge des in das Auge fallenden Lichts verringern.

Aber die Augen sind sogar noch komplexer, weil sie nicht nur selbständig arbeiten, sondern auch konzentrisch. Wenn eine Taschenlampe auf ein Auge gerichtet wird, zieht sich nicht nur die Pupille dieses Auges zusammen, sondern auch die des anderen. Das geschieht sogar, wenn das andere Auge verbunden ist. Es ist ein Schutzreflex und hängt von einer komplizierten Kaskade von Nervenzellenreaktionen ab, die auf verschiedenen Ebenen des Gehirns und Nervensystems stattfinden. Verantwortlich für den ganzen Ablauf ist das vegetative Nervensystem, das die Größe der Pupillen mittels winziger, an Nervenenden freigesetzter Dosen von Chemikalien beeinflusst, welche die Muskeln veranlassen, sich zusammenzuziehen oder zu entspannen. Die Art der freigesetzten Chemikalien verändert sich je nachdem, ob wir ängstlich oder ruhig, besorgt oder entspannt sind. Wenn wir Angst haben, beginnen Hormone wie Adrenalin zu wirken, und unsere Pupillen erweitern sich. Wenn wir entspannt sind, ziehen sich unsere Pupillen eher zusammen.

Deshalb erweitern Partydrogen wie Amphetamine, die die

Wirkung von Adrenalin nachahmen, die Pupille, und deshalb rufen Morphin und andere Opiate die gegenteilige Wirkung hervor. Vor vielen Jahren, am Hof Ludwigs XIV. von Frankreich, waren Belladonna-Augentropfen, ursprünglich aus dem tödlichen Nachtschattengewächs gewonnen, bei den Damen in Mode, weil sie die Pupillen erweiterten und sie schöner aussehen ließen. Daher auch die Bezeichnung »Belladonna«, was schöne Dame bedeutet.

Apropos: Eve, die schöne Dame, mit der Adam sein Leben teilt, schläft noch auf der anderen Seite des Betts. Ihr langes dunkles Haar fließt über das Kissen, und das fast unmerkliche Heben und Senken ihrer Schultern ist das einzige sichtbare Zeichen, dass sie atmet. Inzwischen haben sich Adams Pupillen ausreichend an das Licht angepasst, sodass er ungefähr sieht, wohin er tritt, als er vom Bett aufsteht. Während er auf sein Handy schaut, konzentrieren sich seine Blicke auf die schmale Tastatur und fokussieren die winzigen Ziffern auf dem Bildschirm. Sie sagen ihm, dass es jetzt 6.31 Uhr ist. Er ist dankbar für den Weckruf, sich aber ebenso dessen bewusst, dass dieses verdammte kleine Gerät den ganzen Tag über eine ständige Quelle des Stresses sein wird, da verschiedene Leute in seinem Arbeitsleben und zu Hause Forderungen an ihn stellen werden. Aber darüber kann er sich später den Kopf zerbrechen. Es ist Zeit, ins angrenzende Bad zu gehen, um seine Blase zu entleeren und sich für den Start in den Tag fertig zu machen. Um das zu tun, muss er aufstehen.

Die einfache Handlung, aus dem Bett aufzustehen, kann für viele Leute schwer sein. Es ist warm und kuschelig im Bett. Man fühlt sich sicher und entspannt, ist noch ein bisschen verschlafen. Wenn es möglich wäre, könnte man mühelos in eine süße, genüssliche Träumerei zurückgleiten. Noch dazu ist es im Zimmer kälter als im Bett, und das ganze Ritual des Waschens und Anziehens am Morgen ist so lästig. In mechanischer Hinsicht allerdings sollte der physische Prozess des Aufstehens einfach und zielgerichtet sein.

Kinder haben kein Problem, morgens aus dem Bett zu kommen. In der Regel sind sie diejenigen, die um sechs Uhr aufstehen, indem sie die Decken abschütteln, in Ihr Schlafzimmer rennen und auf Sie springen, wild entschlossen, den Tag mit einem Knall einzuleiten. Anders als Erwachsene wollen die meisten Kinder morgens sogar aus dem Bett aufstehen, aber sie müssen dazu die gleichen körperlichen Bewegungen ausführen wie jeder Mensch.

In welchem Alter auch immer: Sie müssen zum Aufstehen die Bettdecke zurückschlagen, sich aufsetzen, die Knie beugen, die Beine über die Bettkante schwingen, sich mit Armen und Schulter aufstützen, weiter nach vorn beugen, um das Gewicht über die Füße zu bringen und dann die Beine strecken. Jede Aktion für sich bringt viele besondere Muskeln ins Spiel, darunter den Rectus abdominis, Transversus, Erector spinae, Psoas, Quadrizeps und Gluteus maximus, um nur einige zu nennen. Die Kontraktions- und Entspannungsphase jedes Muskels muss zeitlich perfekt abgestimmt werden, damit kein ungeschicktes Zucken und keine roboterhafte Schwerfälligkeit auftritt. Es ist diese flüssige Koordination vielfacher Muskelgruppen, die eine fließende und mühelose Bewegung des Körpers möglich macht und Sie zum Beispiel in die Lage versetzt, aus dem Bett zu kommen, während Sie eine volle Teetasse halten, ohne etwas zu verschütten.

Allein das Aufstehen am Morgen ist ein teils bewusster und teils unbewusster Akt, der zwei verschiedene Arten von Nerven einbezieht. Nerven, die Muskeln beauftragen, sich zusammenzuziehen und unseren Körper zu bewegen, heißen motorische Nerven; andere Nerven, die auf Empfindungen aus der äußeren Umgebung reagieren, heißen sensorische Nerven. Der Teil Ihres Gehirns mit dem Namen primär-motorische Rinde ist verantwortlich dafür, die Befehle an die Muskeln zu senden, die sie veranlassen, die Bewegungen auszuführen, die Sie von ihnen erwarten, und sie werden dann über Ihr Rückenmark und all die verschiedenen motorischen Nerven, die davon ausgehen, weitergesendet. Während diese bewussten Befehle von den höheren Stirnhirnregionen einschließlich der prämotorischen Rinde und der supplementär-motorischen Rinde ausgehen, beginnt der unbewusste Teil des Aufstehens (der Teil, über den Sie überhaupt nicht nachdenken müssen) zunächst in einem anderen Hirnbereich, dem Parietallappen. Sie denken vielleicht, aufstehen bedeute, eine bewusste Entscheidung zu treffen und dann demgemäß zu handeln, um die Bewegungen auszuführen. Doch es ist komplizierter. Tatsächlich bereitet der unbewusste Teil Ihres Gehirns die Bewegungen vor und beginnt ungefähr zwei Sekunden, bevor Sie bewusst »entscheiden«, sie auszuführen, diese einzuleiten. Zu einer bewussten Entscheidung kommt es nur den Bruchteil einer Sekunde vor der Ausführung. Was immer unser Bewusstsein uns also zu tun heißt, erkennt es in Wirklichkeit nur Anweisungen aus unserem Unbewussten und setzt diese um.

Adam hat beschlossen, dass er jetzt jeden Moment – so wenig er es auch zu tun wünscht – aufstehen wird. Das ist jedenfalls sein Plan A.

Wäre er einer der mehr als 250 000 Menschen, die jährlich allein in Deutschland einen Schlaganfall erleiden, würde er dafür vielleicht 20 Minuten oder mehr brauchen bzw. es allein überhaupt nicht schaffen, aber es ist eine automatische Handlung, die er jeden Tag seit dem Alter von elf Monaten ausgeführt hat, und sie ist so natürlich und unbewusst wie das Atmen. Als Erstes muss er sein Sehen koordinieren.

Es gibt sechs äußere Augenmuskeln, die den Augapfel steuern. Sie sitzen an der knöchernen Augenhöhle und an der harten, faserigen weißen äußeren Umhüllung des Auges, der Lederhaut, fest. Es gibt je einen Muskel nach Norden, Süden, Osten und Westen und zwei schrägere, in einem Winkel befestigte Muskeln, die helfen, das Auge zu drehen, sodass er jetzt nicht nur nach oben, unten, links und rechts blicken, sondern das Auge auch problemlos durch einen ganzen Sehkreis drehen kann. Drei Gehirnnerven sind ebenfalls beteiligt, der Okulomotorius, der Trochlearis und der Abduzens, von denen jeder bei einer Schädigung deutliche Anomalien der Augenbewegung und Doppelbilder beim Blick in bestimmte Richtungen bewirkt.

Nichts dergleichen trifft jedoch auf Adam zu, als er wankend und tastend ins Bad geht. Das einzige Mal, dass er in letzter Zeit doppelt gesehen hat, war bei der Weihnachtsfeier im Büro, als er ein paar Gläser zu viel getrunken hatte und mit dem Taxi nach Hause geschickt werden musste. Im Moment ist aber alles in Ordnung. Er hat erfolgreich das Bad angesteuert. Scharf eingestellt vor ihm ist die einladend glänzende Toilettenschüssel.

Plötzlich weiß er, dass er pinkeln muss. Es ist ein unmittelbarer visueller Hinweis, den er einfach nicht ignorieren kann. Seine Blase ist seit einer Weile voll, wobei alle Botschaften über ihr Bedürfnis, geleert zu werden, von seinem unbewussten Zustand während des Schlafs völlig unterdrückt worden waren. Jetzt jedoch kann der starke Drang, seine Blase zu entleeren, nicht länger hinausgezögert werden. Die Nervensignale, die mit wachsender Dringlichkeit über sein Rückenmark ins Gehirn übermittelt wurden, werden registriert und als Eilsendungen von oben zurückgegeben, um die Detrusormuskeln in der Blasenwand zusammenzuziehen und gleichzeitig die Muskeln im ringförmigen Schließmuskel am Boden der Blase zu entspannen. Das Resultat? Ein befriedigender und erleichternder Urinstrahl in einem gekonnten Bogen, der perfekt das Wasser in den Tiefen der Toilette teilt.

Warum sind die männlichen Wesen der Gattung so stolz darauf? Warum ist es so eine dauerhafte Quelle der Erheiterung? Warum beobachten sie den gelben Wasserfall, wie er geräuschvoll in den schäumenden Tümpel unten stürzt, während Blasen aufsteigen und die Farbe dunkler wird, warum spielen sie mit dem Strahl vom linken oberen Rand des Wasserreservoirs zum oberen rechten Rand, dann im Uhrzeigersinn um die Schüssel herum und weichen von diesem Pfad nur ab, um den Rest Toilettenpapier zu versenken, den die Partnerin irgendwann während der Nacht wegzuspülen versäumt hat? Das sind Fragen, auf die Frauen verständlicherweise die Antwort gar nicht wissen wollen. Aber wenn sie jemals fragen sollten, könnten die Männer es ihnen verraten. Es macht Spaß – es ist das erste kleine Spiel des Tages. Und auch, weil sie es können. Natürlich nur, sofern sie nicht am Syndrom der schüchternen Blase leiden.

Die schüchterne Blase oder Paruresis ist eine Art von Phobie, bei der der Leidende es schwierig oder unmöglich findet, in Anwesenheit anderer Leute zu urinieren, etwa in einer öffentlichen Toilette im Büro oder in einem belebten Pissoir bei einem Fußballspiel. Das gilt sogar, wenn Sie nach mehreren Halben Bier völlig betrunken sind und Ihre Blase zum Platzen voll ist. Auch Frauen können betroffen sein, aber bei Männern ist es viel häufiger und kommt gewöhnlich nur deshalb vor, weil dieser leidige kleine Schließmuskel seinen eigenen Kopf hat und sich eigensinnig weigert, sich zu öffnen. Ein hoher Grad von Gehemmtheit kann die Nervenimpulse aus dem Gehirn völlig blockieren, die schreien: »Entspann dich, du eigensinniger kleiner Schließmuskel, ich leide Höllenqualen.« Dieser idiotische Muskelring bleibt dennoch fester geschlossen als eine vertrackte Miesmuschel mit Totenstarre.

Bei einigen kann es ein kurzer Vorfall in Situationen sein, wo andere Leute ganz in der Nähe sind. Bei anderen kann es gänzlich verhindern, dass sie in sich bewegenden Verkehrsmitteln wie Zug- oder Flugzeugtoiletten Wasser lassen. Wenn das Geräusch des Urinierens belauscht werden kann, und wenn auch nur theoretisch, vermag dieser Umstand sie davon abzuhalten, ihre Blase zu leeren, selbst wenn sie eine öffentliche Toilette ganz für sich allein haben. In schweren Fällen kann das bedeuten, dass sie nur urinieren können, wenn sie allein zu Hause sind oder wenn sie einen Katheter verwenden, um die Funktion des Schließmuskels zu umgehen und die Blase mechanisch zu leeren. Schüchternheit und Verlegenheit sind Teil des Problems, und es beginnt oft in den Teenagerjahren, wenn die Befangenheit am stärksten ist. In extremen Fällen kann dies wirklich die Lebensqualität eines Leidenden beeinträchtigen, indem es das Reisen einschränkt und sich der Bildung intimer Beziehungen in den Weg stellt. Vielleicht ist das der Grund, warum andere Männer, die nicht davon betroffen sind, das Bedürfnis verspüren, so überschwänglich zu feiern, wenn sie es in die Toilettenschüssel rauschen lassen. Interessant. Eines jener Männerprobleme, das Adam zu seiner Freude nicht hat.

Als er den Blickt hebt, ist die Botschaft von Eve deutlich zu sehen. Sie hat es ganz klar satt, die Spritzer zu bekämpfen, die die Männer im Haushalt um den Toilettensitz herum und auf dem Boden gemacht haben. Ein Miniposter, das oben auf dem Spülkasten lehnt, kommt direkt vom Haushaltsmanagement. Es bittet darum, gut zu zielen. Adam vermutet sofort, dass es für ihren Teenagersohn bestimmt ist, und er lächelt schief über die Perfektion seiner eigenen Badezimmeretikette. Sein Strom war gut. Sein Zielen war genau. Noch kein Hinweis auf eine sich vergrößernde Prostata. Die Urinfarbe allerdings ein bisschen dunkler als üblich. Sollte er sich Sorgen machen? Was ist normal? Verändert sie sich sehr von Tag zu Tag? Ist es ein Krankheitszeichen? Ist er ein Hypochonder? »Ach was«, würde Eve sagen, »er ist ein Mann.« Natürlich ist er ein Hypochonder. Das gehört einfach dazu.

Urin kann tatsächlich ein farbcodiertes Barometer für viele Befindlichkeiten und Krankheiten im Körper sein, ganz abgesehen vom Volumen, vom Geruch und den Bestandteilen des ausgeschiedenen Urins. Urin besteht zu 95 Prozent aus Wasser und zu 5 Prozent aus abgebauten Zellen, Proteinen, die überschüssig für den Bedarf waren, Salz und anderen Mineralien. Und entgegen der verbreiteten Ansicht ist frisch ausgeschiedener Urin ziemlich steril – sauberer als Adams Hände, nachdem er sie gerade erst gewaschen hat, und viel aseptischer als das Ei, das er zum Frühstück gern pochiert auf einem Toastbrot isst. Anscheinend trinken manche Leute sogar den eigenen Urin, weil sie glauben, er habe gesundheitsfördernde Eigenschaften. Mahatma Gandhi soll jeden Tag mit einem erfrischenden Glas davon begonnen haben. Und die erste am Morgen ausgeschiedene Probe war die erste Wahl, mit der Gladiatoren im alten Rom gurgelten und die Zähne putzten. Vielleicht machte es nichts, wenn sie sowieso gleich von einem Löwen verspeist wurden.

In den letzten 24 Stunden haben Adams zwei Nieren in aller Stille ungefähr 200 Liter Blut gefiltert – die fünf bis sieben Liter, die ein Erwachsener hat, zirkulieren ständig durch seinen Körper –, was ungefähr zwei Badewannen voll entspricht. Was er gerade ausgeschieden hat, ist der Rest des guten Liters Urin, den seine Nieren während dieser Zeit produziert haben. Es spielt keine Rolle, was er isst oder trinkt, wie dick oder cremig oder wie tief gefärbt es ist. Seine Nieren filtern alles und produzieren immer dieses wässrige und gelb gefärbte Endprodukt. Gewöhnlich hat es die Farbe von hellem Stroh, aber wenn er dehydriert oder verkatert ist, wird es kräftig gelb oder sogar dunkelbraun sein. Das Gelb kommt von dem Pigment Urobilin, abgeleitet vom Abbau des eisenhaltigen Pigments in roten Blutkörperchen, des Hämoglobins. Die Lebensdauer des durchschnittlichen roten Blutkörperchens beträgt etwa

120 Tage, also sterben alle irgendwann und werden von der Leber abgebaut. Der größte Teil des Pigments wird in der Gallenblase gelagert, im Darm weiterverdaut und dann im Stuhl ausgeschieden, was ihm die charakteristische Farbe gibt. Einiges davon bleibt jedoch in der Blutbahn, wo es durch die Nieren gefiltert wird. Dort färbt es, in Urobilin umgewandelt, unseren Urin mit der vertrauten gelben Farbe. Tatsächlich würden dieselben gelben Chemikalien das Gelb von Prellungen und den bräunlichen Ton des Weißen im Auge hervorrufen, wenn wir Gelbsucht bekämen.

Bevor dies alles bekannt war, glaubten gewisse Alchemisten während des Mittelalters, die gelbe Farbe des Urins käme vom Gold selbst. Da überrascht es nicht, dass dies zu enttäuschenden, völlig erfolglosen und oft ziemlich ekelhaften Anstrengungen führte, Gold zu gewinnen. Genauso bizarr ist, dass Ärzte bis vor gar nicht so langer Zeit Leute auf Diabetes testeten, indem sie Urin probierten, um festzustellen, ob er infolge vorhandenen Zuckers süß schmeckt. Daher stammen die Wörter Diabetes mellitus (»Durchfluss« und »honigsüß«), weil Diabetiker traditionell große Mengen süß schmeckenden Urins ausscheiden. Heutzutage tauchen Ärzte chemische Reagenzien auf Plastikteststreifen in die Urinproben, um Glukose zu entdecken, und ersparen sich so das Kosten …

Urin ist allerdings nicht immer strohfarben oder braun. Noch ist er immer wässrig oder süß wie bei Diabetikern. Er kann fischig und übel riechen, wenn eine Infektion der Blase oder der Nieren vorliegt. Er kann genau wie Spargel oder Penizillin riechen, wenn man diese Dinge konsumiert hat, da ihre Moleküle klein genug sind, um durch das Filtersystem der Nieren zu schlüpfen. Andere Medikamente und Lebensmittel enthalten Farbstoffe, die den Urin grün oder blau verfärben können, und manch ein hypochondrischer Mann ist schreiend mit hellrotem Urin zum Arzt gerannt, nur um dann zu hören, dass dies an der Roten Bete liege, die er gegessen habe. Urin kann bräunlich schwarz sein infolge von Gelbsucht oder milchig weiß und wolkig, wenn nach einer großen proteinhaltigen Mahlzeit Phosphate vorhanden sind. Er kann schaumig sein, wenn Galle ihn verunreinigt, und es können lange dünne Fäden sichtbar sein, wenn die Urethra, die Harnröhre, entzündet oder infiziert ist. Man kann nach einer gründlichen Untersuchung des Urins eine Menge über eine Person aussagen. Insofern es um Ärzte geht, die eine Diagnose zu stellen haben, ist er fast zu kostbar, um weggespült zu werden. Aber Adam spült, weil es Zeit ist, das Licht über dem Frisierspiegel anzuschalten und zu sehen, ob er so schlecht aussieht, wie er sich heute tatsächlich fühlt.

Es gibt so viel, was Sie über sich an Ihren Augen ablesen können. Und übrigens auch über die Gesundheit anderer Leute. Säcke unter den Augen sind sehr verräterisch, ein sicheres Zeichen von Müdigkeit oder von Raubbau an seiner eigenen Gesundheit. Die Haut um die Augen ist viel dünner als anderswo am Körper, und mit fortschreitendem Alter und unter dem Einfluss von Erbfaktoren können verschwollene Augen bei manchen Leuten auffälliger oder sogar dauerhaft werden. Der Grund ist, dass die Haut allmählich an Elastizität verliert und zu hängen beginnt. Bei manchen Leuten drückt sich das Fett, das den Augapfel polstert, durch geschwächte Muskeln in die Augensäcke durch. Andere, die Medikamente wie Steroide nehmen, und Raucher können etwas von dem stützenden Gewebe unter den Augen verlieren, dem Kollagen, das sie jung und frisch aussehen lässt. Augenermüdung und -reizung ist ein weiterer Faktor, der Augen verquollen aussehen lassen kann. Herzkrankheiten, Schilddrüsen- und Nierenprobleme können auch Wassereinlagerungen fördern, und die Schwerkraft übt unweigerlich mit der Zeit einen zunehmend negativen Einfluss aus. Manche Leute sehen aus, als hätten sie sich schon vor Jahren besser einer Blepharoplastik (Augenlidkorrektur) unterziehen sollen. Die meisten können sich eine solche jedoch nicht leisten, da sie nur auf eigene Kosten zu bekommen ist und Tausende pro Augenlid kostet.

Sie sehen Menschen im Zug oder Bus und blicken auf die Bereiche um die Augen, und Sie können die frühen Zeichen von Xanthelasmen sehen, erhabene wachsartige gelbe Einlagerungen, die auf einen hohen Cholesterinspiegel und einen sichtbaren Risikofaktor für eine zukünftige Herzerkrankung hinweisen. Falls das Weiße ihrer Augen gelblich braun geworden ist, sind sie gelbsüchtig, und es ist ein sicheres Zeichen einer Leber- oder Blutkrankheit. Wenn Sie anderen Leuten sehr nahe kommen, wie es manchmal in der U-Bahn während der Rushhour zwangsläufig vorkommt, können Sie am äußeren Rand ihrer Iris den cremefarbenen Ring, den Arcus senilis, sehen, ebenfalls ein Hinweis auf eine Verhärtung der Arterien, einen hohen Cholesterinspiegel und fortschreitende Alterung.

Wenn diese genaue Inspektion der Augen anderer Leute nicht genügt, um Sie blinzeln zu lassen, werden dies sicherlich der Wind und der Staub tun, der über den Gehweg oder den Bahnsteig weht. Und Ihre Augen blinzeln ständig. Die Augenlider wirken wie Jalousien, die sich ständig öffnen und schließen, um zu verhindern, dass Fremdkörper in die Augen gelangen. Ihre Lider fühlen sich pergamentdünn und zart an, und sie sind es auch, aber erstaunlicherweise haben Menschen mit die dicksten im ganzen Tierreich. Man sollte meinen, Elefanten hätten viel dickere Augenlider als wir, aber in Wirklichkeit sind ihre etwas dünner und sehen nur dicker aus, weil sie sehr runzlig und girlandenartig gefaltet sind. Ihre Wimpern sind sicherlich dicker und länger, aber mit der Stärke unserer Lider können sie nicht mithalten. Auch die größten Wale besitzen dünnere Augenlider als wir, sie sind sogar dünner als die Augenlider der gewöhnlichen Maus. Währenddessen haben Kraken und Kalmare überhaupt keine Augenlider. Obwohl sie im Vergleich zu ihrer Gesamtgröße sehr große Augen haben, können sie diese in den Körper zurückziehen und dadurch zum Schutz Fett vor die Augen schieben. Sie brauchen also keine Augenlider. Unter ästhetischen Gesichtspunkten betrachtet ist das nicht besonders attraktiv, und die meisten von uns wären auf keinen Fall bereit, unsere dickeren Augenlider, ungeachtet der Tatsache, dass sie höllisch reizen können, auszutauschen.

Damit unsere Lider blinzeln und sich geschmeidig ohne Reibung über die Vorderseite unserer Augen bewegen können, fließen in den Tränendrüsen im äußeren Teil unserer Oberlider erzeugte Tränen über das Auge, um es zu schmieren und alle potenziell schädlichen Stoffe wie Chemikalien, Allergene und Staub wegzuschwemmen. Sie sind salzig und enthalten ein natürliches Antiseptikum, das das Entstehen einer Infektion oder Entzündung verhindert. Die Tränen bewegen sich über die Vorderseite des Auges zum inneren Teil des Unterlids, wo sie normalerweise durch das winzige Pünktchen abfließen, das mit bloßem Auge gerade so am Lidrand sichtbar ist. Von hier fließen sie durch den Nasentränengang in die Nasenhöhle, was keinen überraschen wird, der feststellt, dass immer die Nase läuft, wenn man weint. Blinzeln fördert sicherlich diesen Mechanismus, ohne den Tränen über die Unterlider laufen würden – ein lästiges, aber verbreitetes Leiden, das unter dem hübschen Namen Epiphora bekannt ist. Manchmal kann das Unterlid erschlaffen und sich von der Oberfläche des Auges wegdrehen, ein als Ektropium bekanntes Leiden, wodurch Tränen nicht durch den Nasentränengang abfließen können. Sie laufen stattdessen über das Gesicht, besonders bei kalter windiger Witterung. Zum Glück kann Ektropium chirurgisch behandelt werden.

Bei den meisten Leuten findet das Blinzeln ein Dutzend Mal in der Minute statt, eine völlig unwillkürliche Reaktion, deren wir uns nur bewusst werden, wenn unsere Augen trocken, müde oder wund sind. Jeden Tag während unseres Wachseins blinzeln wir über 10 000 Mal. Unter normalen Umständen werden unsere Lider nie müde oder schwer, aber wenn ein Staubkörnchen oder ein winziger Fremdkörper unter das Lid gerät, ist es etwas anderes. Es kratzt wiederholt an der empfindlichen Hornhaut an der Vorderseite des Auges und rötet unsere Augen und verursacht Kopfschmerzen. Wenn dies geschieht, rät das Erste-Hilfe-Buch, steriles Wasser zu benutzen und ein besonderes Augenbad anzuwenden, um den Schmutz auszuspülen. Aber wie viele unter uns besitzen eigentlich ein Augenbad? Wie viele unter uns können wirklich eine Wartezeit von drei bis vier Stunden in der Notaufnahme auf sich nehmen, nur um von der Krankenschwester einen Fremdkörper mit einem Wattestäbchen entfernen zu lassen?

Sollte Ihnen dies jemals passieren und Sie stehen wie Adam jetzt über dem Waschbecken im Bad, ist es genauso leicht, wenngleich hygienisch nicht ideal, das Becken mit Wasser von Körpertemperatur zu füllen, das Gesicht hineinzutauchen, die Augen zu öffnen und sich gründlich im Becken umzuschauen. Das genügt in der Regel, um das Staubkörnchen zu entfernen und die begleitenden Beschwerden zu beseitigen.

Aber warum, fragen Sie sich, ist alles verschwommen, wenn Sie die Augen unter Wasser öffnen, sei es im Waschbecken oder im Schwimmbad? Es ist in Ordnung, wenn Sie eine Schwimmbrille tragen, wo die Sicht kristallklar bleibt, aber ohne erscheint uns alles unscharf. Jeder Optiker wird Ihnen sagen, dass dies mit Brechungsindizes zu tun hat. Luft hat einen Brechungsindex von 1 und Wasser einen von etwa 1,33. Die Linse im menschlichen Auge ist es gewohnt, Licht zu fokussieren, das durch den Brechungsindex von Luft, nicht Wasser, kommt, das Wasser wirkt also ein wenig wie eine Kontaktlinse, aber eben eine, die unser Sehvermögen eher behindert als verbessert. Setzen Sie die Schwimmbrille wieder auf, sodass die Luftschicht vor der Hornhaut wiederhergestellt ist, und Hokuspokus, können Sie wieder klar sehen!

Ja, Augen sind unglaubliche Organe, sagt sich Adam, als er das Licht über dem Frisierspiegel wieder ausschaltet und sich für die nächste Aufgabe des Tages bereitmacht. Es ist bloß schade, dass er zunehmend auf eine Brille angewiesen ist, um Kleingedrucktes zu lesen, und dass Augenschmerzen zu einem regelmäßigen Ärgernis werden. Noch heute wird er jedoch einen Spezialisten aufsuchen, um die längst fällige Untersuchung vornehmen zu lassen, die darüber entscheidet, ob eine Laserkorrektur ihn von der Hölle, eine Brille oder Kontaktlinsen tragen zu müssen, befreien wird.

Noch einmal blinzelt er sein Spiegelbild im Badspiegel an. Aber dann macht er sich klar, dass er jetzt schon viel zu lange in den Spiegel geschaut hat, und wenn seine Frau oder die Kinder ihn dabei erwischen, würden sie ihm Eitelkeit vorwerfen. Als ob das auf ihn zuträfe!

Kapitel 2

Woran liegt es, fragt sich Eve, dass der Mann, mit dem sie ihr Leben teilt, am Morgen so viel Lärm machen muss? Sein Handy ist eisern auf laut gestellt, obwohl er der Einzige ist, der um 6.30 Uhr aufstehen muss, und er scheint jedes Mal eine Ewigkeit auf seinem Nachttisch zu kramen und herumzupoltern, bis er das leidige Ding ausgeschaltet hat. Dann stürmt er wie ein wild gewordener Elefant durchs Schlafzimmer, reißt die Tür zum Bad lautstark auf, und anschließend hört Eve nur noch die Niagarafälle, wenn er sich erleichtert und gleichzeitig pupst. Warum machen Männer das, fragt sie sich. Warum sind sie nicht fähig zu pinkeln, ohne zu furzen? Und wenn sie dazu schon nicht in der Lage sind, warum können sie dann nicht wenigstens die Tür schließen? Aber jetzt ist es wieder still geworden. Also betrachtet er bestimmt eitel sein Gesicht im Spiegel. So wie er es jeden Morgen tut, regelmäßig wie ein Uhrwerk. Warum sind wir Menschen solche Gewohnheitstiere? Besonders morgens, wenn wir aufstehen?

Apropos, es ist auch für Eve fast Zeit, aufzustehen und sich um die Kinder zu kümmern. Aber sie muss einfach noch ein bisschen liegen bleiben und den Vögeln lauschen, die draußen fröhlich piepen und zwitschern. Das heißt, wenn sie nicht von einem vorbeifahrenden Lastwagen gestört werden, einem Flugzeug am Himmel oder auch dem fernen Dahinplätschern von Adeles »Someone Like You« aus dem Nachbarhaus. Das wird Michelle in ihrem Schlafzimmer sein, wie üblich mit weit offenem Fenster, geht ihr durch den Kopf. Eve hört sie sogar mitsingen. Sie wird es nie beim *Supertalent* schaffen, denkt sie.

Ist es nicht unglaublich, was man hören kann, wenn man richtig lauscht? Vögel, Verkehr, Flugzeuge, Musik, Stimmen, Schritte, Türen, fließendes Wasser oder sogar den Partner beim Pinkeln. Und Sie können jederzeit die Tonhöhe, die Klangfarbe, die Lautstärke und die Richtung, aus der all diese Geräusche kommen, erkennen. Wie machen Sie das? Und was wäre, wenn Sie es nicht könnten? Wenn Sie hochgradig oder vollkommen taub wären? Wie wäre es, nichts zu hören? Nicht in der Lage zu sein, etwas zu vernehmen?

Zunächst würden Sie die ganze sinnliche Information über Ihre unmittelbare Umgebung verpassen. Und Sie wären nicht fähig, durch Sprache oder Musik zu kommunizieren. Aber wie würden Sie dann überhaupt denken? Wenn die meisten Menschen wie Sie vermittels Wörtern in ihrem Kopf denken, wie würde man dann denken, wenn man nie Wörter gehört hätte? Das ist eine äußerst schwierige Frage, die Wissenschaftler seit Jahren zu ergründen suchen. Einig sind sie sich allerdings darüber, wie Menschen, die hören können, es tatsächlich bewältigen. Und es ist erstaunlich.

Die Geräusche, die wir hören, sind grundsätzlich Vibrationen der Moleküle in der Luft um uns herum. Die Zahl der Vibrationen pro Sekunde ist die Frequenz, und diese bestimmt, wie hoch oder tief jedes Geräusch klingt – mit anderen Worten die Tonhöhe. Die Tonhöhe wird in Einheiten namens Hertz (Hz) gemessen und je höher die Frequenz, desto höher die Tonhöhe und umgekehrt. Die Lautstärke des Geräuschs oder dessen Intensität hängt von der Stärke ab und wird in Einheiten namens Dezibel (dB) gemessen. Jedes Mal, wenn die Stärke des Geräuschs um 10 dB zunimmt, hören Ihre Ohren es doppelt so laut – Geräusche, die Sie mit 40 dB hören, etwa die Hintergrundgeräusche bei einem ruhigen Spaziergang auf dem Land, werden also bei 50 dB doppelt so laut erscheinen. Wie laut ist also, sagen wir, das Ticken Ihrer hübschen neuen Rolex? Ungefähr 20 dB. Eine normale Unterhaltung? Ungefähr 60 dB. Eves Freundin Tanya auf einer Party? Mindestens 90 dB, nichts leichter als das. Das ist 10 dB lauter als normaler Verkehr.

Adam ist auch ziemlich grell. Wie seine Hemden. Gerade eben versucht er sich in der Dusche als Pavarotti, aber die Akustik ist da drinnen nicht toll, und ganz offen, was Eve angeht, ist es sowieso eher eine Frage der Qualität als der Lautstärke. Adam ist auch ein ziemlich lauter Schnarcher, und Eve hat gehört, dass manche Leute so laut wie Fehlzündungen eines Motorrads oder wie ein Düsentriebwerk schnarchen können. Könnte das möglich sein? Vermutlich nicht. Jedenfalls nicht ganz. Das durchschnittliche Motorrad bringt es auf 85–90 dB und ein Düsenflugzeug beim Start auf sage und schreibe 150 dB. Das ist wirklich laut. Und es ist einer der Gründe, warum so viele Leute im Flugwesen, neben jenen, die Waffen abfeuern oder mit jeder Art von Munition arbeiten, früher häufig ein bleibendes Schalltrauma erlitten und taub wurden. Heute tragen sie einen Gehörschutz, um die lauten Geräusche auszublenden.

Jetzt sind es die Kinder, die mit größerer Wahrscheinlichkeit ihre Ohren schädigen und unter Hörschwund leiden, weil sie ihre eigenen Stereoanlagen zu laut aufdrehen und bei Rockkonzerten vor den Lautsprechern tanzen. Die Black Eyed Peas bei 100 dB? Schlimm genug, denkt Eve. Irgendein Rapper bei 110 dB? Unerträglich. Eve kommt unwillkürlich der Gedanke, dass es in dieser Situation vielleicht ein willkommener Trost wäre, taub zu werden. Ihre Kinder würden ihr natürlich nicht zustimmen. Sie scheinen eine Art von Melodie darin zu entdecken. Und so etwas wie einen Sinn, den sie dem quälend-unzweideutigen Text entnehmen können. »Tut mir leid, Rapper«, sagt Eve zu sich. »Ich komm da einfach nicht mit.«

Ben ist der Schlimmste. Eves Sohn hat immerzu seine Kopfhörer in den Gehörgängen stecken, also antwortet er natürlich nie, wenn sie ihn etwas fragt.

»Was, Mama? Ich hab dich nicht gehört.«

»Na, dann nimm die Stöpsel aus den Ohren. Brauchst du Geld fürs Mittagessen?«

Ah, gut. Jetzt hat er sie gehört. Es muss diese Geschichte mit dem selektiven Hören sein, an der nur Teenager und Ehemänner leiden. Was hat sie Ben kürzlich noch gesagt? Wenn man Kopfhörer nur eine Stunde am Tag trägt, kann ein perfektes Habitat für Bakterien entstehen. Warm, feucht und stehend, ganz ähnlich dem Habitat eines Sumpfes. In diesen 60 Minuten nimmt die Zahl der Bakterien tatsächlich um das 700-Fache zu. Kein Wunder, dass Ohrinfektionen heutzutage so häufig sind. Und, warnte sie ihn mit Blick auf dieses Rockkonzert letzte Woche, vor den Lautsprechern zu sitzen dürfte in nur siebeneinhalb kurzen Minuten zur Schädigung seines Gehörs beitragen. Und zwar dauerhaft. Er hat es dennoch getan.

»Macht dir das nicht zu schaffen?«, hatte sie ihn angeschrien. »Ist dir das egal?«

»Was?«, war alles, was er antwortete. Sie weiß immer noch nicht, ob das ein Scherz war. Weisheiten, die auf taube Ohren stoßen. Und jetzt, um alles noch schlimmer zu machen, hat Adam gerade angefangen, Opernarien zu schmettern.

Gemütlich in der Duschkabine versteckt, lässt Adam die heißen Wasserstrahlen über seinen Kopf spritzen und dann auf sein Gesicht, das er hebt, um den Schwall von oben aufzufangen. Es ist so erfrischend.

Warum ist nichts so wirksam wie eine Dusche als Erstes am Morgen, um einen auf Touren zu bringen, fragt er sich. Als er das Wasser aufdrehte, trat er erst einmal vom Duschkopf zurück, weil der erste Wasserstrahl immer eiskalt ist. Und dann komischerweise, als er in den herrlichen heißen Wasserfall trat, genau auf die richtige Temperatur eingestellt, um höchsten Genuss zu erreichen, bekamen die Stellen, die zuletzt vom Wasser getroffen wurden, plötzlich eine Gänsehaut. Als ob er fröre.

Wie kam das? Wieso bekam er eine Gänsehaut von heißem Wasser statt von kaltem? Eine gute Frage.

Die Haut spielt eine wichtige Rolle bei der Regulierung der Körpertemperatur. Im Unterschied zu anderen Tieren haben Menschen keine dichte Felldecke, um sie vor Kälte zu schützen. Stattdessen hat Adam ein hochentwickeltes System zur Thermoregulation, gesteuert von einem Netzwerk besonderer Blutgefäße in seiner Haut, deren einzige Aufgabe es ist, entsprechend den Umständen Wärme zu erhalten oder abzugeben. Es gibt auch eine Fettschicht unter der Haut, das subkutane Fett oder Unterhautfett, das für zusätzliche Isolierung wie auch für Geschmeidigkeit und Polsterung der Haut sorgt. Wenn sein Körper zu heiß ist, öffnen sich Blutgefäße, um mehr Blut in die Haut zu leiten, wo es etwas abkühlen kann.

Deshalb sieht seine Haut jetzt röter aus, besonders auf den Schultern und der Brust, die der vollen Kraft des heißen Wassers ausgesetzt sind. Gleichzeitig produzieren seine Schweißdrüsen mehr Schweiß, der verdunsten soll, wenn er der Luft ausgesetzt ist, um einen weiteren Kühleffekt auf die Haut zu haben. Gerade jetzt kann Adam das nicht erreichen, da keine Verdunstung stattfinden kann, während er unter der Dusche steht. Aber während sich sein Körper erwärmt und er aus der Dusche tritt, um sich abzutrocknen, könnte sich das Schwitzen bemerkbar machen. Ärgerlich, dass dies vermutlich gerade dann geschieht, wenn er sich angezogen hat. Es ist immer der Fall, wenn er im Fitnessstudio gewesen ist, ein strammes Training hatte, gefolgt von einer kurzen Dusche, und sich dann schnell anzog, weil er in Eile war. Aber als Erstes am Morgen möchte er nicht auch schon in Schweiß gebadet sein, bevor er überhaupt aus dem Haus geht, also muss er die Duschtemperatur herabsetzen.

Die Gänsehaut, die er bemerkte, als er die Dusche anstellte, trat auf, weil sein Körper einen großen Gegensatz zwischen der

Hitze des Wassers und der relativ kälteren Luft auf den trockenen Stellen erkannte. Sein Gehirn interpretierte das so, als sei sein ganzer Körper kalt, und die Haut reagierte entsprechend. Wenn sein Körper zu kalt ist, ziehen sich dieselben Blutgefäße, die bei Hitze seine Haut röten, zusammen. Gleichzeitig ziehen sich die winzigen Muskeln, die an jedem einzelnen Haar seines Körpers sitzen, die Musculi arrectores pilorum, zusammen, stellen dabei die Haare senkrecht auf und ziehen an der Haut, was die Gänsehaut erzeugt. Evolutionär gesehen waren die Haare dazu bestimmt, eine isolierende Schicht warmer Luft nahe der Haut einzuschließen, ähnlich der Wirkung von Doppelglas oder einem Taucheranzug. Aber bei den spärlichen Haaren, die die meisten Menschen heutzutage am Körper haben, ist der Wirkungsgrad dieses Prozesses minimal. Also reagiert Adams Haut jederzeit auf die Außentemperatur mit dem Bemühen, seine Körpertemperatur konstant zu halten. Das ist Teil der Homöostase, eines Prozesses, der für die Selbstregulation des Körpers und ein konstantes Gleichgewicht sorgt. Aber wie erkennt seine Haut die genaue Temperatur des Wassers? Wenn die Blutgefäße und Haaraufrichtermuskeln als Thermostat der Haut fungieren, wie beurteilt seine Haut, wie heiß oder kalt etwas wirklich ist, das sie berührt? Wo ist das Thermometer?

Das Thermometer besteht tatsächlich aus Millionen von freien Nervenenden in unserer Haut, den Thermorezeptoren. Diese haben Eigenschaften, die sie befähigen, auf Temperaturveränderungen zu reagieren. Es gibt Warm- und Kaltrezeptoren, die auf eine ganze Reihe von Temperaturen ansprechen, wobei sie sich in großem Ausmaß überlappen. Zusammen liefern sie Informationen über ein ganzes Spektrum von Hauttemperaturen. Während sie reagieren, erzeugen diese Thermorezeptoren elektrische Aktivität in Sinneszellen, die in das Rückenmark und aufwärts zum Gehirn weitergeleitet wird.

Dort wird sie integriert, koordiniert und, wenn bedeutsam, interpretiert als bewusste Wahrnehmung von etwas, auf das unser Körper achten muss. Wenn der Wasserhahn auf der Kalteinstellung und das Wasser eisig geblieben wären, wäre Adam sich dessen sicherlich gleich bewusst geworden. Dank all jener empfindlichen kleinen Thermorezeptoren fasst Adam also vorsichtig in den eisigen Wasserstrahl zu Beginn der Dusche und kann dann ein unangenehmes Erlebnis vermeiden. Wäre er direkt unter die Dusche getreten, sagt er sich, hätte er wirklich eine Gänsehaut bekommen. Und einen stechenden Schmerz in der Haut verspürt. Und Gott bewahre, es hätte deutliche und einigermaßen bedenkliche Änderungen in der Größe seiner Männlichkeit gegeben.

Warum das? Warum schrumpft der Penis eines Mannes, wenn es kalt ist, und erreicht seine normale Größe erst, wenn es warm ist? Und warum schrumpelt sein Hodensack und schiebt die Hoden in die Leistenbeuge, als wäre er ein Sumoringer kurz vor dem Kampf? Soweit es seinen Körper betrifft, *ist* er unmittelbar vor einem Kampf. Mit den Elementen.

Anatomisch gesehen ist sein Penis ein Endorgan ohne Kollaterale. Ein Kollateralsystem der Blutzufuhr also. Weil es sich um eine Extremität seines Körpers handelt wie ein Finger, ein Zeh oder ein Ohr, bedeutet dies, dass das Blut hineinfließt und wieder zurück, aber nicht hindurch auf die andere Seite. Es gibt keine andere Seite wie etwa im Magen, in der Leber oder im Gehirn. Blut fließt an ihm entlang bis zum Ende und wieder zurück. Dies macht den Penis, wie alle Extremitäten, äußerst anfällig für Kälte. Wenn Adam kalt ist, fährt die Zirkulation herunter, um Körperwärme zu bewahren. Bei extremen Kältegraden fährt sie so weit herunter, dass überhaupt kein Blutstrom dorthin gelangt. Deshalb sind Finger, Ohren und Zehen so anfällig für Frostbeulen. Fragen Sie Bergsteiger oder Forscher, besonders solche, die als Folge einer Frostbeule ein Gangrän bekommen haben und Teile ihrer Extremitäten amputieren lassen mussten (wenn sie nicht von allein abgefallen sind). Die Extremitäten zu opfern, so erschreckend das klingt, ist einfach die Art des Körpers, Hitze zu bewahren für wichtigere Organe wie Gehirn, Nieren und Herz. Zumindest physiologisch betrachtet sind diese Fakten unwiderlegbar. Aber Adam ist noch nicht überzeugt. Welches Organ könnte wohl wichtiger sein als sein bestes Stück?

Aber er braucht sich keine Sorgen zu machen. Seine kostbaren Geschlechtsteile werden nicht im nächsten Augenblick in die Duschwanne fallen. Sie ziehen sich jedoch alarmierend schnell in seinen Unterbauch zurück. Tatsächlich stülpen sie sich fast ein. Aus demselben Grund, warum Blutgefäße in seiner Haut sich zusammenziehen, um Wärme zu konservieren, entleert sich das Blut in dem schwammigen schwellfähigen Gewebe seines Penisschafts zurück in den allgemeinen Kreislauf seines Körpers und lässt ihn etwas schlaffer zurück, als er in den Flitterwochen war.

Was den Hodensack angeht, so sollte die Kontraktionskraft des Dartos-Muskels, der ihn bedeckt, nicht unterschätzt werden. Er hat ihn von einem Sack in der Größe einer Tafelbirne zu etwas verwandelt, das nicht größer als eine Litschi ist und mehr oder weniger dieselbe Farbe hat. Warum? Sein Hodensack ist keine Extremität wie der Penis. Der Grund, warum sich der Hodensack bei Kälte so fest zusammenzieht, ist ein anderer. Normalerweise ist die Samenproduktion optimal bei etwa 2 Grad Celsius unter der Körperkerntemperatur. Das sind etwa 35 Grad Celsius. Dies erklärt, warum die Hoden eines Mannes außerhalb seines Körpers liegen. Beim männlichen Embryo entwickeln sie sich tatsächlich hoch oben im Unterleib neben den Nieren und wandern dann mit fortschreitender Schwangerschaft abwärts. Bei der Geburt des männlichen Babys fallen sie in den Hodensack, wo sie völlig unschuldig und bescheiden liegen, bis die Sexualhormone in der Pubertät zu wirken beginnen und sie in überaus sensible, Testosteron erzeugende, pflaumengroße Samenfabriken verwandeln. Und darum geht es. Der Körper eines Mannes weiß intuitiv, dass er völlig von ihnen abhängig ist, wenn er jemals wünscht, sich mit einer Vertreterin des anderen Geschlechts zusammenzutun, um eine Familie zu gründen und seine Gene an künftige Generationen weiterzugeben. Deshalb ist es sein natürlicher Instinkt, diese Familienjuwelen um jeden Preis zu schützen. Den ganzen Tag in aller Stille bei kühlen 35 Grad Celsius Sperma zu produzieren ist gut und schön, aber genauso wie alle anderen Gewebe des Körpers scheuen sich die Hoden vor Temperaturen darunter. Also bittet sie der Körper dann ins Innere, weg aus der Kälte.

Die Samenleiter – Ductus deferens – und die Venen, Arterien und Nerven, die zu den Hoden gehören, sind alle in einem schönen kleinen Bündel, dem Samenstrang, zusammengeführt. Er verläuft abwärts durch den Leistenkanal (ein enges röhrenförmiges Gebilde, das direkt über der Falte liegt, wo das obere Ende des Schenkels auf den Unterleib trifft) und hält die Hoden in dem runzligen Sack aus behaarter Haut, dem Skrotum, in der Schwebe. An diesem Bündel liegen auch Muskelfasern, der Musculus cremaster oder Hodenhebermuskel.

Dies ist ein lustiger kleiner Muskel, denn er besitzt einen Reflex. Ein bisschen wie der Kniesehnenreflex, nur netter. Wenn die Schenkelinnenseite eines Mannes nach oben bestrichen wird (vorzugsweise von jemand anderem als ihm selbst), bewegt sich der Hoden auf derselben Seite merkbar aufwärts. Er wird es auch spüren. Dies ist der Kremasterreflex, und seine evolutionäre Funktion ist es, die Hoden aus der Gefahrenzone zu entfernen, wenn etwas Böses Ihre Beine attackiert. Wie ein Hai zum Beispiel oder ein hungriger Löwe, der meint, es könnten gerade Fleischbällchen auf der Speisekarte stehen. Aber der Reflex spielt auch eine Rolle, wenn Ihnen sehr kalt ist. Um die

Hoden in die Wärme des Körpers zu bringen und Ihre Fähigkeit zu erhalten, in Zukunft Kinder zu zeugen, zieht der Kremastermuskel sie in den Leistenkanal, wo Sie sie fühlen können, hart wie eine Walnuss, unmittelbar über der Falte am Ende des Schenkels.

Es ist also eine nützliche, wenn auch etwas ungewöhnliche Schutzfunktion, die professionelle Sumoringer in Japan zu so etwas wie einer Kunstform entwickelt haben. Sie können ihre Hoden nach Belieben steuern, und zwar so weit entlang dem Leistenkanal, dass sie tatsächlich durch einen inneren Muskelring in der unteren Bauchdecke wandern, um ganz in die Bauchhöhle zu schlüpfen, wo sie nicht mehr gefühlt oder verletzt werden können. Und genau deshalb machen jene das natürlich: um ihre empfindlichen Hoden vor eventuellem Schaden zu schützen. Jeder Mann weiß, wie lähmend ein Tritt in diesen Bereich sein kann. Die meisten schlauen Frauen wissen es auch. Einige haben gelegentlich auf so einen Tritt zurückgreifen müssen, um unerwünschte Annäherungsversuche oder Übergriffe abzuwehren. Einen Sumoringer können Sie also treten, wo immer und so oft Sie wollen, und er wird es mit einem Lächeln quittieren. Bevor er Ihnen das Genick bricht. Kein Gegner kann die Oberhand gewinnen mit einem Treffer, wo es gewöhnlich am meisten schmerzt. Das macht den Wettkampf ausgeglichener.

Adams Gedanken werden von Eve unterbrochen, die ihn aus dem Schlafzimmer anschreit.

»Spielst du wieder an dir rum?«, fragt sie.

»Eigentlich frage ich mich gerade, was es bedeutet, dass meine Haut ganz runzlig wird, nachdem ich eine Weile unter der Dusche gewesen bin.«

»Das bedeutet, dass du viel zu lange geduscht hast und wahrscheinlich kein heißes Wasser für die andern übrig gelassen hast.«

Aber Adam wollte die Dusche sowieso gerade abstellen. Warum ist seine Haut so runzlig? Er schaut seine Fingerspitzen an. Die Enden seiner Zehen. Alles wassergetränkt und runzlig. Was ist da passiert?

Passiert ist, dass die äußere Schicht seiner Haut, die tot ist, mehr Wasser absorbiert hat als die innere Schicht lebendiger Haut darunter. Da diese undurchlässig für Wasser ist und sich nicht ausdehnen kann, muss sich die äußere Schicht wellen und falten. Darüber hinaus verliert die tiefere Schicht seiner Haut durch Schwitzen und die emulgierende Wirkung der Tenside in der Seife, die Adam benutzt, etwas von ihren natürlichen schützenden Ölen und lässt Wasser aus dem Körper austreten. Wenn er also für längere Zeit in Wasser eintaucht, kann sein Körper kein Wasser absorbieren und nicht wie ein Schwamm anschwellen, kann aber Wasser nach außen abgeben, was ihn wie eine Dörrpflaume aussehen lässt. Apropos, da fällt Adam ein, dass der Besuch bei Eves betagten Eltern überfällig ist und schon einige Zeit im Terminkalender steht. Eve redet seit Tagen davon …

Im Schlafzimmer gibt sich Eve währenddessen alle Mühe, Adams geräuschvolle Waschungen auszublenden. Alles erscheint ihr in letzter Zeit so laut. Jeder wie sie, der beim Rundfunk oder in der TV- oder Filmbranche gearbeitet hat, wird wissen, dass man kaum irgendwohin auf der Welt gehen kann, um ein paar Minuten Gespräch ohne irgendeine laute Störung der Tonspur aufzunehmen. Lärmverschmutzung kann ein echtes Problem sein. Da ist immer das Piep Piep Piep eines zurückstoßenden Lastwagens, eine Autohupe, eine heulende Polizeisirene, das schrille Aufheulen einer Bohrmaschine auf Hochtouren. Es entspricht auch Murphys Gesetz, dass die lauteste Störung immer dann beginnt, wenn gerade die längste, beste und allerletzte Aufnahme kurz vor dem Ende ist. Entweder dieser Umstand oder jeder in den Medien ist paranoid.

Plötzlich ist es wieder friedlich. Adam ist aus der Dusche gestiegen und trocknet sich ab. Für ein paar Augenblicke wenigstens ist Vogelgesang das einzige Hintergrundgeräusch. Es ist so beruhigend. Aber wie können wir eigentlich solche unterschiedlichen Geräusche entdecken und auseinanderhalten? Mit diesem schlappen Paar ähnlich Fleischtrichtern, die an den Seiten unseres Kopfes abstehen und die wir Ohren nennen, hat es nicht viel zu tun, so viel ist sicher. Sie sind besonders praktische Orte, an die man die hübschen Tiffany-Ohrringe hängen kann, die Adam Eve zu ihrem letzten Geburtstag geschenkt hat. Aber als Satellitenschüsseln, die Geräusche aus ihrer Umgebung sammeln und sie genau in dieses Loch in ihrem Kopf mit dem Namen äußerer Gehörgang eintrichtern, wirken sie ziemlich rudimentär.

Trotzdem finden Geräusche wirklich in den Gang, wandern an dem ganzen Ohrenschmalz und allen Hautschuppen vorbei, bis sie das zarte zellophandünne Pergament erreichen, das darüber gespannt ist und als Trommelfell bekannt ist. Nur 17,5 mm im Durchmesser und 0,05 mm dick, ist es tatsächlich mit dem Bezug einer Trommel vergleichbar, weil es so stramm über die Breite des Gangs gespannt ist, wo es klar mitschwingen wird, wenn es von Schallwellen getroffen wird, obwohl es sich dabei um weniger als den milliardsten Teil eines Zentimeters bewegt. Das nennt man feinfühlig. Und deshalb kann eine Durchlöcherung des Trommelfells durch einen Schlag gegen den Kopf, durch Tauchen unter Wasser oder auch nur so etwas Blödes wie ein Wattestäbchen, ein Streichholz oder eine Haarnadel, zu weit in den Gehörgang geschoben, Ihr Hörvermögen ernsthaft beeinträchtigen. Neulich erst hat Eve von einem Sicherheitswachmann gelesen, der sich während einer Autofahrt sein Trommelfell mit der Antenne seines Walkie-Talkies durchstoßen hatte. Geschieht ihm recht, dachte Eve. Was für ein dummer Augenblick, um Ohrenschmalz zu entfernen.

Was genau ist Ohrenschmalz überhaupt, hatte sie sich dann gefragt. Woraus besteht es? Cerumen, so der wissenschaftliche

Begriff, ist im Grunde eine Mischung aus wässrigen Absonderungen von modifizierten Schweißdrüsen und zähflüssigeren Absonderungen aus Öl produzierenden Talgdrüsen. Sechzig Prozent sind Keratin – das Material, das Zehen- und Fingernägel hart macht –, aber es enthält auch Fettsäuren, Cholesterin und abgestorbene Hautzellen. Als Reinigungsmittel mit schmierenden und antibakteriellen Eigenschaften scheuert Ohrenschmalz den Gehörgang und schützt ihn. Das Epithel – die Oberflächenschicht der Haut im Gehörgang – wandert allmählich vom Trommelfell nach außen, wobei es wie ein Fließband funktioniert, das Schmutz, Keime und Staub aus dem Ohr transportiert. Indem es langsam wie Fingernagelwachstum beginnt und Fahrt aufnimmt, während es den Ausgang des Ohrs erreicht, sammelt es auch im äußeren Drittel des Gehörgangs produziertes Ohrenschmalz und trägt diese klebrige Abfallmischung nach außen.

Auf der anderen Seite des Trommelfells liegt das Mittel-

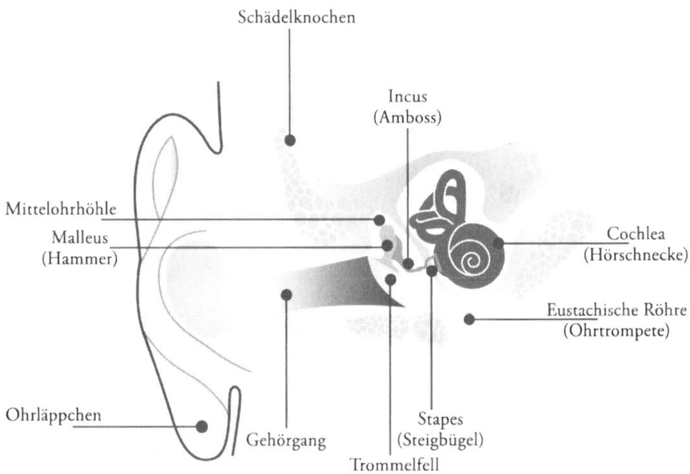

Das Ohr

ohr, ein mit Luft gefüllter Hohlraum, nicht größer als eine Erdnuss. Dieser enthält drei winzige Knochen, den Malleus, Incus und Stapes, was aus dem Lateinischen übersetzt Hammer, Amboss und Steigbügel bedeutet und sich auf ihre Form bezieht. Sie sind die kleinsten Knochen in Ihrem ganzen Körper und würden mühelos alle zusammen auf eine 5-Cent-Münze passen. Am Steigbügel sitzt der kleinste Muskel des Körpers, der Steigbügelmuskel, der nur etwa 1,5 mm lang ist, halb so groß wie der Steigbügel selbst. Sein anderes Ende sitzt an der Decke der Mittelohrhöhle, und er kann sich plötzlich zusammenziehen, um sehr große Schallschwingungen zu dämpfen und Ihre Ohren vor lauten Geräuschen zu schützen, die anderenfalls schmerzhaft sein oder zu einem dauerhaften Hörschaden führen könnten. Eng miteinander verbunden, übertragen diese zerbrechlichen Mittelohrknochen Schwingungen vom Trommelfell zu einer anderen Membran an einem ovalen Fenster, das am Eingang zum Innenohr liegt, dem geheimnisvollen und gewundenen Labyrinth aus Gängen und mit Flüssigkeit gefüllten Kanälen, die in alle Richtungen wegführen und tief im Warzenfortsatz versteckt sind, dem festen Teil des Schädelbeins direkt hinter den Gehörgängen. Hier, in diesem Labyrinth, liegt die Cochlea oder Hörschnecke, die den Sinnesrezeptor für das Hören enthält und auch eine zusätzliche, für unser Gleichgewicht verantwortliche anatomische Architektur. Wenn Vögel singen oder unser Wecker klingelt, wenn unsere Lieblingslieder im Radio gespielt werden oder der Lover uns süße Worte ins Ohr flüstert, werden Schallwellen durch das Trommelfell und die Mittelohrknochen an das ovale Fenster übertragen, wo die dortige Membran die Schwingungen an den Sinnesrezeptor für das Hören übermittelt.

Der Rezeptor, auch bekannt als Corti-Organ oder Organon spirale, verläuft durch das Innere der Cochlea. Er besteht aus Tausenden von Haarsinneszellen, die an einer Membran sitzen. Winzige Sinneshaare treten aus jeder Haarsinneszelle hervor und gehen durch eine zweite, gelartige Membran darüber. Wenn die Flüssigkeit in Ihrer Cochlea sich bewegt, vibriert die erste Membran und drückt die Sinneshaare gegen die zweite Membran. Die Bewegung der Sinneshaare wird dann in Nervenimpulse umgewandelt, die durch den Schneckennerv in Ihr Gehirn wandern.

Wie interpretiert und versteht nun Ihr Gehirn verschiedene Schwingungen? Eine der Membranen in der Cochlea entdeckt die Teilfrequenzen des ankommenden Schalls. Diese Membran kann besonders gut Frequenzen oder Töne identifizieren. Sie ist flexibel und vibriert, wenn Schall sie erreicht, aber sie vibriert nicht überall im gleichen Maß. Ein Ende vibriert am stärksten bei niederfrequenten Tönen, das andere Ende bei hochfrequenten Tönen. Dies gibt der Membran eine tonotopische Organisation, in anderen Worten eine Organisation nach Tönen, ähnlich einem Tasteninstrument wie dem Xylophon. Genau so, wie Sie lernen können, welches Ende des Xylophons angeschlagen wird, indem Sie verschiedene Töne erkennen, kann Ihr Gehirn lernen, welche Frequenzen von welchem Teil der Cochlea aufgefangen werden, sodass es die Art des Schalls verstehen kann. Ihr Innenohr ist also eigentlich das eingebaute Mikrophon Ihres Körpers, und es ermöglicht Ihrem Gehirn, verschiedene Frequenzen und Töne zu erkennen und den Unterschied zwischen Gary Barlow und Michael Bublé zu entdecken. Das ist die Funktion dieser 20 000 Haarzellen und der dazugehörigen Membran.

Wenn wir auf diese Weise physikalisch hören und die Quantität, die Qualität und das Volumen der Klänge unterscheiden können, wie wissen wir dann aber, woher sie kommen? Wie können Sie die Schallquelle ermitteln? Die Antwort ist einfach: Sie werden mit zwei Ohren geboren, haben also von Geburt an die Fähigkeit des stereoskopischen Hörens. Wenn ein

Klang zum Beispiel von Ihrer rechten Seite kommt, erreicht er Ihr rechtes Ohr unmittelbar vor Ihrem linken Ohr. Er wird in Ihrem rechten Ohr auch ein wenig lauter sein, und dadurch können Sie erkennen, dass der Klang von rechts kommt. Auf diese Weise können Sie im Grunde den Klang der verschiedenen Vögel in Ihrem Garten genießen und merken, ob der Eiswagen mit seinem Klingeln von rechts auf Sie zukommt oder sich nach links entfernt.

In diesem besonderen Moment kommt ein Geräusch, das Eve nicht unbedingt hören möchte, von direkt über und ein wenig links von ihr. Aus irgendeinem Grund droht Ben, in Poppys Zimmer einzudringen, und sie brüllt das Haus zusammen, dass er draußen bleiben solle. Ein winziger Teil von Eves Gehirn verrät ihr das, während ein völlig anderer Teil ihr sagt, dass es vermutlich Zeit ist, aufzustehen.

Kapitel 3

Ist Legasthenie oder Dyslexie Zeichen einer »falsch buchstabierten« Jugend? Ben dachte an diese Formulierung, während er um drei Uhr nachts mit einem Kopf voller Gedanken wach lag, und sie gefiel ihm so gut, dass er sie ein paar Mal für sich wiederholte, damit er sich am Morgen daran erinnern könnte. Er denkt daran, sie Poppy vorzuführen, um zu sehen, ob sie es auch für komisch hält. Ein lustiges kleines Wortspiel, meint er, wobei ihm gleichzeitig klar ist, dass jemand, der wie er an Legasthenie leidet, es durchaus beleidigend finden könnte. Er weiß, Betroffene würden es vermutlich nicht für »komisch« oder schlau halten. Ha ha. Ben lacht laut auf. Klar, er kann einen Witz darüber machen, weil er selbst das arme Opfer ist, das damit leben muss.

Legasthenie ist laut Definition eine Form der Wortblindheit. Bei Ben wurde sie durch erprobte Testverfahren bei einem Fachdiagnostiker bestätigt, und wie es das Unglück will, leidet er auch an Farbenblindheit. Ben ist der Meinung, dass er in einem früheren Leben etwas wirklich Schlimmes getan haben muss, besonders da man ihm mitteilte, dass beide Leiden nicht therapierbar seien.

Aber stimmt das? Sein Biologielehrer hat ihm von einer revolutionären neuen wissenschaftlichen Methode berichtet, die nahelegt, dass dem vielleicht nicht so ist. Anscheinend könnte er spezielle Kontaktlinsen benutzen, um den Zustand der Farbenblindheit ziemlich spektakulär zu verbessern. Aber besteht sogar eine entfernte Möglichkeit, dass das Tragen von getönten Kontaktlinsen sogar beide nicht therapierbaren Leiden zugleich bessern könnte? Er hat versucht, es logisch zu betrachten. Wie soll normales Farbensehen funktionieren? Was geschieht an der Rückseite von Poppys Augen, das anders ist als bei Ben und bedeutet, dass sie total fixiert auf die Farbe ihrer Haare sein kann, während Ben sich nicht im Geringsten dafür interessiert? Diesen Teil muss Ben im Biologieunterricht verpasst haben.

Tatsächlich gibt es zwei Typen von lichtempfindlichen Zellen in der Membran an der Rückseite des Auges (der Netzhaut oder Retina): die Stäbchen und Zapfen. Es gibt bis zu 120 Millionen Stäbchen, die über die Netzhaut verteilt sind, und während alle empfindlich für alles sichtbare Licht sind, enthalten sie doch nur einen Pigmenttyp und können keine Farben unterscheiden. Es sind also diese Stäbchen, die vor allem für das Sehen bei Nacht verantwortlich sind. Andererseits gibt es 6,5 Millionen Zapfen, die zu kleinteiligem Sehen und Farbensehen fähig sind. Jeder einzelne Zapfen reagiert auf rotes, grünes oder blaues Licht, allerdings können sie nur gut funktionieren, wenn es hell ist. Sie sind vor allem in einem bestimmten zentralen Teil der Netzhaut konzentriert, in der Fovea oder Sehgrube. Wenn Licht auf die Netzhaut trifft, erzeugen die Stäbchen und Zapfen elektrische Signale, die weitere Impulse in den Nervenzellen anregen, mit denen sie verbunden sind. Diese Übertragung pflanzt sich über den Sehnerv zum Gehirn fort, das uns wiederum nicht nur ihre Bedeutung mitteilt, indem es uns sagt, was wir sehen, sondern es uns auch in prächtigem Technicolor anbietet.

Aber was ist mit Ben und seiner Farbenblindheit? Seine Schwäche im Farbensehen hat ihre Ursache in einem ererbten Defekt des lichtempfindlichen Pigments in den Zapfenzellen der Netzhaut an der Rückseite seiner Augen, und dies beeinträchtigt, wie es üblicherweise der Fall ist, seine Fähigkeit, Grün- und Rottöne auszusortieren. Ungefähr acht Prozent der Männer sind wie Ben davon betroffen, und sie behalten diesen

Defekt ihr Leben lang. Bis vor kurzem galt Farbenblindheit als unheilbar, als etwas, womit man eben leben musste. Was Ben angeht, so ist es nicht so schlimm wie Legasthenie, weil er es nicht anders kennt. Er hat das tiefe Rot eines Rosenstraußes oder das satte Grün des Rasens im Freibad nie richtig gesehen. Die meisten Dinge sieht er in unterschiedlichen Nuancen von Grau. Sogar Ampeln. Er kann die verschiedenen Schattierungen erkennen und so die Farben identifizieren, aber er sieht sie einfach nicht wie alle anderen.

Legasthenie kann jedoch ein größeres Problem sein, woran Poppy ihn immer erinnert: »Du hast keine Legasthenie, du bist einfach doof«, sagt sie. Aber Ben *hat* Legasthenie. Und als Antwort hält er seiner Schwester entgegen, dass er wenigstens keine Dyspraxie, Dyskalkulie, Dysmenorrhö usw. habe wie sie. Seine Legasthenie ist eine spezifische Leseschwäche, die zwar einigermaßen lästig für Ben ist, aber wenigstens hat er auf den besonderen Förderunterricht, den er in der Vergangenheit durchlief, angesprochen, als er lernte, Tricks und Strategien anzuwenden, um seine Schwierigkeiten zu überwinden. Das war sowieso immer die gängige Meinung, bis Ärzte mit der Vorstellung daherkamen, dass getönte Kontaktlinsen nicht nur bei Menschen mit Legasthenie die Lesefähigkeit erheblich verbessern könnten, sondern auch Menschen mit erblicher Farbenblindheit helfen würden, Farben stärker wahrzunehmen.

Eve hatte über eine Firma gelesen, die spezielle Kontaktlinsen herstellt, und war mit Ben hingefahren, um ihn dort testen zu lassen. Sie klärten ihn zunächst auf, dass seine Farbenblindheit über die mütterliche Seite der Familie ererbt ist. Das kommt daher, dass Frauen zwei X-Chromosomen und Männer ein X- und ein Y-Chromosom haben. Das für Farbenblindheit verantwortliche Gen sitzt auf einem X-Chromosom und manifestiert sich nur bei Männern, deren kürzeres Y-Chromosom dem Farbenblindheitsgen erlaubt, wirksam zu werden, weil ihm kein normales Gen auf einem anderen gleich langen X-Chromosom entgegensteht. Aus diesem Grund ist Farbenblindheit bei Frauen sehr selten. Es war kompliziert, aber Ben kam am Ende auf den Trichter. Sie erklärten auch, dass Bens Legasthenie möglicherweise mit der Tatsache zu tun habe, dass er ein wenig zu früh geboren war, als seine Hirnzellen noch umherschwirrten und versuchten, sich auf die richtige Weise miteinander zu verknüpfen.

Die Ärzte in dieser Firma hatten ihn gründlich unter die Lupe genommen und spezielle Kontaktlinsen für ihn gefertigt. Sie erwarteten, dass diese nicht nur seine Lesegeschwindigkeit und -genauigkeit verbessern würden, sondern ihm auch helfen könnten, Farben schärfer wahrzunehmen. Nach einer Reihe von Tests hatte der Augenarzt ihm eine rosa Kontaktlinse für das linke Auge und eine orange für das rechte Auge verschrieben. Sie maßen seine Lesegeschwindigkeit und -genauigkeit mit provisorischen Linsen und ohne und konnten seine Leistung in beiden Kategorien erheblich verbessern. Das Ganze schien zu schön, um wahr zu sein.

Ben war sogar zu einem geführten Rundgang durch das Labor eingeladen worden, wo sie richtig tolle Sachen machten. Dort fertigten Fachkräfte in langen weißen Kitteln, sterilen Hauben, Masken und Handschuhen jede nur vorstellbare Art von Kontaktlinsen. Es gab Linsen für Leute mit Weitsichtigkeit wie Eve, Linsen für Leute mit Alterssichtigkeit wie Adam, Linsen für Leute mit Astigmatismus, deren Hornhaut in symmetrische Form gebracht werden muss, und monokulare Linsen für Leute, die sowohl eine Weit- als auch Kurzsichtigkeitskorrektur brauchen, aber keine Brille tragen möchten. Ben erinnerte sich, dass man das seinem Vater angeboten hatte, aber der entschied sich später für eine Laserkorrektur. Für jeden Topf den richtigen Deckel.

Es gab auch schräge knallbunte oder gemusterte Linsen für

die Filmbranche in Hollywood, wo sie in Blockbustern wie *Star Wars*, *Blade* und *Der Herr der Ringe* verwendet wurden. Die Flurwände waren mit Postern der Darsteller aus diesen Filmepen mit ihren merkwürdigen Kostümen und wahnsinnig blickenden Augen geschmückt, und Bens Arzt hatte ihm zwei Paar Spaßlinsen besorgt, nur für den Fall, dass er in naher Zukunft zu irgendeiner Kostümparty gehen wollte. Ben fand sie richtig cool. Eine hatte einen Totenkopf mit gekreuzten Knochen auf dunklem Hintergrund, die andere war einfach nur schwarz. Man stelle sich vor, riesige schwarze Augen ohne Farbe außen herum. Wenn die Pupille des Auges das Fenster der Seele ist, wären diese kleinen Linsen das schwarze Loch ins Gehirn.

Also hatte Ben seine interessanten kleinen Entdeckungen eingesackt, und dann saß er auf der Rückfahrt hinten in Eves Auto und gewöhnte sich an seine neuen Linsen. Sie waren über die Kuppe eines Hügels gefahren, und vor ihm hatte sich ein Panoramablick auf die Landschaft aufgetan, mit einer blutroten Sonne, die gerade hinter dem Horizont versank und eine rosa Glut über den Himmel malte. »Wow«, hatte er gesagt. »Ich habe vorher nie die Farben des Sonnenuntergangs gesehen. Das ist wirklich verblüffend.« Das war der Augenblick gewesen, als Ben erkannte, dass die Ärzte da wirklich etwas entdeckt hatten. Es war noch kein Heilmittel für Farbenblindheit, aber auch wenn er es seiner Mama und seinem Papa gegenüber nicht zugeben würde, waren seine Schulaufgaben dadurch ein bisschen leichter geworden.

Kapitel 4

Oben in ihrem Schlafzimmer zieht sich Poppy schnell für die Schule an. Draußen ist es bitterkalt, aber wegen der lächerlich strengen Schulregeln muss sie immer noch ihre widerwärtige Sommeruniform tragen. Das Kleid ist rot mit violettem, gelbem und blauem Karo, und sie darf dazu keine Strumpfhose tragen, gleich wie das Wetter ist. Die vorgeschriebenen weichen flachen Schuhe helfen nicht – keine Louboutins mit super Absätzen, denkt Poppy –, und sie darf nur ein Paar Ohrringe und keinen anderen Schmuck tragen und ganz sicher keine bunten Haarbänder. Wenn sie sich nicht ohnehin schon so unsicher fühlte, wäre es vielleicht nicht so dramatisch, aber die Uniform macht es für sie um ein Vielfaches schlimmer. Sieh mich an, denkt sie, als sie in den Spiegel starrt: Fett. Fett an den falschen Stellen. Rettungsring. Hängepo. Spiegeleibusen. Wabblige Arme. Orangenhaut an den Schenkeln, die fleckig aussehen, wenn ich mein Kleid höher ziehe, als ich es auf dem Schulweg darf.

Poppy ist Adams und Eves Adoptivkind, 15 und für ihr Alter ziemlich erwachsen. Ihre biologische Mutter Rawaa starb, als Poppy erst drei war. Rawaas Eltern waren Sudanesen, aber sie selbst wurde in England geboren und war Eves beste Freundin gewesen, seit sie als Kleinkinder zusammen in den Kindergarten gegangen waren. Als nahe Nachbarn waren sie sich ständig begegnet, während sie erwachsen wurden, und wie das Schicksal so spielte, waren sie nach der Universität wieder zusammengekommen, um als Fernsehjournalisten beim selben Sender zu arbeiten.

Es war bei ihrer Lieblingsbeschäftigung, nämlich sich für Gerechtigkeit, Freiheit und die Stärkung der Position sudanesischer Frauen zu engagieren, dass Rawaa getötet wurde. Es wurde nie ausreichend bewiesen, aber während der Arbeit an einer bewegenden TV-Dokumentation über die Behandlung der Frauen in ihrer Heimat Sudan wurde sie von dunklen Mächten mit Kapitalinteressen ermordet. Dies ließ die arme Poppy als Waise zurück.

Da Poppys Vater ihr unbekannt und unauffindbar war, schien es für Eve als Poppys Patin und in Rawaas Testament genannter Vormund das Natürlichste auf der Welt zu sein, sie als Tochter zu adoptieren.

Eve und Adam hatten schon Ben, der als Fünfjähriger sehr pflegeleicht war und rundum ein Musterkind, und wie es sich so traf, hatten sie damals seit mehr als zwei Jahren erfolglos versucht, ein zweites Kind zu zeugen. Untersuchungen hatten bei beiden keine erkennbaren Ursachen gefunden, und ihr Fall schien einer der 30 Prozent von Unfruchtbarkeitsfällen zu sein, wo es nichts Spezifisches zu behandeln gab. In-vitro-Fertilisation und assistierte Reproduktion waren nicht der Weg, für den sie sich zu diesem Zeitpunkt entschieden hätten. Poppys Adoption schien deshalb irgendwie vorherbestimmt, fast spirituell. Dann, gut zehn Jahre später, war der richtige Zeitpunkt, um Ruby zu empfangen, und jetzt, völlig ungeplant und dank eines seltenen Versagens der oralen Antibabypille, ist Eve wieder schwanger. Es ist seltsam, wie es manchmal so kommt, denkt Eve oft. Eine Frau soll vor 35 am fruchtbarsten sein, und über 37 sinken ihre Chancen, schwanger zu werden, dramatisch. Bei Eve scheint ihre Fruchtbarkeit umgekehrt funktioniert zu haben. Manchmal fragt sie sich, ob Rawaa wohlwollend vom Himmel auf sie herabblickt, weil Poppys Adoption der Katalysator gewesen zu sein scheint, der das alles ausgelöst hat.

Aufgrund der zusätzlichen Barrieren bei einem Kind von

anderer Volkszugehörigkeit war die Adoption nicht leicht gewesen. Aber schließlich war es erledigt, und sie bilden seitdem eine enge, liebevolle, stabile Einheit. Was die Familie angeht, so ist Eve Poppys Mutter und Poppy Eves Tochter. Es ist den anderen Kindern nie in den Sinn gekommen, anders zu denken.

Gerade jetzt jedoch hasst Poppy ihr eigenes Aussehen, und sie wünscht, sie hätte mehr Selbstwertgefühl und Selbstvertrauen. Adam und Eve versichern ihr immer, wie toll sie aussähe, und ihre Freundinnen und Freunde sagen das auch, aber sie ist davon überzeugt, dass sie das nur tun, um sie aufzumuntern. Sie hat darüber mit Tante Sally, Eves Schwester, geredet, die eine echte Hilfe war. Poppy findet es leicht und lustig, mit Sally zu reden. Sie bringt sie immer zum Lachen. Poppy kann ihr Dinge erzählen, die sie ihrer Mama nicht sagen kann. Obwohl, wenn es sein müsste, weiß sie, dass sie ihrer Mutter auch alles sagen könnte. Irgendwie ist es im Moment bloß einfacher, mit Sally zu plaudern. Sally hat noch keine eigenen Kinder, was bedeutet, dass Poppy mit ihr ein wenig wie mit einer großen Schwester reden kann, und das hilft ihr, über ihre wahren Gefühle zu reden. Die andere tolle Sache an Sally ist, dass sie ihr sagt, sie sei völlig normal. Poppy meint, sie sei krankhaft fettleibig, obwohl sie nur 53 Kilo wiegt bei einer Größe von 1,73. Aber Sal meint, das sei »goldrichtig«, um gesund *und* attraktiv für Jungs zu sein. Und sie sagt auch, dass sie sich ganz genauso gefühlt habe, als sie in Poppys Alter gewesen sei. Das hilft wirklich.

Poppy versteht nicht, warum sie manchmal so launisch ist, so auf ihr Aussehen fixiert, so achtsam dabei, was sie isst, und so unfähig, ihre Gefühle zu kontrollieren und zu verstecken, wenn jemand wie Bens Freund Frankie sie beobachtet. Und sie kann es nicht ausstehen, dass sie so ersichtlich rot wird. Es ist so verräterisch, denkt Poppy, und bedeutet, dass jeder absichtlich versucht, sie in Verlegenheit zu bringen, was es nur schlimmer macht.

»Ich bin auch immer rot geworden«, verrät ihr Sally, »aber ich bin da herausgewachsen.«

Erst letztes Jahr hat Sally Poppy zum Einkaufen mitgenommen, und bei einem sehr langen Latte und einem Blaubeermuffin hatte sie die Dysmorphophobie oder Körperschemastörung, die höllischen Stimmungsschwankungen während der Pubertät und die Gefahren der Magersucht erklärt, ohne dass Poppy sich jemals kritisiert, beurteilt oder bevormundet fühlte. Sie musste sogar richtig lachen über alles, weil sie viele der gleichen Merkmale bei sich erkannte und erfuhr, dass das, was sie gerade durchmachte, völlig normal war. Sie wusste schon Bescheid über die Pubertät und die hormonellen Veränderungen, die damit einhergehen. Aber sie hatte nicht genau gewusst, wie viele Hormone beteiligt sind und wie komplex der ganze Prozess ist. Auch wusste sie nicht, dass Hormone wie Östrogen nicht nur die Gebärmutterschleimhaut betreffen, um Perioden zu verursachen, sondern auch andere Teile des Körpers wie ihre Knochen, den Kreislauf und das Gehirn beeinflussen. Ja, es gibt sogar Östrogenrezeptoren in ihrem Gehirn, weshalb Frauen während der Menopause – und übrigens auch in der Pubertät – starke Stimmungsschwankungen erleben können.

Sally vermittelte Poppy zum ersten Mal das Gefühl, dass nicht alles ihr Fehler war. Dass sie nicht bloß im Grunde eine »großmäulige Kuh« war, wie Ben sie genannt hatte. Sal sagte ihr zudem, dass sie jetzt auch ziemlich viel Testosteron produziere. Sie hatte immer geglaubt, das wäre nur für die Jungs. Mädchen stellen es auch her, sagte Sal, wenngleich in geringeren Mengen als Jungen, weil auch Mädchen wachsen und kräftige Muskeln entwickeln müssten. Und sich bei Streitigkeiten mit Jungen zu behaupten hätten, die sie in der Regel jedoch sowieso mit links gewinnen würden. Aber Sal hatte andererseits auch erklärt, dass Mädchen nicht zu viel Testosteron haben wollten. Sonst würde ihre Klitoris so groß wie eine Gurke, und sie würden anfangen, wie Barry White zu sprechen. Auch wollten sie nicht die Statur von russischen Meistern im Kugelstoßen mit einem Bizeps wie Popeye haben oder mit dickem verfilztem Körperhaar bedeckt sein wie ein Gorilla. Sally erklärte ihr wirklich den Sinn hinter manchen Fakten, die Poppy bereits kannte, und sie rückte alles in einen verständlicheren Zusammenhang.

Ihr gefiel auch Sals Scherz am Ende darüber, warum Freunde und Brüder sich stets hüten sollten, ein launisches Mädchen mit prämenstruellem Syndrom und Handy zu ärgern.

»Da du GPS wie auch PMS hast«, hatte sie erklärt, »heißt das, dass du eine richtige Zicke bist und sie bestimmt findest!«

Kapitel 5

Papa ist ein solcher Trottel, sagt Ben zu sich. Glaubt er wirklich, dass er singen kann? Warum muss er überhaupt das ganze Haus wecken? Es ist nicht einmal sieben Uhr. Also legt sich Ben ins Bett zurück und gähnt einfach. Ja, er gähnt. Ein langes, riesiges, schmerzhaft erfrischendes morgendliches Gähnen.

Was soll das überhaupt? Warum tut er das? Welchem möglichen Zweck dient ein Gähnen? Gewöhnlich gähnen Leute nur, wenn ein anderer es zuerst tut, was Ben immer verblüfft hat. Kann Gähnen wirklich ansteckend sein? Wenn ja, was soll das nützen? Ein automatisches soziales Binderitual, damit er sich in seinen Mitmenschen hineinversetzt, oder einfach eine sinnlose Übung in Nachäfferei?

Tatsächlich ist Gähnen ein verbreitetes und universelles Phänomen, an dem sich Menschen von der Wiege bis zur Bahre erfreuen. Vielleicht ein bisschen ungezogen in feiner Gesellschaft, wenn der Mund nicht mit dem Handrücken bedeckt wird, aber nichts, was Behandlung oder psychologisches Vermeidungsverhalten verdient. Wissenschaftler definieren es als ein »Aufsperren des Mundes, begleitet von einer langen Einatmung, gefolgt von einer kürzeren Ausatmung«. Das weiß Ben schon. Aber *wofür* ist es gut? Hat es irgendeinen physiologischen Nutzen, oder ist es nur interessant, aber völlige Zeitverschwendung? Die Antwort ist, dass wir es eigentlich nicht wissen. Es könnte helfen, die eustachischen Röhren zu öffnen, die die Gehörgänge zwischen der Mittelohrhöhle und der Nase verbinden, um Luftdruck auszugleichen und uns ein besseres Hören zu ermöglichen. Es könnte uns auch helfen, mehr Sauerstoff aufzunehmen und das unbrauchbare Kohlendioxid loszuwerden, das unsere Lungen als Nebenprodukt unseres Stoffwechsels produzieren.

Gähnen scheint auch eine Rolle bei der Vorbeugung postoperativer Atemwegskomplikationen zu spielen. Es gibt eine Theorie, dass es unser Gehirn wacher hält, wenn wir gelangweilt oder schläfrig sind. Und wieder eine andere Theorie besagt, dass es uns tatsächlich entspannt und Schläfrigkeit und Schlaf fördert. Wissenschaftler scheinen um eine Antwort genauso verlegen wie alle anderen. Sie haben jedoch entdeckt, dass Gähnen eng mit Dehnen verbunden ist. Wenn Ben also gähnt, ist es sehr wahrscheinlich, dass er sich gleichzeitig streckt. Erstaunlicherweise sind Leute, die eine oder mehrere gelähmte Gliedmaßen haben, dabei beobachtet worden, dass sie Streckbewegungen in ebendiesen gelähmten Gliedmaßen ausführen, wenn sie gähnen. Es scheint, dass hirngeschädigte Menschen die zwei Aktivitäten aus Gründen, die wir nicht wirklich verstehen, physisch nicht trennen können. Wissenschaftler haben sogar untersucht, ob Menschen, die im Vergleich zu anderen nur gelegentlich gähnen, das seltene Gähnen mit länger dauerndem Gähnen kompensieren. Aber das tun sie nicht. Also eine weitere Sackgasse. Interessant ist allerdings, dass Gähnen anscheinend eine normale Aktivität und eindeutig mit guter Gesundheit verbunden ist. Menschen mit Hirnerkrankungen können oft nicht gähnen, während psychotische Personen offenbar weniger oft gähnen.

Ben wünschte, es würde sie auch veranlassen, weniger oft zu singen. Was ihn angeht, so ist sein Papa psychotisch, und gerade hat er eine weitere fürchterliche Interpretation von »Nessun dorma« angestimmt, während er die Treppe hinunter in die Küche geht. Es ist wahr, was sie übers Gähnen sagen, denkt Ben für sich, während er im Bett liegt und sich müde und lethargisch fühlt und ohne jede Begeisterung, sich dem neuen Tag zu stellen – es ist eindeutig verbunden mit Überdruss, Langeweile und wirklich geringen Graden von Erregung. Was soll's. Jetzt gähnt er wieder.

Kapitel 6

Als Eve gerade aufstehen will, kommt die fünfjährige Ruby hereingestapft. Aus ihrer Nase laufen zwei dicke grüne Streifen Schleim. »Komm rein, kleine Rotznase«, murmelt Eve, bevor sie nach einem Papiertaschentuch greift und das klebrige Zeug mit einer geschickten Zangenbewegung abwischt. Sie hat viel Übung in der Kunst, da sie es über Jahre regelmäßig auch bei ihren älteren Kindern tun musste. Warum nur produzieren Kinder in diesem Alter so viel Schleim, fragt sich Eve. Wo kommt das alles her? Wo geht es alles hin? Und warum laufen ihre Nasen manchmal wie ein Wasserhahn und scheinen dann, wenn auch selten, auszutrocknen und sich anständig zu benehmen? Wenn sie es nur sieht, möchte sie schon würgen. Vor allem gerade jetzt, da sie in der zwölften Woche schwanger ist und sich sowieso ständig übergeben muss. Da fällt ihr immer dieser Witz ein: »Was ist der Unterschied zwischen Rotze und Brokkoli?« Antwort: »Man kann Kinder nicht dazu bringen, Brokkoli zu essen.« Immer noch lustig, denkt sie für sich.

Warum scheinen Kinder immer voller Freude ihren eigenen Nasenschleim zu schlucken? Die meisten Erwachsenen lassen Gott sei Dank diese besonders ekelhafte Angewohnheit irgendwann hinter sich. Aber nicht alle. Eve wird in öffentlichen Verkehrsmitteln oder im Stau, wenn sie sich unbeobachtet glauben, immer wieder Zeuge dieser Untugend. Dann stecken sie einen Finger in die Nase, drehen ihn ein bisschen, um den Inhalt herauszufischen, betrachten ihn lange und liebevoll und lecken ihn dann, oh Schreck, vom Finger und essen ihn. Igitt!

Jetzt wird Eve wirklich schlecht. Wie können sie das tun? Warum können sie das wollen? Wie schmeckt das?

Was sie tun, hat tatsächlich einen medizinischen Namen, und wenn es dafür einen eigenen Begriff gibt, schätzt Eve, muss es für fast alles einen geben. Das Phänomen heißt Rhinotillexomanie. Von griechisch *rhis* (Genitiv *rhinos*), was Nase bedeutet. Und Tillexomanie meint vermutlich das schlimmste magenumdrehende, unappetitlichste menschliche Verhalten auf dem Planeten. Außer natürlich, die natürliche Salzigkeit des Nasenschleims würde ihn tatsächlich schmackhaft machen. Nicht so salzig wie Meerwasser oder die Salzkruste am Rand eines Margarita-Glases vielleicht, aber sicherlich salziger als, sagen wir, Limonade oder ein vergleichbar grüner Crème de Menthe. Nur die Kenner dürften das genau wissen. Eve ganz bestimmt nicht. Zum Glück ist die Nase der kleinen Ruby jetzt ganz trocken und sauber. Na ja, fast, weil es schon wieder zu tropfen beginnt und Eve nach einem frischen Taschentuch greift.

Kindernasen laufen aus einem bestimmten Grund. Es ist eigentlich der gleiche Grund, warum auch die Nasen von Erwachsenen laufen, aber die Nasen der Kleinen sind darin einfach besser und wirkungsvoller und haben ein stärkeres Bedürfnis nach dem Schutz, den ihr Schleim bietet. Die Nase ist eine der ersten Verteidigungslinien Ihres Körpers gegen Infektionen und Allergien. Weil Sie ständig durch Nase und Mund atmen, sind beide sämtlichen Keimen ausgesetzt, die von allen anderen herumgetragen und übertragen werden. Staub, Keime und Allergene werden beim Einatmen auch in die Nase gesogen, und sobald sie an dem nicht sehr wirksamen Filtersystem Ihrer Nasenhaare vorbei sind, landen sie auf dem feuchten Fliegenfänger, der Ihren Riecher auskleidet, auf der Schleimhaut. Weil diese ziemlich klebrig ist, ist sie bestens geeignet, Viren und Bakterien einzufangen und abzutöten. Sie ist auch mit Millionen von noch winzigeren Härchen bedeckt, den Zilien, die so klein sind, dass man 25 000 Ende an Ende aneinanderlegen müsste, um auf einen Zentimeter zu kommen. Sie wehen Hunderte Male in einer Minute hin und her, wobei manche allen Nasenschleim vor sich her zur Kehle fegen und andere Duftpartikel sanft aufwärts zum Riechmechanismus im »Dachgeschoss« der Nase schieben, der für Ihren Geruchssinn verantwortlich ist. Der Nasenschleim, der Ihre Kehle erreicht, wird geschluckt und gelangt dann über die Speiseröhre in Ihren Magen.

Anscheinend ist also Ihr Nasenschleim so oder so für den Magen bestimmt, ob Sie an Rhinotillexomanie leiden oder nicht. Bei denen, die daran leiden, macht der Schleim nur einen kleinen Umweg. Zumindest im Magen wird der Schleim mit seiner blassen Farbe, den Viren und der Ladung an allerlei Bakterien durch die hier erzeugte starke Chlorwasserstoffsäure neutralisiert und sterilisiert. Das ist wahrscheinlich gut so, denn man schätzt, dass die Nase täglich einen Liter Schleim produziert, und das möchte man eigentlich nicht zu genau bewusst gemacht bekommen. Allerdings können Kinder wie Ruby manchmal so große Mengen infizierten Schleims auf leeren Magen schlucken, dass ihnen schlecht wird und sie sich übergeben, was sie sowieso auch oft einfach so tun. Zum Glück hat Eve gelernt, dass Salzlösung oder 0,5-prozentige Ephedrin-Nasentropfen diesen Nasenschleim wirksam auflösen und die Nase frei machen können, weshalb sie jederzeit einen Vorrat davon im Kühlschrank aufbewahrt.

Komischerweise ist Schleim in biologischer Hinsicht tatsächlich recht nützlich. Er hüllt potenziell schädliche Mikroorganismen in Schichten von zäher Schmiere und beseitigt sie. Aber wo kommt er überhaupt her, und woraus besteht er, und warum zum Teufel wird er manchmal grün? Die Schleimhaut, die Ihre Nase auskleidet, enthält spezialisierte Sekretionszellen, die Becherzellen, die ein flüssiges Protein erzeugen, das Muzin, das aus Molekülen, den Mucopolysacchariden, aufgebaut ist. Schleim besteht aus 95 Prozent Wasser und gleichen Mengen von Salz und Muzin. Muzin ist so dick und klebrig, dass es tatsächlich verwendet wurde, um bestimmte Typen von Leim herzustellen. Dies erklärt für Eve, warum es sich manchmal als so schwierig erweist, das angetrocknete Zeug vom Gesicht ihres Kindes zu kratzen.

An einem normalen Tag schluckt der Durchschnittsmensch eine tüchtige Portion Schleim, ohne es überhaupt zu merken. Aber wenn Sie durch ein Erkältungsvirus oder irgendein Allergen wie zum Beispiel Graspollen gefährdet sind, übersteuern die Becherzellen und beginnen, viel größere Schleimmengen zu produzieren, um die potenziell tödliche Bedrohung zu beseitigen. Zunächst wird er dünnflüssig und wässrig produziert, und wenn es sich um eine Allergie handelt, bleibt er oft so. Aber wenn der Auslöser eine Infektion ist, wird er allmählich dicker, cremiger oder grüner, da der bakterielle Abfall und der Eiter, der damit einhergeht, seine Zusammensetzung verändern. Schließlich, sobald Ihre Antikörper ihre Wirkung begonnen, die Keime als solche erkannt und sie alle zerstört haben, wird kein neuer bakterieller Abfall mehr gebildet, und die Schleimproduktion beginnt zu versiegen. Der Nasenschleim wird dicker und klebriger, da keine neuen wässrigen Ergüsse erscheinen, aber die Becherzellen können sich nicht einfach abdrehen, wie man etwa einen Wasserhahn schließt, weshalb weiter Schleim in immer kleineren Mengen erzeugt wird, bis er nach einer gewissen Anzahl von Tagen oder auch Wochen völlig versiegt. Deshalb scheint Ihnen eine Erkältung oft eine Ewigkeit zu dauern. Nicht die Bazillen bleiben, aber der Schleim, weshalb die Pharmahersteller auch so viele schleimlösende Mittel produzieren, in der Hoffnung, mit dem Wahn der menschlichen Rasse nach einem Leben ohne laufende Nase Kasse zu machen.

Schleim betrifft jedoch nicht nur die Nase. Sie brauchen Schleim in vielen verschiedenen Teilen des Körpers, damit er richtig funktioniert. Fragen Sie mal jemanden, der an Mukoviszidose leidet und dessen Unfähigkeit, normalen »nicht klebrigen« Schleim in Lunge und Darm zu bilden, ihn zu einem Leben mit wiederkehrenden und oft schweren Infektionen der Atemwege, Funktionsstörungen der Bauchspeicheldrüse und Gewichtsverlust verurteilt. In Ihrem Magen zum Beispiel schützt die robuste Schleimbarriere, die seine Wand auskleidet, Ihren Körper davor, durch Ihre säurehaltigen Magensäfte von innen her verdaut zu werden. Sie produzieren auch Schleim in der Mittelohrhöhle (wo er als Katarrh bezeichnet wird) und in den Atemwegen in der Lunge (wo er als Auswurf bezeichnet wird, falls und wann immer Sie ihn aushusten). Das Einatmen von Zigarettenrauch erhöht die Schleimproduktion in der Lunge, und Infektionen der oberen Atemwege erhöhen die Schleimproduktion in der Mittelohrhöhle. In jedem Fall erzeugen die Zellen, die diese Hohlräume auskleiden, dicken klebrigen Schleim, um die eindringenden Mikroorganismen oder reizauslösenden Fremdkörper einzuhüllen und zunächst unwirksam zu machen und dann zu entsorgen. Es ist das gleiche Prinzip der Selbstverteidigung, das die Schleimproduktion in der Nase auslöst, nur Reiz und Ort sind verschieden.

Eve kann ihre Tochter jetzt also in neuem Licht sehen: Rubys Rotznase ist ein magisches Ding voller Wunder, dem mit Ehrfurcht zu begegnen ist. Sie schützt sie, während sie Eve, ihrer Mutter und Betreuerin, signalisiert, dass ihr Immunsystem reift und auf gesunde, vorhersehbare Weise auf schädliche Herausforderungen der Umwelt reagiert. Dann niest sie. Ohne jede Vorwarnung. Nicht einmal ein Luftholen. Nicht einmal ein Zurückwerfen des Kopfes oder eine kleine Hand vor dem Mund. *Haatschi!* Und der Schleim, zumindest was sich in einer halben Nacht in den tiefen Winkeln ihrer Kieferhöhlen unter ihren entzückenden Wangenknochen davon angesammelt hat, fliegt in großen, glibberigen grünen Fäden auf Eve zu und trifft sie, bevor sie auch nur blinzeln kann.

»Ist das Frühstück schon fertig, Mami?«, fragt Ruby, als wäre nichts passiert.

»Nein, Schatz«, antwortet Eve, indem sie darauf achtet, nicht böse zu werden oder ihre mit Schleim bedeckten Lippen zu weit zu öffnen. »Nein, es ist Rotz.«

Kapitel 7

Während Ben im Bett liegt und ein weiteres Gähnen unterdrückt, weiß er, dass das feucht klingende Niesen von unten nur eines bedeuten kann: Ruby ist auf. An diesem Morgen wird es keine Ruhe mehr im Haus geben. Doch es ist sowieso Zeit, sich fürs College fertig zu machen. Er hat gerade am Ärmelansatz des Hemdes, das er gestern trug, geschnuppert. Puh! Ziemlich schlimm. Aber er hat vergessen, es in die Wäsche zu geben, damit seine Mutter es reinigt, und das bedeutet, dass es sich zu den zwei anderen auf den Haufen in der Ecke seines Zimmers gesellen muss. Es bedeutet zudem, dass er kein frisches hat und sich vermutlich eines von Papas leihen muss, was mindestens eine Kragenweite zu groß sein und ein bisschen albern an ihm aussehen wird. Er flucht. Vielleicht wird ein schneller Spritzer Deo den Geruch von abgestandenem Schweiß ausreichend überdecken, sodass er das Hemd von gestern noch einen weiteren Tag anziehen kann, überlegt er. Und er wird die anderen zwei Hemden in den Wäschekorb geben, damit seine Mutter sie heute wäscht, zusammen mit seinem Lieblings-T-Shirt, das sie ihn nicht tragen lassen will. Vorn steht in großen Buchstaben JESUS LIEBT DICH darauf und darunter in viel kleineren Buchstaben ABER ALLE ANDEREN HALTEN DICH FÜR EINEN *****. Warum, fragt er sich, haben seine Achselhöhlen angefangen, so schlimm zu stinken?

Der Grund ist, dass erst seit kurzer Zeit ein besonderer Typ von Schweißdrüse, einer apokrinen Drüse, die großzügig überall an seinem Körper verteilt ist, wo es viele Haarfollikel gibt, nämlich in den Achselhöhlen, um die Brustwarzen und die Genitalien herum, begonnen hat, auf die Hormone des 16-jährigen Jungen zu reagieren und ein wenig Öl zu seinem normalen Schweiß hinzuzufügen. Schlimmer noch ist, dass er neuerdings viel mehr von dem Zeug produziert, wann immer er etwas aufgeregt oder schüchtern ist, etwa als er von dem Rektor in die Mangel genommen wurde oder mit dem blonden Mädchen plauderte, auf das er ziemlich abfährt. Wann immer er neuerdings gestresst ist, beginnen seine Achselhöhlen zu strömen, wird seine Stirn von Hunderten kleinen Schweißperlen übersät, werden seine Hände scheußlich feucht und glitschig. Er sieht aus und fühlt sich wie der Komiker Lee Evans am Ende einer seiner genialen, aber hektischen Nummern. Anfangs ist es nicht so schlimm. Zuerst fühlt er sich nur feucht und klebrig. Das Wasser, das Salz und der Harnstoff – das gleiche Abfallprodukt, das durch seine Nieren im Urin herausgefiltert wird – haben keinen ausgeprägten Geruch. Aber sobald die Bakterien, die ständig auf der Oberfläche seiner Haut leben, sich daran zu schaffen machen, igitt! Die Nebenprodukte ihrer Reaktion auf seine apokrine Sekretion sind wirklich schrecklich.

Ben weiß, dass eine schnelle Dusche wirklich helfen würde, das Schlimmste der Achselhöhlenaktivität der letzten Nacht zu beseitigen. Aber seine Zeit wird knapp. Er muss noch einen Teil eines Essays zu Ende schreiben, bevor er ihn heute im College abgibt, und Papa schreit wegen irgendwas aus der Küche nach oben und hört sich gar nicht zufrieden an. Deo. Wo ist sein Deo? Sofort nimmt Ben an, dass Poppy es genommen hat. Er flucht wieder.

In Wirklichkeit hat Poppy sich natürlich nicht Bens Achseldeo geschnappt, das unter sein Bett gerollt ist und in dem ganzen Wust dort liegt. Sie merkt gar nicht, was ihr Bruder macht, weil sie viel mehr mit dem alarmierenden Zustand ihres Haars beschäftigt ist.

Was soll sie damit anfangen? Mama sagt, dass Poppy als

Fötus fast sicher mit feinem flaumigen Haar namens Lanugo bedeckt war. Allem Anschein nach dürfte es schwarz gewesen sein, wie eine dünne Pelzschicht. Etwa einen Monat, bevor sie geboren wurde, wurde es in das Fruchtwasser, in dem sie schwebte, abgestoßen. Als Adam und Eve sie als Kleinkind adoptierten, hatte ihr Haar einen hübschen dunklen Kupferton. Dann wurde es allmählich dunkler.

Und hier steht sie nun mit glanzlosem, krausem pechschwarzen Haar, das total leblos, langweilig und ganz und gar inakzeptabel ist. Ihre Frisur wird sich ändern müssen. Wieso ist Bens Haar nur dick, dunkel und gleichmäßig, denkt sie. Wieso ist Eves Haar rot und glänzend und Adams, nun ja, auf dem Rückzug und angegraut? Haar ist wichtig. Nicht so sehr zur Tarnung, Isolierung, Partnererkennung und Duftverbreitung wie im Tierreich. Aber für die meisten Menschen ist es wohl immer noch ihr wichtigster natürlicher Schmuck, der nach außen hin in auffälliger Weise ethnische Herkunft, Geschlecht, Alter, allgemeinen Gesundheitszustand und Persönlichkeit anzeigt. Jener Song, den Poppy in der Reprise des Musicals *Hair* gehört hatte, sagte alles. Wie ging er noch? Etwas über extravagante Vorlieben und grelles Gefieder, denkt Poppy für sich.

Die Struktur des Haars ist vermutlich seine erstaunlichste Eigenschaft. Menschen können sich niemals lebhaft grünes und violettes Gefieder wachsen lassen wie Vögel oder die grelle Phosphoreszenz exotischer Fische zeigen, die durch türkisgrüne Lagunen schießen. Aber mit den begrenzten Paletten von Schwarz, Brünett, Rot und Blond kann mit etwas Kreativität und Elan dennoch ungeheurer Eindruck gemacht werden. Was also bestimmt unsere natürliche Haarfarbe, und warum verändert sie sich im Lauf unseres Lebens?

Die Haarfarbe ist grundsätzlich von spezifischen natürlichen Pigmenten abhängig, den Melaninen, die im äußeren Teil jedes Haarschafts vorkommen. Die Produktion dieser Pigmente ist durch mindestens vier verschiedene Gene ererbt, und viel hängt davon ab, ob Sie diese Gene nur von einem Elternteil oder von beiden Eltern erben. Die meisten Menschen haben dunkles oder braunes Haar, weil das Pigment Eumelanin genetisch dominant ist. Hellere und rote Töne der Haarfarbe beruhen auf der Anwesenheit einer anderen Melaninart, dem Phäomelanin, das vor Tausenden von Jahren als eine Mutation von Eumelanin entstand. Häufig haben Kleinkinder helles oder sogar blondes Haar, sehen die Haarfarbe dann aber während der Pubertät dramatisch dunkler werden. Niemand versteht ganz, warum dies geschieht. Später im Leben dann, wenn nicht-pigmentiertes Haar mit fortschreitendem Alter häufiger wird, wird Ihre Haarfarbe wieder heller und grauer, wie jetzt bei Adam. Tatsächlich sagt man oft, dass im Alter von 50 Jahren 50 Prozent der Leute 50 Prozent graues Haar haben werden.

Poppy schwärmt für das Haar ihrer Mutter. Es ist flammend rot. Eve erzählte ihr, dass die alten Griechen rotes Haar für ein Zeichen von Unglück und sogar von barbarischer und rücksichtsloser Natur hielten. Heutzutage halten die Leute Rotschöpfe einfach für feurig und ungestüm. Aber auch für sehr lustig, nach Eve zu urteilen. Bens Haar ist dunkel. Glücklicherweise, denkt Poppy, hat er keine Chance, auch noch groß und schön zu werden, sonst würde er unerträglich. Er würde herumstolzieren und sich mit Ben Affleck oder Johnny Depp vergleichen. Bei ihm ist sowieso alles pure Verschwendung, und er hätte keinen Schimmer, warum Poppy die Haarfarbe für wichtig halten könnte, weil er immer noch farbenblind ist, wenngleich dank seiner neuen Kontaktlinsen nicht so stark wie sein Großvater.

Poppy möchte blond sein. Nach einem Zeitschriftenartikel, den sie kürzlich gelesen hat, färben mindestens zwei Drittel der Frauen ihr Haar, um ihr Aussehen drastisch zu verändern. Manche wollen – Mehrfachnennungen waren möglich – nur ihren

Lieblingsstars nacheifern, aber andere, 90 Prozent sogar, glauben, sie hätten mehr Erfolg im Geschäft, 80 Prozent wollen ihr Selbstwertgefühl und Selbstvertrauen stärken und fast 50 Prozent sagen, dass sie sich mit der Veränderung erotisch attraktiver finden. Andere Berichte behaupten, dass 65 Prozent der Frauen in Salons gehen, um blond zu werden oder sich Strähnchen machen zu lassen, während die meisten Nachrichtensprecherinnen im Fernsehen blond sind und 65 Prozent aller Siegerinnen bei Miss-Wahlen in den USA Blondinen gewesen sind.

Poppy fand es interessant, als sie entdeckte, dass reines Blond tatsächlich eine sehr seltene natürliche Haarfarbe ist, wenn man die gesamte Weltbevölkerung in Betracht zieht. Wie blond ist Blond aber? Wovon reden wir hier? Es gibt viele Schattierungen von blond: rötlich-blond, aschblond und blondiert. Das ist es, was Poppy sein möchte – blondiert –, und sie hat jetzt richtig Lust, einen Termin beim Friseur in der High Street zu machen und das in Angriff zu nehmen.

Kapitel 8

Um genau 7.10 Uhr putzen sich im Haushalt der Ennimans durch einen seltsamen Zufall vier Familienmitglieder die Zähne. Oder, in Rubys Fall, bekommen sie von Eve gebürstet. In verschiedenen Bädern im Haus wird eine Gesamtzahl von 119 Zähnen verschiedener Größe und in unterschiedlichen Stadien der Entwicklung und Gesundheit gereinigt und poliert. Eine komische Zahl, werden Sie denken, da sie auf 29,75 Zähne bei jedem schließen lässt, und 0,75 von einem Zahn schrecklich zerklüftet und ruinös wäre. Aber Ruby hat ihre Milchzähne noch nicht durch das Erwachsenengebiss ersetzt, und Adam hat einen vollen Satz Weisheitszähne, während bei Ben und Poppy wenigstens ein Weisheitszahn noch nicht durchgestoßen ist. Eves Zähne, der eine Satz, der gerade nicht geputzt wird, sind immer nahezu perfekt gewesen, ein Zustand, der widerspiegelt, wie sehr sie sie ihr Leben lang gehegt und gepflegt hat. Sie wird immer dankbar sein für den Umstand, dass ihr Onkel Jack Zahnarzt war und ein ausgezeichneter noch dazu. Von ihrem allerersten Termin an hat er die Zahnkontrollen bei Eve zu einem Vergnügen gemacht.

So war es Onkel Jack, der ihren ersten unteren Schneidezahn, der vorne durchkam, bemerkte, als sie gerade sechs Monate alt war. Es war Onkel Jack, der Eves Mutter sagte, wie wichtig es sei, diesen Zahn zu bürsten und dann all die anderen neuen, die bald auftauchen würden. Es war Onkel Jack, der Eve im Alter von zwei Jahren auf seinem Behandlungsstuhl liegen hatte und sie in einem Spiegel ihre eigenen Zähne (elf waren es damals) betrachten ließ, damit er ihr die beste Methode zum Bürsten beibringen konnte. Vielleicht weil er es so spannend gemacht und sie von Anfang an einbezogen hatte, waren Zahnarztbesuche für sie nie etwas, das sie fürchtete oder auf einen anderen Tag zu verschieben versuchte. Allerdings hatte sie auch nie eine Füllung oder irgendeine andere invasive Behandlung nötig gehabt. Sie konnte nur vermuten, dass es diese unangenehmen Erfahrungen waren, die bei anderen die Angst vor dem Zahnarzt erklärten.

Onkel Jack hatte Eve sogar ihren ersten bezahlten Job in den Schulferien gegeben, als sie in der Praxis aushalf. Damals sah sie all die Leute hereinkommen, die ihre schmerzenden Kiefer hielten und gleichermaßen gequält wie ängstlich aussahen. Leute mit verfärbten Zähnen. Leute mit abgebrochenen oder fehlenden Zähnen. Leute ohne Zähne. Was könnte Onkel Jack wohl für sie tun, fragte sie sich damals. Und Leute mit starkem Mundgeruch, braunen pelzigen Zungen, aufgesprungenen Lippen oder falschen Zähnen, verbunden mit rosa Plastikplatten, die sie mit der Zunge am Gaumen rein- und rausschoben. Sie fragte sich oft, wie ihr Onkel diese Arbeit machen konnte, wenn sie bedachte, wie abstoßend manche seiner Patienten ihr erschienen waren. Aber er hatte seine Begeisterung nie verloren und oft gesagt, dass er immer etwas tun könne, um zu helfen, gleich wie schlecht der Zustand eines Gebisses auch sei.

Ihre eigenen Erfahrungen und Beobachtungen in seiner Praxis bekräftigten sicherlich, was Onkel Jack ihr über ihre eigene Zahnhygiene beigebracht hatte. Sie dürfte alles gesehen haben. Jenen allmählich fortschreitenden Verfall bei so vielen Zähnen und die Angst vor dem Bohrer. Das schrille, jaulende Geräusch, gefolgt von dem dumpfen mahlenden Gefühl sich drehenden Metalls auf verfaulten Zähnen. Zahnkaries, Zahnabszesse, trockene Zahnfächer, Fehlbiss, Zahnfleischrückgang, Paradontose, alles. Karies war am häufigsten gewesen. Die Leute aßen ständig Massen zuckerhaltiger Lebensmittel und tranken große Mengen von gesüßten Getränken, putzten dann aber nicht regelmäßig die Zähne. Ablagerungen von Speiseresten, Speichel und Bakterien, die man, wie ihr Onkel ihr gesagt hatte, als Zahnbelag oder Plaque bezeichnete, bauten sich dann auf der Oberfläche ihrer Zähne auf. Die Bakterien bearbeiteten den Zucker, um eine Säure zu produzieren, die allmählich den Zahnschmelz zerfraß.

Wie nicht anders zu erwarten, kamen die Leute mit Zahnschmerzen, die sie aus Angst vor der eingebildeten schmerzhaften Behandlung oft wochenlang ertragen hatten. Zahnschmerzen, die sie mit massiven Dosen von Schmerztabletten und Alkohol selbst abzustellen versucht hatten. Zahnschmerzen, die auf Zimt und Nelkenöl nicht angesprochen hatten. Zahnschmerzen, die die Leute die ganze Nacht wach gehalten und Migräne verursacht hatten oder sie dazu getrieben hatten, den Zahn mit rostigen Zangen selbst auszureißen oder den alten Trick zu versuchen, ihn mit einem Bindfaden an einen Türgriff zu binden und die Tür dann zuzuschlagen. Onkel Jack glaubte, dass er in seinen 40 Berufsjahren keinen getroffen hatte, bei dem dieses besondere kleine Manöver funktionierte. Doch ihr Onkel war immer so sanft gewesen. In der ganzen Zeit, die sie bei ihm gewesen war, hatte sie nie erlebt, dass er einem Patienten wehtat.

Deshalb fragte sie sich, warum all diese Leute so lange warteten, bis sie kamen, um die Ursache ihrer Zahnschmerzen herausfinden zu lassen. Vermutlich wegen allem anderen, über einfache Zahnschmerzen hinaus, was Zähne und Zahnfleisch beeinträchtigen kann, dachte sie. Es kamen auch nicht nur Erwachsene, es waren auch Teenager und kleine Kinder gewesen. Manche Kinder waren so klein, dass sie noch nicht einmal ihre bleibenden Zähne hatten, aber alle ihre Milchzähne waren braun, weich und verfärbt. Ihre Eltern hatten sie offenbar die ganze Nacht mit gesüßten Getränken in Nuckelflaschen in ihren Bettchen gelassen, damit sie ruhig blieben. Der ständige Zucker an ihren Zähnen hatte verheerende Wirkungen gehabt, von denen sich viele nie richtig erholen würden. Die harte, schützende äußere Hülle der Zähne, der Zahnschmelz, gibt zuerst nach, wodurch ein kleines Loch entsteht. Ohne Behandlung bleibt das darunterliegende weiche Dentin in der Hauptmasse des Zahns ebenfalls anfällig dafür, angegriffen zu werden. Schließlich wird die Pulpa – der lebende Kern des Zahns, der alle Nerven und Blutgefäße enthält – ebenfalls angegriffen. Infektionen ausgesetzt, stirbt sie letztendlich ab und hinterlässt stumpfe, glanzlose und geschwärzte Zähne.

Eve erinnert sich noch an einen bestimmten Patienten. Er war ein 27-jähriger Mann mit akuter nekrotisierender ulzeröser Gingivitis (ANUG), im englischen Sprachbereich auch als »trench mouth« (»Schützengraben-Mund«) bezeichnet, da sie im Ersten Weltkrieg unter Soldaten verbreitet war. Sein Zahnfleisch war so entzündet, dass sich im Mund lebende Bakterien krankhaft vermehrt hatten, und sein Zahnfleisch war rot, weich und glänzend geworden und sehr stark angeschwollen. Es war mit einem gräulichen Belag bedeckt und blutete, sobald Onkel Jack es berührte. Der üble Geruch war haarsträubend, und der Patient hatte offensichtlich starke Schmerzen. Seine Halsdrüsen waren vergrößert, und er hatte auch Fieber. Eves Onkel hatte ihn mit einer gründlichen Mundspülung mit entkalkendem Wasserstoffperoxid, Schmerzmitteln und Antibiotika wieder hinbekommen, aber es war eine heilsame Lehre hinsichtlich der Fürsorge um die eigenen Zähne gewesen, und Eve hat seitdem kein Zähneputzen mehr ausgelassen.

Die schlimmste Patientin, die sie jemals sah, eine Dame, die sie nie vergessen hat, war eine ziemlich ruppige, übel riechende, ärmlich gekleidete Frau mit nur zwei übriggebliebenen Zähnen auf beiden Seiten des Unterkiefers. Wie sie es schaffte, mit ihnen etwas Festes zu essen, war ein völliges Rätsel. Diese zwei Zähne waren eigentlich die unteren Eckzähne, und wann immer sie lange genug aufhörte zu klagen, um den Mund zu schließen, schob sie den Unterkiefer vor, sodass sie vorstanden und an der Außenseite ihrer behaarten Oberlippe zu ruhen kamen. Sie sah ganz wie ein mürrisches Warzenschwein aus, und jeder in der Praxis fand sie ziemlich beängstigend. Leider war sie relativ früh an einem Herzinfarkt gestorben, was Onkel Jack, wie Eve sich erinnerte, nicht überrascht hatte, weil er davon überzeugt war, dass Zahnfleischerkrankungen und Zahnkaries untrennbar mit inneren Krankheiten verbunden waren und das Leben eines Menschen verkürzen konnten.

Forschungen in den letzten Jahren haben seine Ahnung als korrekt bestätigt. Eine Entzündung des Zahnfleisches, die bei Rauchern viel häufiger ist, erzeugt toxische Substanzen im Blutkreislauf, die weitere Entzündungen in den Blutgefäßen um das Herz verursachen, was zu Herzinfarkten führt. Bei Zahnfleischerkrankung, von den Zahnärzten, wie bereits erwähnt, als Gingivitis bezeichnet, erhöht sich das Risiko eines Herzinfarkts um erstaunliche 24 Prozent, ein weiterer sehr guter Grund für Eve, dafür zu sorgen, dass Ruby ihre schönen kleinen Zähne an diesem Morgen gründlich gereinigt bekommt.

»Haferbrei ist gut für mich, ja, Mami? Und er schadet meinen Zähnen nicht?«, fragt Ruby, während ihre Mutter hinter ihr steht und die Zahnbürste bereithält.

»Sicher, mein Schatz, aber der Zucker ist nicht gut für deine Zähne.«

»Ich streue keinen Zucker darauf.«

»Das ist gut. Weil du ihn nicht brauchst. Aber in der Banane und im Honig ist natürlicher Zucker, schon wieder vergessen? Und der hat dieselbe Wirkung auf deine Zähne, um die wir uns kümmern müssen.«

»Sonst fallen sie aus?«

»Sie werden ganz weich und verfärbt. Und du könntest

Zahnschmerzen bekommen. Also bürsten wir sie am besten jetzt gründlich.«

Glücklicherweise hat Ruby immer akzeptiert, dass Zähneputzen ein notwendiges Ritual ist. Stark dazu beigetragen hat ihre hochmoderne elektrische Zahnbürste, die es mit einem an der Wand anzubringenden blinkenden Gerät gibt, das anzeigt, wie lange jeder Teil von Rubys Mund gebürstet werden soll, ein lächelndes Gesicht in ein unglückliches verwandelt, wenn sie zu kräftig bürstet, und piepst, wenn sie lange genug gebürstet hat. Technische Spielereien sind bei Kindern heutzutage so beliebt, denkt Eve, und es ist eigentlich eine Schande, dass so viele von ihnen keine erzieherische oder praktische Funktion haben. Bei diesem ist es aber nicht so. Bei Ruby wirkt es eindeutig, und allein aus diesem Grund ist die Bürste ihren Preis wert. Vielleicht erfinden sie bald ein Gerät, das Kindernasen putzen kann und auch das zu einem Spaß macht. Hoffnung besteht.

Während Ruby die letzten Reste Zahnpasta ausspuckt, denkt Eve über das Baby nach, das in ihr wächst, und ob sich bei ihm wohl schon Zähne bilden. Die Zähne von Babys beginnen sich vor der Geburt zu entwickeln, in der Regel im vierten Monat der Schwangerschaft. Zum Zeitpunkt der Geburt haben alle Milchzähne und viele der bleibenden Zähne begonnen, sich zu bilden, obwohl sie in den meisten Fällen noch unsichtbar sind, tief unter dem Zahnfleisch verborgen und deshalb unsichtbar. Es gibt allerdings Ausnahmen, und komischerweise bekam Eves Freundin Janine ein Baby, bei dem bei der Geburt schon ein Zahn durchgebrochen war, was das Stillen für sie zu einem besonders gefährlichen Erlebnis machte. Es ist wie Russisches Roulette mit deinen Brustwarzen, hatte sie in der Mutter-Baby-Gruppe gesagt, was all die anderen leidgeprüften stillenden Mütter dankbar gemacht hatte, davon verschont zu sein.

Eves ungeborenes Baby bekommt alle Nährstoffe für das

Wachstum seiner winzigen Zähne von ihrer eigenen gesunden und ausgewogenen Kost und, falls notwendig, von den Kalziumreserven in ihren Knochen. Es ist gut zu wissen, überlegt Eve, dass das ganze Zeug, das man ihr beigebracht hatte, als sie jung war, sich jetzt für ihre Familie auszahlt. Sie wäre vielleicht sogar Zahnärztin oder wenigstens Zahnarzthelferin geworden, wenn nicht die journalistische Laufbahn gelockt hätte. Sie war einmal nahe dran gewesen, obwohl sie rückblickend glücklich über ihre Entscheidung ist. Für welche Alternative würden sich die meisten Leute entscheiden, wenn es hart auf hart käme? Ein Fernsehinterview mit einem prominenten Schauspieler in einer privaten Suite eines 5-Sterne-Hotels oder ein 30-minütiger Zahnreinigungstermin mit einem grantigen Warzenschwein von Frau in einem Armenviertel? Eve war die Entscheidung nicht schwergefallen.

Es wird ihr aber jedenfalls nie leidtun, dass sie so gut über Zähne Bescheid weiß, und sie wird ihr Wissen wenigstens an ihre Kinder weitergeben können. Rubys Zähne werden so hervorragend wie ihre eigenen werden. Ben und Poppy haben beide gute Zähne, obwohl Ben Engstandsprobleme hatte und Poppy eine Zahnregulierung brauchte, um einen leichten Überbiss zu korrigieren. Sie trägt immer noch die Zahnspange, die der Kieferorthopäde angepasst hat und die sie zu Eves Erleichterung nicht verunsichert.

Genau im selben Augenblick putzt Poppy sich in ihrem Zimmer, ein Stockwerk über Eve, die Zähne und denkt dabei, wie schrecklich ihre »Bahngleisspange« doch aussieht. Warum um alles in der Welt hat sie die pinkfarbene ausgesucht? Sie sieht damit aus, als hätte sie Zuckerwatte gefuttert und sich nicht bemüht, die Zähne mit der Zunge sauber zu lecken. Damals schien die Zahnspange eine gute Idee. Sie hatte eine große Lücke zwischen ihren oberen Vorderzähnen, während ihre Seitenzähne zu eng standen. Ihre unteren Vorderzähne bissen auch ein wenig in den Gaumen. Deshalb bestand ihre Mutter darauf, sie zum Zahnarzt zu bringen, und er überredete sie zu den pinkfarbenen Edelstahl-Brackets, die mit jedem Zahn mit daran befestigten elastischen Bogendrähten und elastischen Bändern verbunden waren, um die Zähne in eine bessere Ausrichtung zu bringen. Das ist bereits vor einem Jahr gewesen, und der Zahnarzt sagt Poppy immer noch, dass sie die Bahngleise nach der nächsten Anpassung weitere sechs Monate tragen müsse. Dann wird sie für drei Monate ständig einen Retainer tragen, danach nur noch nachts für drei weitere Monate. Was für ein Einsatz, denkt Poppy. Aber ist es das auch wert, fragt sie sich. Hm … ja. Eindeutig ja, wenn sie es recht bedenkt.

Sie würde es nie zugeben, aber es ist eines der Dinge, für die sie ihrer Mutter sehr dankbar ist. Wenn Poppy die wachsende Zahl der 20- und 30-Jährigen sieht, die es jetzt machen lassen, ist sie froh, dass sie es als Teenager hinter sich bringt, zusammen mit vielen ihrer Freundinnen. Es ist lästig, dass sie sich noch mehr Mühe geben muss, die Zähne peinlich sauber zu halten mit den Zahnspangen, aber sie weiß, dass sich um die Brackets Plaque ansammeln wird, wenn sie es nicht tut, und wenn sie dann endlich wegkommen, blieben Spuren und Flecken auf der Oberfläche zurück, und ihre Zähne würden schlimmer aussehen als vor der Behandlung. Manchmal, besonders wenn sie in Eile ist wie heute vor der Schule, wünscht sie, sie brauchte nicht darauf zu achten. Aber sie weiß, dass sie nur sich selbst sabotieren würde.

Sie braucht ihre Zähne. Sie kann sie nicht einfach vergammeln lassen. Sie ist ja schließlich in den Biologieunterricht gegangen: Sie braucht sie zum Zerteilen der Nahrung in kleine Stücke, um den Verdauungsprozess einzuleiten. Der Biss muss gleichmäßig sein, und sie muss kauen. Poppy ist begeistert, dass ihre Mama sie tatsächlich ermuntert, Kaugummi zu kauen. Die

Eltern von allen anderen mögen das gar nicht. Eve sagt, solange sie zuckerfreien Kaugummi kauft, ist es in Ordnung. Er enthält Xylitol, was gut für die Zähne ist, und wenn sie kaut, massiert sie gleichzeitig das Zahnfleisch. Aber Poppy macht diese ganze Geschichte mit Kauen, Bürsten, Reinigen mit Zahnseide, Entkalken und Spülen nicht, um die Gesundheit ihrer Zähne zu erhalten, noch beißt sie in besonders feste Cox Orange, um den Verdauungsprozess einzuleiten. Für sie ist die oberste Funktion ihrer Zähne, dass sie ihr helfen, super auszusehen. Gute Zähne, die gerade, gleichmäßig und strahlend weiß sind, sind heutzutage unerlässlich, wenn sie ernst genommen werden und ein ordentliches Liebesleben genießen will. Welches Mädchen, das etwas auf sich hält, wird jemals lange Küsse genießen, wenn es keinen makellosen und funkelnden Satz Perlen hat wie Scarlett Johansson, Julia Roberts oder Cheryl Cole? Und würde sie jemals in Versuchung geraten, ihre Zunge einem Jungen in den Hals zu stecken, wenn er Zähne hätte wie Austin Powers? Natürlich nicht.

Also, denkt sie, ihr alle mit dem berühmten perfekten Lächeln könnt euch schon mal Sorgen machen. Poppy Enniman ist die angesagte Neue oder wird es sein, sobald diese Zahnspangen weg sind. Jeder wird sie meilenweit sehen. Ihre Freunde sollten besser auch passende Perlen haben. Alles, was sie von einem Freund verlangt, ist, dass er sauberes, gebürstetes Haar und saubere Zähne hat, gepflegte Fingernägel, keine Akne im Gesicht und keinen Körpergeruch, kein Ohrenschmalz und keine Schweißfüße. Und super gutes Aussehen. Und eine fantastische Persönlichkeit. Und Sinn für Humor. Ein bisschen Geld wäre auch nicht verkehrt, aber jetzt ist sie einfach mäkelig. Jedenfalls wird sie sich nicht noch einmal von jemandem wie Mark hereinlegen lassen. Sie hatte wirklich einmal auf ihn gestanden, die breiten Schultern, der lässige Gang, das lange dunkle Haar und dieses breite, schmallippige Lächeln, das er ihr immer schenkte. Dann hatte er plötzlich alles ruiniert, als er mit offenem Mund lächelte. Was für ein Fehler. Zum Vorschein kam eine lange Reihe gelber Grabsteine. Das war für Poppy das Aus.

Sollte es zu gegebener Zeit nötig sein, würde sie nicht zögern, ihre Zähne aufzuhellen. Erfolg und Zuspruch wären ihr gewiss. Jobs werden winken. Der Mann ihrer Träume wird wie durch Zauberhand auftauchen. Notwendig ist nur ein einziger Besuch beim Zahnarzt, der sich einen schnellen Eindruck von ihren Zähnen verschafft und für sie eine Zahnschiene herstellt, um die 10-prozentige Konzentration von Wasserstoffperoxid aufzunehmen. Jede Nacht vor dem Schlafengehen wird sie ein erbsengroßes Klümpchen von dem Gel in jeden Teil der Schiene geben, die dann die Außenfläche jedes Zahns bedecken wird, und jede Nacht wird sie die Schiene auf ihre Zähne schieben und sie bis am Morgen dort lassen. Innerhalb einer Woche wird sie fantastisch aussehen. Jeder wird sie begleiten wollen, ihr seine Aufmerksamkeit widmen und sie küssen wollen. Hm, vielleicht Bens Freund Frankie mit ein bisschen Glück.

Im Unterschied dazu sind diese Zahnpasten, bei denen unglaubwürdige Behauptungen über Zahnweißung aufgestellt werden, nichts für sie. Oder diese wässrigen Anwendungen, die für gelegentliches Ausgehen Zahnbeläge überdecken. Sie wird keine Zahnbeläge haben. Sie wird immer noch Tee und Kaffee trinken und vielleicht sogar einen Schluck Rotwein und sich eine Kippe gönnen, wenn ihre Mama nicht in der Nähe ist, aber sie wird gewissenhaft darauf achten, dass regelmäßiges Aufhellen jede Art von Zahnverfärbung verhindern wird.

Während sie mit der Zunge von links nach rechts über die Rückseite ihrer oberen Zahnreihe fährt, schaut sie in den Spiegel und stellt sich ein schimmerndes helles Band vor, das aus ihrem Mund strahlt. Gleichzeitig spült Ben in seinem Zimmer auf der anderen Seite des Flurs die Zahnpaste aus und hat ungefähr die gleichen Gedanken wie Poppy über das gute Gefühl, saubere Zähne zu haben. Kein übler Mundgeruch am Morgen und keine anhaltenden Gerüche, die Bier, Curry, Zwiebeln oder Knoblauch zuzuordnen sind. Als er darüber nachdenkt, fragt er sich, was außer den Speisen, die man isst, noch üblen Mundgeruch verursacht. So viele Leute scheinen daran zu leiden. Und woher kommt es, dass die Leute mit dem schlimmsten Atem zu spüren scheinen, dass man von ihnen abrückt, und einen Schritt oder zwei näher kommen, um das auszugleichen? Sie dringen in deinen Raum ein und speien diesen fauligen stinkenden Geruch direkt in dein Gesicht. Warum machen sie das? Wie können sie so selig ahnungslos sein, wenn man einfach nur würgen möchte?

Übler Mundgeruch oder Halitosis ist tatsächlich ein wichtiges Thema und eines, dessen sich Ben besonders bewusst ist. Und es liegt nicht bloß an den Speisen, die die Leute verzehren. So viel weiß er. Wenn Leute in Curry, Salami, Zwiebeln und Geräuchertem wie Räucherheringen schwelgen und alles mit reichlichen Mengen Alkohol runterspülen, können sie damit rechnen, dass sie am Morgen schlechten Atem und einen Mund haben, der dem Boden eines Hamsterkäfigs gleicht. Und kein noch so gründliches Zähneputzen wird etwas ausrichten, weil am Morgen das Problem nicht mehr nur den Mund betrifft.

Am nächsten Tag sind die Speisen verdaut und zu Chemikalien abgebaut, die durch die Lunge abgesondert werden, nicht durch den Mund. Aus demselben Grund kann die Polizei mit einem Alkoholtester Alkohol im Atem von Leuten nachweisen, die getrunken haben. Das Gerät misst den Alkohol, den sie konsumiert haben, indem es ihren Atem deutet. Das Gleiche gilt für Nahrung. Besonders Knoblauch. Experimente haben bewiesen, dass Sie sogar Ihre Fußsohlen mit einer frischen Knoblauchzehe einreiben und dies nach mehreren Stunden in Ihrem Atem nachweisen können. Aber warum sollte man das tun, sinniert Ben. Über Knoblauch weiß alle Welt schon Bescheid. Es sind die vielen anderen Chemikalien, die unseren Atem riechen lassen, über die wir mehr wissen müssen, etwa Schwefelwasserstoff, Methanethiol und Putrescin. Wie hatte George Orwell in *Der Weg nach Wigan Pier* geschrieben? »Du kannst Zuneigung zu einem Mörder haben … aber du kannst keine Zuneigung zu einem Mann haben, dessen Atem stinkt.« Genau Bens Gedanken.

Jeder hat das gleiche Grundübel, wenn er morgens aufwacht. Alle Speisereste, die beim Zähneputzen am Vorabend übersehen werden, bleiben im Mund der Wirkung von Bakterien überlassen, die sie zu penetranten Chemikalien abbauen. Dies erzeugt den unangenehmen Geruch. Das Gleiche passiert natürlich während des Tages, aber wenn Sie aufwachen, wäscht die natürliche Bewegung der Zunge und der Wangen Speisereste und abgestorbene Zellen, die von den Mundwänden abgestoßen werden, in Ihren Speichel. Das ist das andere Problem. Wenn Sie schlafen, verlangsamt sich die Speichelproduktion und lässt die Zunge und das Zahnfleisch austrocknen, sodass der ekelhafte Geruch nicht weggespült wird. Noch schlimmer ist es, wenn Sie mit offenem Mund schlafen, wie es jeder mit verstopfter Nase bei einer Erkältung oder bei Allergien unweigerlich tut. Es war das Gleiche, als Ruby solche Probleme mit geschwollenen Mandeln und Polypen hatte und nur durch den Mund atmen konnte. Ihr Atem war morgens ekelhaft, erinnert sich Ben schaudernd.

Schlimmer ist, dass auch einige seiner Schulfreunde Mundgeruch haben. Genaugenommen weiß Ben eigentlich nicht, ob er Tony und Alex noch als richtige Kumpel bezeichnen möchte. Seiner Ansicht nach ist Mundgeruch ziemlich unverzeihlich. In Tonys Fall kommt es vermutlich nur vom Rauchen. Alex' Problem ist, dass er nie isst, nachdem er im Fitnessstudio war. Er fährt richtig auf Gewichtheben ab, weil er glaubt, das würde helfen, Mädchen abzuschleppen, aber er begreift nicht, dass er die ganze in Form von Glykogen in seinen Muskeln gespeicherte Glukose aufbraucht und nach 30 Minuten beginnt, das in seinem Körper gespeicherte Fett abzubauen. Nach 60 Minuten Gewichtheben sind diese Zerfallsprodukte des Fettstoffwechsels – Ketone – seine einzige Energiequelle, und leider zirkulieren sie nicht nur in seinem Kreislauf, sondern werden auch mit seinem Atem abgesondert. Es ist ein schrecklicher, ekelhaft süßlicher azetonartiger Geruch, dem man nicht entgehen kann, wenn man in seiner Nähe steht. Wie bei einer Stinkbombe in der Schulaula reicht eine kleine Menge. Es wird als Ketose bezeichnet, und jeder Sportler, der einen Energieschub braucht, wird die Erfahrung machen. Genauso jeder in seiner unmittelbaren Nachbarschaft. Sogar diese ziemlich süße Rothaarige in der elften Klasse hat manchmal ein paar Ketone in ihrem Atem. Ben würde sie sonst wirklich gern küssen, aber einer der Gründe, warum sie so schlank ist, ist wahrscheinlich, dass sie hungert. Ihr würde ein Energieschub guttun, denkt Ben.

Aus ähnlichen Gründen bekommen auch Diabetiker Ketose, wenn sie Insulinmangel haben. Der Zucker in ihrem Blut kann ohne Insulin nicht in ihre Muskeln gelangen, weshalb Muskeln und Leber für die Energie stattdessen gespeichertes Fett zu Ketonen abbauen. So bewusst, wie Ben sich seines eigenen und anderer Leute Atems ist, meint er, er müsse eigentlich wissen, ob die Zahnpasta, die er gerade angewendet hat, dem Problem ausreichend gegengesteuert hat.

Aber er weiß, dass es fast unmöglich für jemanden mit Mundgeruch ist, es selbst wahrzunehmen, da die Geruchsrezeptoren in der Nase sich daran gewöhnt haben. Es ist genau das Gleiche, wenn Sie in ein richtig muffiges Auto steigen oder eine stinkende Toilette betreten. Der Geruch erscheint zunächst haarsträubend, aber nach einer Weile gewöhnt man sich daran. Wie könnten sonst Arbeiter in einer Käsefabrik, Toilettenfrauen, Pathologen bei Autopsien oder Zoowärter ihrer Arbeit jemals richtig nachgehen? Also probiert Ben den Trick aus, den er im Internet gefunden hat. Er streckt seine Zunge so weit wie möglich heraus und leckt dann die Unterseite seines linken Handgelenks ab. Es muss nicht das linke Handgelenk sein, aber für ihn ist es einfach leichter, weil er Linkshänder ist. Er wartet fünf Sekunden und schnuppert dann an der Stelle, die er geleckt hat. Hm. Er ist sich nicht sicher. Er macht es noch einmal auf der anderen Seite. Scheint in Ordnung. Prima. Ganz sicher ist er von keiner der rund ein Dutzend verbreiteter Ursachen für ständigen Mundgeruch betroffen. Zahnfleischerkrankung. Zahnkaries. Verstopfte Nase. Chronische Nebenhöhlenentzündung. Vergrößerte Rachenmandeln. Sodbrennen. Belegte Zunge.

Auch bestimmte Medikamente können zu schlechtem Atem beitragen, etwa Antidepressiva, welche die Speichelerzeugung verringern und den Mund austrocknen können. Und Isosorbiddinitrat, das Großvater wegen seiner Angina nimmt. Aber nach Bens Ansicht riechen alle alten Leute sowieso ein wenig. Die Sache ist, dass er anscheinend, verglichen mit anderen, einen besonders feinen Geruchssinn hat, obwohl Frauen angeblich empfindlichere Nasen haben. Aber alle machen immer Bemerkungen über Bens Gewohnheit, an Sachen zu schnuppern. Er schnuppert immer am Essen, bevor er etwas isst. Und an seiner frischen Wäsche. Und an den Blumen, die seine Mutter im Haus verteilt. Und an Nicolas Haar, wenn sie im College am Tisch vor ihm sitzt. Lieber sollte er aufpassen, dass es niemand merkt, denkt er. Besonders Alex, der anscheinend mit ihr ausgeht. Und er ist im Nachteil. Wie kann Nicola seinen Atem nicht bemerken, fragt sich Ben. Vielleicht leidet sie an Riechverlust und kann die Ketone nicht wahrnehmen? Vielleicht mag sie sie. Vielleicht hat sie ebenfalls Ketone im Atem, weil sie auch eine kohlenhydratarme Diät macht. Das muss es sein, denkt Ben. Ein Zusammentreffen von Ketonen. Sie sind ein Ketone-Paar in einer geselligen Verbindung. Keton-Eheleute. Bald wird man sagen müssen Mann und Wind. Bens Bewusstseinsstrom geht mit ihm durch. Stopp, sagt er sich. Wenn Alex jemals herausbekäme, was er dachte, wäre er weg vom Fenster.

Endlich sind seine Vorbereitungen für einen frischen Atem nahezu erledigt. Er hat die Zähne geputzt, die Zwischenräume mit Zahnseide gereinigt und den Belag von der Zunge geschabt. Jetzt muss er nur noch mit Mundwasser gurgeln. Er darf die Mandeln und den Mundrachenraum nicht vergessen. Aber was für ein Mundwasser? Er hat eine größere Sammlung von Mundwassern in seinem Badezimmerschrank als Papa Single-Malts in seinem Barschrank. So besitzt er eines, das drei antibakterielle Wirkstoffe, natürliche ätherische Öle, Triclosan und Cetylpyridinium enthält. Laut Etikett lösen, absorbieren und entfernen diese Bakterien Speisereste und abgestorbene Hautzellen mit 18-stündiger Wirkung. Dann hat er eines, das gut sein soll zur Minderung von Zahnfleischerkrankungen und Alkohol enthält, aber nicht in ausreichenden Mengen, um die bevorstehende Autofahrt zum College vergnüglicher zu machen. Ein anderes enthält Chlorhexidingluconat, was das beste antibakterielle Mittel überhaupt sein soll. Noch ein anderes verspricht, mit Chlorindioxid diese unangenehmen Schwefelchemikalien zu beseitigen, die jedermanns Atem vergiften können. Schließlich wählt er Letzteres aus, füllt die Kappe bis zum Rand, trinkt, wirft den Kopf zurück und gurgelt. Eine Minute später spuckt er es aus. Da. Streng und klar und frisch wie ein Gebirgsbach. Wären da nur nicht seine Achselhöhlen …

Kapitel 9

Frisch rasiert, geduscht und für den Tag angezogen, mit ein paar Schweißperlen auf der Stirn und (jedenfalls nach seiner Ansicht) das zurückweichende, aber vornehme graumelierte Haar ordentlich frisiert, stapft Adam vorsichtig nach unten in die Küche. Sein Rücken ist etwas steif, seine Knie knacken, und sein linker Oberschenkelmuskel, den er sich bei dem in die Länge gezogenen Fußballspiel »Fünf zu Fünf« mit seinem Team von der Arbeit gezerrt hat, ist noch nicht geheilt. Das war vor drei Wochen. Warum dauert es so viel länger, sich von körperlichen Anstrengungen zu erholen, wenn man älter wird? Warum macht sich die Steifheit in seinen Muskeln erst nach zwei Tagen bemerkbar, wenn sie sich früher doch gleich am nächsten Tag gezeigt hat, als er noch jünger war? Was hat das Knacken in seinen Knien zu bedeuten, und steuert er auf die gleiche Art von Hüftoperation zu wie Eves Mutter Grace im Alter von 84? Hoffentlich nicht. Er vermutet, dass der ganze Muskelkater und die Steifheit allmählich nachlassen, bevor er das Haus verlässt. Seine Katerstimmung ist allerdings nicht hilfreich, und es scheint schlimmer zu werden.

In der Küche hat er ein paar Scheiben Brot in den Toaster gesteckt, nachdem er Ben zugebrüllt hatte, er möge seine schlammigen Joggingschuhe vom Tisch nehmen, und für sich und Eve Tee gemacht. Die Margarine steht auf dem Tisch, bereit für seinen Toast, aber er hat eine Mordsarbeit, den Deckel von dem neuen Glas Marmelade zu bekommen. Lecker, wenn er nur herankommen könnte. Er hat bereits mit jeder Hand versucht, den Deckel zu drehen, hat ein feuchtes Tuch genommen, um einen besseren Halt zu bekommen, und wenn er nun keinen industrietauglichen Schraubenschlüssel ansetzt, scheint er wirklich auf seine erste Wahl fürs Frühstück verzichten zu müssen. Aber sieh mal, was da im Fernsehen läuft. Eine Aufnahme von so einem Idioten beim Freiklettern an einer senkrechten Felswand irgendwo im Lake District, und er hängt mit nur zwei Fingern seiner linken Hand an diesem winzigen Felsvorsprung. Der Rest von ihm baumelt darunter, 300 Meter über dem Boden. Adam wettet, *er* könnte den Deckel von diesem verflixten Marmeladenglas abbekommen. Was für eine Stärke besitzt er in diesen beiden Fingern, und hat er diese Kraft immer gehabt oder sie erst mit seiner Erfahrung im Bergsteigen entwickelt?

Die menschliche Hand ist zweifellos eines der wichtigsten evolutionären Merkmale, die uns Menschen von den Tieren unterscheiden. Das kommt hauptsächlich daher, dass wir opponierbare Daumen haben. Wir können unseren Daumen über die Handfläche bewegen, um unsere Fingerspitzen zu berühren. Das ermöglicht uns einen Pinzettengriff und gibt uns die Fähigkeit, Dinge aufzuheben, sie zu handhaben und Werkzeuge zu benutzen. Aber wir sind nicht die einzigen Primaten, die das können – Schimpansen und andere Affen vermögen ebenfalls ihre Daumen gegen die Zeigefinger zu stellen. Was *uns* so besonders macht, ist der Umstand , dass wir anders als Menschenaffen auch unsere kleinen und Ringfinger über die Handfläche drehen können, um unsere Daumen zu treffen. Der Grund dafür ist, dass wir eine einzigartige Flexibilität in den Metakarpophalangealgelenken der Hände haben – in der Mitte der Handfläche, wo die langen Knochen der Hand sich mit dem Handgelenk verbinden. Dies wird als ulnare Opposition bezeichnet und stattet uns mit einer einmaligen Greif- und Drehfähigkeit aus. Die Art von Drehfähigkeit, mit der man Marmeladengläser öffnet – oder eben auch nicht, wie in Adams Fall.

Die menschliche Hand ist ein Wunder der Evolution. Denken Sie an all die Dinge, für die wir sie an einem typischen Tag benutzen. Sehen Sie, was wir mit ihr machen können. Den Wecker an unserem Handy ausschalten. Den Lichtschalter anknipsen. Die Badezimmertür öffnen. Unseren Rasierapparat und unsere Zahnbürste greifen. Beim Pinkeln genau in die Toilette zielen. Shampoo in unser Haar massieren. Uns mit einem Handtuch abtrocknen. Hemden zuknöpfen, Gürtel schließen, Schuhriemen und Krawatten binden. Die Brotverpackung und den Margarinebecher öffnen. Einzelne Tasten auf der Computertastatur drücken, um E-Mails aufzurufen. Die Autotür mit der Fernbedienung öffnen und das Lenkrad halten. Eine Fluse vom Jackenaufschlag schnipsen. Die Augenlider offen halten, um eine verirrte Wimper vorsichtig aus dem Auge zu entfernen. Messer und Gabel benutzen. Eine Münze vom Boden aufheben. In der Nase bohren. Und, für manche Leute, an einem Felsvorsprung hängen.

Die menschliche Hand enthält 29 größere und kleinere Knochen (wobei manche Menschen aufgrund einer anatomischen Anomalie einige mehr haben können), 29 wichtige Gelenke und mindestens 123 Bänder. Es gibt 34 Muskeln, um Finger und Daumen zu bewegen, davon 17 in der Handfläche und 18 im Unterarm. Es gibt 48 Nerven mit 3 Hauptästen, 24 sensorischen Zweigen – die Nerven, die fühlen – und 21 motorischen Zweigen – die Nerven, die die Bewegung steuern. Darüber hinaus gibt es 30 Arterien, fast genauso viele kleinere Verästelungen, eine große Zahl Venen, die sich auf dem Handrücken tummeln, und ein sehr interessantes Muster von Hautfalten in der Handfläche, von dem viele Leute glauben, es könne uns verraten, was die Zukunft für uns bereithält.

Anatomisch ist die Hand ein großes Kunstwerk, und alle ihre Strukturen werden von neun einzelnen Muskeln gesteuert, die von drei Haupthandnerven angeregt werden, welche ihrerseits vom Gehirn ferngesteuert werden. Verglichen mit anderen

Körperteilen ist der Bereich in Ihrem Gehirn, der sich auf die Hände konzentriert, unverhältnismäßig groß. Fast ein Viertel der Großhirnrinde (der Teil des Gehirns, der bewusste Bewegung steuert und Empfindung interpretiert) ist der Steuerung der Muskeln Ihrer Hand gewidmet.

Adam musste der Hand jedenfalls eines lassen: Sie hat unglaublich viel, was für sie spricht. Einschließlich »Sprache«. Denken Sie darüber nach. Es gibt unzählige Redewendungen im Zusammenhang mit der Hand: Es zerrinnt mir unter den Händen. Er frisst ihr aus der Hand. Das habe ich unter der Hand gekauft. Das ist nicht von der Hand zu weisen. Dafür lege ich die Hand ins Feuer. Das weiß ich aus erster Hand. Mir sind die Hände gebunden. Damit hat er mich in der Hand. Da hatte wohl der Zufall die Hand im Spiel. Die Entscheidung liegt in deiner Hand usw. Hände weisen auch Fingerabdrücke auf, jene ganz und gar individuellen anatomischen Signaturen, die für eine einzige Person charakteristisch sind. So individuell sogar, dass aufgrund ihres Vorhandenseins am Schauplatz eines Verbrechens ein Verdächtiger zu lebenslanger Haft verurteilt werden kann. Von jetzt an müssen Sie Ihre Hände also in völlig anderem Licht betrachten.

Vielleicht interpretieren deshalb Handleser, Kristallkugelgucker, Auguren und Wahrsager so viel in sie hinein, besonders in die Handflächen. Es ist kein Haar darauf, und die Haut der Handfläche ist robust und strapazierfähig, aber dennoch feinfühlig. Sie ist mit einem festen, faserigen Gewebeband, der Faszie, am Mittelhandknochen darunter verankert. Dieses verhindert, dass sie wie ein drei Nummern zu großer Handschuh verrutscht, wenn Sie versuchen, etwas zu packen oder eben den besonders widerspenstigen Deckel eines Marmeladenglases abzubekommen.

Adams Bruder Mike musste feststellen, was es bedeutet, vorübergehend die Funktion einer Hand zu verlieren. Er hatte einen Ast abgesägt, als die Handsäge aus der Kerbe im Holz sprang und über den Rücken seines nicht durch einen Handschuh geschützten Daumenansatzes fuhr, bevor er reagieren konnte. Es war keine tiefe Wunde, aber die Strecksehne Extensor pollicis longus war durchtrennt, und er stellte sofort fest, dass er das Ende dieses Daumens nicht mehr gerade machen konnte. Er vermochte ihn zu biegen und eine Faust zu machen, weil die Beugesehnen an der Handflächenseite nicht betroffen waren, ja. Aber der jämmerliche endständige Finger blieb in einer gekrümmten Stellung, und er musste ihn mit der rechten Hand mechanisch geraderichten, damit die linke ihren Griff löste. Der Facharzt für Handchirurgie hatte die Sehne dann repariert, aber er musste einen ziemlich langen Schnitt entlang dem Unterarm machen, um sie zu finden. Die Sehne hatte sich wegen der Aktion des Muskels in seinem Unterarm, der sie bedient, ein ganzes Stück weit zurückgezogen.

Man könnte meinen, eine solche Sehne hätte eine dicke, faserige, seilähnliche Struktur. Ganz und gar nicht. Die Sehne ist überraschend flach, wie ein Band, und weich. Wenn Chirurgen zwei zertrennte Enden verbinden, sagen sie, es sei wie Zahnpaste zu nähen. Weshalb sie manchmal z-förmige Stiche anbringen müssen, um der Reparatur die notwendige Stärke zu geben. Dann wird der Daumen für acht bis zwölf Wochen in einer Schiene ruhiggestellt, damit er vollkommen ausheilt. Selbst dann, bei regelmäßiger Physiotherapie und Fingerübungen, kann die Reparatur noch fehlschlagen, wenn die Leute nicht aufpassen. Chirurgen wissen, dass viele selbständige Baumeister und Zimmerleute, die das Geld brauchen, zu früh wieder arbeiten und es dann bereuen …

Auch andere Arten von Verletzungen sind sehr häufig. Ein Drittel aller akuten Traumata in Notaufnahmen ist mit Verletzungen der oberen Extremitäten verbunden, und davon ereignen sich zwei Drittel während des Arbeitslebens der Leute.

Ein Viertel aller Sportverletzungen betreffen die Hand und das Handgelenk, während Kinder unter sechs Jahren, die unschuldig gern die Welt um sie herum erforschen, das größte Risiko tragen, die Hand zu quetschen oder zu verbrennen.

Dem linken Daumen von Adams Bruder Mike geht es jetzt jedoch besser. Mike kann erfreulicherweise einen Krug Ale mit der einen wie der anderen Hand halten, was mehr als genug ist für ihn. Adam fragt sich allerdings, was mit diesem wahnsinnigen Kletterer passieren würde, wenn eine der zwei dünnen Beugesehnen in den Fingern seiner linken Hand unter dem Druck reißen würde.

Er ist immer noch da oben und sieht bemerkenswert entspannt und ruhig aus, wie er so im leichten Wind schaukelt. Zweifellos wiederholt er im Kopf jenes bekannte Bergsteiger-Mantra: »Du kannst dich nie wirklich lebendig fühlen, wenn du nicht dem sicheren Tod voll ins Gesicht geblickt hast.« Ja, richtig, denkt Adam. Er ist bereit, ihm zu glauben, aber er schmiedet nicht umgehend Pläne, die Theorie auf den Prüfstand zu stellen und praktisch zu erproben.

Im Fernseher in der Ecke von Adams Küche bewundern die Moderatoren der Sendung die Kraft und Gewandtheit des Kletterers. Experten für die Biomechanik der Hand könnten sie darüber aufklären, dass die Kraft, die von den Muskeln des Kletterers erzeugt wird, damit er an dem Vorsprung hängen kann, mindestens vier Mal so groß wie der auf die Fingerspitzen ausgeübte Druck sein dürfte. Das kommt daher, dass sein Körpergewicht nicht in einer durch seine Arme und Hände laufenden geraden Linie hängt. Die Unterarmmuskeln müssen beträchtlich schwerer arbeiten, um die Finger und Handgelenksehnen gekrümmt zu halten, während die Hand wie eine Kralle arbeitet, um ihn aufwärtszuziehen. Ziemlich viel Kraft also. Aber erheblich weniger, denkt Adam, als notwendig ist, um sein Marmeladenglas zu öffnen.

Wie es sich trifft, ist Ben gerade in die Küche geschlendert, hat seine schmutzigen Joggingschuhe vom Tisch genommen und ohne jede sichtliche Anstrengung den Deckel vom Marmeladenglas abgeschraubt. Teufel auch! Wird Adam wirklich so schwach und bedauernswert? Nein, überzeugt er sich selbst. Es muss einfach an der Technik liegen. Oder, genauer gesagt daran, dass er linkshändig ist. Linkshänder zu sein muss für vieles herhalten. Die Deckel von Marmeladengläsern sind genau wie jeder andere Gegenstand in Haushalt und Büro für rechtshändige Menschen gestaltet. Die meisten Rechtshänder greifen das Glas mit der linken Hand und drehen den Deckel mit der rechten Hand gegen den Uhrzeigersinn. Doch Adam muss das Glas mit der rechten Hand packen und versuchen, den Deckel mit der linken Hand gegen den Uhrzeigersinn zu drehen. Versuchen Sie es. Ihre linke Hand kann so nicht drehen. Das Handgelenk kann fast 45 Grad daumenwärts abweichen, aber nur etwa 10 Grad kleinfingerwärts. Fabelhaft, denkt Adam. Kein Wunder, dass er den verdammten Deckel nicht abbekommt.

Statistisch sind 80 Prozent der Menschen Rechtshänder, ungefähr 12 Prozent linkshändig wie Adam. Die Übrigen sind beidhändig, sie können beide Hände gleich gut verwenden. Diese Sachlage wird ausschließlich davon bestimmt, welche der beiden Gehirnhälften dominant ist. Bei Rechtshändern ist die linke Gehirnhälfte dominant, bei Linkshändern die rechte. Komischerweise finden manche Menschen, egal, ob Links- oder Rechtshänder, es von Natur aus leichter, bestimmte Aufgaben mit der einen und andere Aufgaben mit der anderen Hand auszuführen. Die Händigkeit zu wechseln, um Marmeladendeckel zu entfernen, wäre wirklich praktisch, denkt Adam.

Linkshänder zu sein hat etwas leicht Sonderbares an sich. Das lateinische Wort *sinister* bedeutet »links« und ist in seiner übertragenen Bedeutung »böse, unheilvoll« ins Deutsche gelangt – eine Erinnerung an das Mittelalter, als die Menschen noch jeden, der vom Alltäglichen abwich, als verdächtig ansahen und glaubten, dass linkshändige Leute Hexen wären oder vom Teufel besessen. 65 Prozent der autistischen Menschen sollen Linkshänder sein, und nach einem Bericht (im *San Francisco Chronicle*) gibt es einen höheren Anteil an Linkshändern unter Schwulen und Lesben.

Warum sind nun manche Leute Linkshänder und andere nicht? Wie können zehn Prozent der eineiigen Zwillinge verschieden dominante Hände haben? Und warum sterben Linkshänder oft früher als Rechtshänder? Manche Wissenschaftler vermuten, dass eine sehr geringfügige Hirnschädigung vor oder während der Geburt für die Linkshändigkeit verantwortlich sein kann, so wie es für das Aufmerksamkeitsdefizitsyndrom, für Legasthenie oder für die ungewöhnliche Tollpatschigkeit namens Dyspraxie der Fall ist. Es ist eine Theorie, die sicherlich zu einem höheren Vorkommen als gewöhnlich bei Zwillingen passt, da diese sich oft dieselbe Plazenta teilen und um Uterusraum wetteifern, was negative Auswirkungen auf die Sauerstoffversorgung des Gehirns des einen Babys haben könnte.

Die Antwort auf die Frage, warum rechtshändige Menschen länger leben als linkshändige, ist überraschend simpel. In einer ausschließlich für Rechtshänder gestalteten Welt haben Linkshänder mehr Unfälle. Manchmal sind diese Unfälle tödlich. Ein neuerer, im *New Scientist* veröffentlichter Artikel nennt das Beispiel des britischen Sturmgewehrs SA80. Wenn Sie linkshändig sind und das Gewehr an der linken Schulter anlegen, wirft es anscheinend die benutzten Patronen mit großer Kraft von der rechten Seite der Waffe in Ihr linkes Auge. Adam drängt sich die Frage auf, ob er, wenn er auf einer einsamen Insel festsäße und zum Überleben nur Gläser mit Marmelade dabei hätte, schlicht verhungern würde. Aber Ben hat die Marmelade jetzt jedenfalls geöffnet, und Adam braucht vorerst keine die Hand kräftigende Physiotherapie oder Handchirurgie. Während er daran denkt, wird ihm klar, dass Mikes Unfall mit der Handsäge wirklich eine knappe Geschichte war. Wäre es eine Kettensäge gewesen, hätte er im Bruchteil einer Sekunde leicht den ganzen Unterarm abtrennen können. Das kommt vor. Immer wieder verlieren Leute Körperteile wegen solcher Sachen.

Es ist chirurgisch nicht möglich, einen abgetrennten Kopf wieder aufzusetzen, aber man kann offenbar versuchen, eine Hand oder einen Arm chirurgisch wieder anzunähen, besonders wenn sie oder er derselben Person gehört und unter der Voraussetzung, dass man den Blutkreislauf zu dieser Gliedmaße innerhalb von sechs Stunden wiederherstellt. Selbst sechs Stunden sind riskant, es sei denn, man hat die Gliedmaße in Eis gepackt, um den Stoffwechsel der Zellen zu unterdrücken, die ohne verfügbaren Sauerstoff schnell verkümmern und absterben. Ersatzweise ist es manchmal möglich, verlorene Gliedmaßen wie Hände durch Transplantation zu ersetzen, aber das ist eine ziemlich neue Entwicklung. Die erste Handtransplantation wurde 1964 in Ecuador durchgeführt, wobei der Empfänger eine Abstoßung der transplantierten Hand erlebte und sie entfernt werden musste. Eine recht gut dokumentierte Transplantation wurde an dem Neuseeländer Clint Hallam durchgeführt, nachdem er seine Hand bei einem Unfall verloren hatte, während er in Haft war.

1998 versammelte sich ein großes internationales Team von Fachärzten und Mikrochirurgen in Lyon, um die historische Operation vorzubereiten. Der Eingriff wurde auf erfreuliche Weise in folgender Reihenfolge ausgeführt: zuerst Fixierung des Knochens, dann Sehnenreparatur, dann Arterien-, Nerven- und Venenreparatur. Das gewissenhafte Verfahren, unter akribischer Beachtung der Einzelheiten und mit Operationsteams, die abwechselnd in Schichten am Patienten arbeiteten, dauerte mehrere Stunden – tatsächlich viel länger als die durchschnittliche Herztransplantation. Leider war der Patient, obwohl die Transplantation erfolgreich war, nicht besonders froh über das Endergebnis. Mit der Operation war er zwar einigermaßen zufrieden, nur konnte er sich einfach nicht an den Gedanken einer verpflanzten Hand gewöhnen – an die kostbare Pranke eines anderen. Wer konnte schließlich wissen, wo sie schon überall gewesen war? Was hatte sie bereits alles gemacht? Wen hatte sie zärtlich gestreichelt? In wessen Nase hatte sie gebohrt? Folglich unterließ er es, sich an die strenge immunsuppressive Medikation und die vorgeschriebene Physiotherapie zu halten, und erlitt eine Transplantat-gegen-Wirt-Reaktion. Es ist wahrscheinlich, dass sich auch das Operationsteam verschmäht fühlte. Auf Hallams eigene Bitte wurde die transplantierte Hand jedenfalls etwa zweieinhalb Jahre nach der Übertragung wieder entfernt.

Seit damals sind mehrere erfolgreiche Transplantationen durchgeführt worden, darunter einige an Opfern, die ihre Hände während Bombenentschärfungsarbeiten und anderen gefährlichen Tätigkeiten verloren hatten. 1999 hatte ein Mann in New Jersey, der eine Hand bei einem Unfall mit einem Feuerwerkskörper eingebüßt hatte, dauerhaften Erfolg nach einer Transplantation, und später im selben Jahr hatte er die Ehre, den feierlichen ersten Baseballwurf für die Philadelphia Phillies auszuführen. Was für eine Belohnung, denkt Adam, während er sich sein Frühstück schmecken lässt. Er könnte viele Freunde nennen, die gern eine Hand opfern würden, wenn das bedeutete, dass sie mit der anderen als Werfer ein Cricketmatch zwischen England und Australien eröffnen oder bei der Snookerweltmeisterschaft den schwarzen Ball einlochen könnten. Alles für so einen magischen Moment des Ruhms!

Kapitel 10

Mit ihren zwei Rotzschnüren, die sie immer noch zieren, hat Ruby jetzt Eve losgelassen, drückt mit der einen Hand ihren Plüschhasen und hält sich mit der anderen am Geländer fest. Sie geht die Treppe hinunter, um sich zu ihrem Papa an den Frühstückstisch zu setzen.

Die morgendliche Übelkeit, gegen die Eve früher schon angekämpft hatte, ist leider ein wenig hartnäckiger geworden. Sie machte bereits ähnliche Erfahrungen, als sie mit Ben schwanger war, aber diesmal sind die Wellen der Übelkeit stärker und häufiger. Sie decken sich auch nicht mit der ärztlichen Beschreibung, weil sie nicht nur am Morgen leidet, sondern die Symptome den ganzen Tag über anhalten. Vorher von der Größe einer Satsuma, ist ihre Gebärmutter jetzt auf die Größe eines Granny-Smith-Apfels angewachsen. Ihre Brüste sind voller und auch ein wenig schmerzempfindlicher, und die kleinen zarten Vorwölbungen um ihre Brustwarzen, der sogenannte Warzenhof oder Areola, sind plötzlich viel auffälliger und wieder sensibel geworden. Diese sichtbar vorstehenden Höcker sondern ein besonderes Schmieröl ab, um die Brüste in Vorbereitung auf das Stillen geschmeidiger zu machen. Das Baby in ihr, das die Ärzte aus irgendeinem Grund hartnäckig als Fötus bezeichnen – obwohl Eve das für ein schreckliches Wort hält –, ist zusammen mit der Plazenta für die Produktion von mehreren zusätzlichen Hormonen wie Progesteron, Östrogen und humanes Choriongonadotropin verantwortlich, die der Hauptgrund dafür sind, dass Eve sich so komisch fühlt. Es ist ja alles schön und gut, wenn ihre Hebamme ihr sagt, es sei ein gesundes Zeichen einer richtig funktionierenden Plazenta, sagt sich Eve, aber es ist schließlich nicht die Hebamme, die den ganzen Tag trockene Kekse essen muss, damit ihr nicht schlecht wird.

Ihr Baby hat immer noch nur die Größe einer Kiwi. Seine Proportionen verändern sich jedoch schnell, und seine Körperlänge hat sich in den letzten drei Wochen verdoppelt, während sich vor Kurzem das Wachstum seines hübschen Kopfs verlangsamt hat. Sie kann sie noch nicht fühlen, aber in Eve finden winzig kleine Bewegungen statt, wenn die Arme und Beine des Babys aktiver werden. Jetzt, in der zwölften Schwangerschaftswoche, öffnet es den Mund als Reaktion auf Berührung, saugt an den winzigen Fingern und schluckt jeden Tag über einen halben Liter Fruchtwasser. Sein Mund und seine Nasenlöcher haben begonnen, sich zu bilden, und seine Augen sind ungefähr an die Stelle im Kopf gewandert, wo sie hingehören. Wenn sie nur mit Röntgenaugen einen Blick hineinwerfen könnte, könnte sie auch mit Sicherheit sagen, ob sie es als er oder sie bezeichnen sollte.

Ihre Übelkeit ist wirklich lästig geworden. Sie wusste, dass dies hinsichtlich der Übelkeit wahrscheinlich die schlimmste Zeit der Schwangerschaft sein würde, aber sie hofft sehr, dass dies nicht durch die neun Monate anhält, wie es bei manchen bedauernswerten Frauen passieren kann. Die gute Nachricht, erinnert sie sich, ist, dass es fast immer bis zur 16. Woche verschwindet, und außer in extremen Fällen schadet es dem Baby eigentlich nie und rechtfertigt auch keinen ärztlichen Eingriff. Die Menge des Essens, das sie hinunterbekommt, wird ihr Baby sicherlich nicht unterernährt machen, so viel weiß sie. Aber sie muss, wie Adam sie immer wieder ermahnt, auf ihr Gewicht achten. Sie weiß, dass sie nur zwischen 10 und 12 ½ Kilo während der gesamten Schwangerschaft zunehmen soll, und auch davon das meiste in der letzten Hälfte.

Sie kann den von der Küche nach oben wehenden Duft

des Toastbrots riechen, aber das ist nicht so schlimm wie der scharfe Geruch des Specks, den Ben letzten Abend gebraten hat. Das war wie die Verabreichung eines Elektroschocks direkt in das Brechzentrum ihres Gehirns. Wo bleibt Adam mit der Tasse Tee, die er ihr vor einer Weile versprochen hat? Das würde bestimmt helfen.

Später, wenn sie sich zum Rest der Familie unten setzt, wird sie genau das gleiche Frühstück zu sich nehmen, das sie sich an den letzten paar Morgen sorgfältig zubereitet hat. Banane, ein Stück gedörrte Aprikose, ein Ingwer-Keks und trockener Toast. Keine Konfitüre, weil sie zu süß und klebrig ist. Schonkost, in kleinen Mengen und oft gegessen, um die Magensäure, das Zeug, das sie gerade jetzt hinten in der Kehle spüren kann, zu neutralisieren. Skeptisch legt sie das Akupressur-Armband an, das ihr eine Freundin in der Hoffnung gegeben hat, es möge gegen die Übelkeit helfen. Und da steht endlich auch Adam mit ihrer Tasse Tee in der Tür.

Kapitel 11

Wie können eine Banane, eine Tasse Tee und zwei Stücke Toast mit sicherer und befriedigender Berechenbarkeit das Bedürfnis wecken, auf die Toilette zu gehen? Direkt nach dem Frühstück, innerhalb von Augenblicken, nachdem Adam den letzten Bissen geschluckt hat, ist es da. Jener vertraute und ziemlich drängende Ruf des Klos. Primitiv. Urtümlich. Animalisch. Der Ruf der Natur. Wie der Ruf der Wildnis. Er wird dort nicht lange bleiben. Das Klo ist nicht der Ort, wo Adam gern seine kostbare Zeit vertrödelt. Im Unterschied zu den Frauen im Haus hat Adam kein Problem mit dem Stuhlgang. Ganz und gar nicht. Für ihn ist es eine automatische, unbewusste tägliche Routine, die er sieben Tage in der Woche, 365 Tage im Jahr durchläuft. Schmerzlos, bequem, möglicherweise sogar irgendwie lustvoll, ist es eine Funktion, die er mit unbegrenzter Regelmäßigkeit genießt, nicht zwingend nur einmal am Tag, sondern manchmal zwei Mal oder sogar häufiger, wenn es die Natur vorschreibt.

Der gastrokolische Reflex, wie er genannt wird, ist für glückliche Leute wie Adam eine starke biologische Reaktion auf Essen, die ein unmittelbares Verlangen erzeugt, aufs Klo zu gehen. Es ist ein automatischer Reflex des Nervensystems, der zwei oder drei Mal am Tag auftritt, in der Regel nach Mahlzeiten, wenn der Magen zuvor leer gewesen ist. Die Zufuhr von Nahrung in den Magen fördert sofort starke Muskelkontrakturen durch den Dickdarm, die in einer beharrlichen und kräftigen Abwärtsrichtung wirken, sodass der ganze Darminhalt in den Mastdarm geschoben wird. Die sich daraus ergebende

Dehnung der Mastdarmwände regt die hier liegenden sensorischen Nervenrezeptoren an, SOS-Signale ans Gehirn zu senden, das die Situation sofort erkennt und das dringende Bedürfnis auslöst, den Darm zu entleeren. Es ist ein klarer Fall des

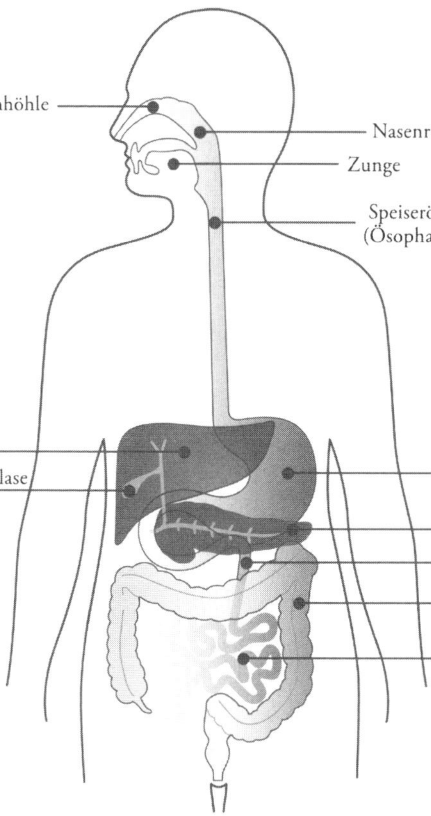

Das Verdauungssystem

Triumphs von Geist über fäkale Materie. Wenn bei manchen Menschen Botschaften von einem aufgeblähten Mastdarm nicht beantwortet und entsprechend behandelt werden, gehen die Muskelkontrakturen des Darms in den Rückwärtsgang (retrograde Peristaltik), und nicht ausgeschiedene Abfallprodukte kehren in den Dickdarm zurück, um sich dort anzusammeln. Adam hat von solchen Leuten gehört, und er hält es für grotesk. Verstopft, verklemmt und analfixiert nennt er sie. Er ahnt nicht, dass sowohl Eve als auch Poppy zu ihnen gehören.

Für Adam ist das Verdauungssystem ein Rätsel, eine ständige Quelle der Faszination und Freude. Wie kommt es, dass alles, was immer er isst, dieselbe olle braune Farbe hat, wenn es am anderen Ende herauskommt? Und woraus besteht Stuhl, und warum riecht er, fragt er sich. Wie entzieht sein Körper alle wertvollen Nährstoffe aus der Nahrung, die er isst, und lässt nur den Abfall zurück, den er nicht braucht und nicht verwenden kann? Was verursacht Durchfall und diese komischen kleinen gurgelnden Geräusche (die die Wissenschaft Borborygmi nennt, wie er entdeckt hat), und warum pupst er? Wie viel Gas produziert der Durchschnittsmensch am Tag? Wie viel auch immer, bei seinem Bruder Mike muss es mindestens das Doppelte sein. Es könnte natürlich mit dem Bier, das er trinkt, zu tun haben. Und warum riechen Fürze manchmal schlimmer und andere Male überhaupt nicht? Adam hat so viele unbeantwortete Fragen zu seinen Eingeweiden.

Der Verdauungsprozess beginnt im Mund beim Kauen. Jeden Tag erzeugt der Durchschnittsmensch gut einen Liter Speichel, der neben anderen Dingen das Enzym Amylase enthält, das den Verdauungsprozess einleitet, indem es Kohlenhydrate in Speisen wie Chips und Pizza spaltet. Dann wird die Zunge aktiv mit mechanischen Bewegungen der beiden starken äußeren Muskeln, die die Nahrung hin und her bewegen, und ihrer inneren Muskeln, die für die Veränderung ihrer Form verantwortlich sind. Zusammen mit unseren Zähnen helfen diese Muskelbewegungen, die Nahrung breiig zu machen und bei ihrer chemischen Verarbeitung zu assistieren. Von hier geht die Nahrung nach hinten zur Kehle, die ungefähr 12 cm lang ist, und dann gerade hinunter durch die Speiseröhre (Ösophagus), die etwa 25 cm lang ist, wo sie den Magen erreicht, und das alles in vier bis sieben Sekunden. In Mikes Fall allerdings, schätzt Adam, dauert es eher nur zwei Sekunden. Er ist ein absolutes Ferkel beim Essen und sollte wirklich länger kauen.

Dieser Vorgang des Schluckens spielt sich in drei deutlich unterschiedenen Phasen ab. Zuerst schiebt die Zunge die Nahrung im Mund nach hinten und in den Mundrachenraum, den ersten Teil der Kehle. Dann, während Sinnesrezeptoren von dem gegen sie drückenden Nahrungsbrocken angeregt werden, schaltet sich ein unwillkürlicher Schluckreflex ein. An diesem Punkt ruht die Atmung für einen kurzen Augenblick, um einer beweglichen Gewebeklappe, dem Kehldeckel (Epiglottis), zu erlauben, die Öffnung der Luftröhre zu schließen, bis die Nahrung weiter in die Speiseröhre gelangt ist. Das soll die Einatmung von Nahrung verhindern, damit die Leute nicht an ihren Burgern ersticken. Es ist eine ordentliche kleine Anordnung und funktioniert in der Regel gut, solange nicht der Vorgang des Schluckens und Einatmens gleichzeitig erfolgt und sich ein großes Stück Quiche in der Luftröhre festsetzen kann. Es lässt das Opfer blau anlaufen und macht das Heimlich-Manöver erforderlich, um aufzuräumen. Dies ist der Handgriff, den Mrs. Doubtfire in dem gleichnamigen Film anwendet, als sie Pierce Brosnan von hinten packt, beide Arme um die untere Hälfte seines Brustkorbs legt und heftig nach oben und innen drückt, um die Luft aus seiner Lunge zu pressen. Wenn sie das tut, wird das anstößige Stück Essen durch das halbe gutbesuchte Speiselokal geschleudert. Es rettet allerdings sein Leben.

Es ist ein Erfolg. Und demonstriert hervorragend, wie wertvoll ein Erste-Hilfe-Kurs ist. Die dritte Phase des Schluckens ist die ösophageale Phase. Hier schieben kräftige Muskelbewegungen in der Wand der Speiseröhre (Peristaltik) nachdrücklich die Nahrung hinunter zum Magen. Das alles geschieht in ein oder zwei Sekunden, aber die peristaltischen Bewegungen finden im gesamten Magen-Darm-System statt, von diesem Teil des Verdauungstraktes bis zum Analkanal. Manchmal jedoch wirken sie eindrucksvoll effizient in umgekehrter Richtung und verursachen Erbrechen in hohem Bogen. Kleinkinder sind darin besonders gut. Sie können die andere Seite des Zimmers treffen, vier Meter entfernt, wenn sie zu schnell zu viel Milch zu trinken bekommen. Sie finden es übrigens auch urkomisch, was es natürlich ist, wenn Sie nicht derjenige sind, der die Schweinerei beseitigen muss.

Der Magen, die nächste Station entlang der Route, ist J-förmig und liegt viel höher als der Bauchnabel, wo ihn viele Menschen vermuten. Tatsächlich sitzt er unmittelbar unter den Rippen auf der linken Seite anstatt genau in der Mitte. Er stellt jeden Tag etwa zwei bis drei Liter Magensaft her, der dabei Ihre Nahrung in eine halb flüssige, breiige Suppe verwandelt und die meisten Bakterien darin mit starker Salzsäure bei einem pH-Wert von etwa zwei bis drei abtötet. Das ist genug, um mühelos Farbe von Holztüren abzuziehen oder den Schmutz von Jahren von einer alten Münze zu entfernen. Gewöhnlich behält Ihr Magen die Nahrung zwischen zwei und fünf Stunden, was vor allem davon abhängt, was genau Sie gegessen haben und was Sie tun. Wenn Sie ruhig und entspannt sind, arbeitet er wie alle Teile des Verdauungssystems sehr effizient ganz von allein. Wenn Sie jedoch beschäftigt, gestresst oder körperlich aktiv sind, beginnt der unwillkürliche Teil des Nervensystems (das sympathische Nervensystem) zu wirken, und er schaltet so gut wie ab und stellt die Arbeit ein. Genau aus diesem Grund ist das Reizdarmsyndrom schlimmer bei Menschen, die nie richtig entspannen können.

Nächster Halt ist der Dünndarm, der ziemlich lang ist, nämlich ungefähr sechs Meter vom Magen bis zum Dickdarm, bei einem inneren Durchmesser von rund zweieinhalb Zentimetern. Das alles muss in die Bauchhöhle gestopft werden, weshalb er sich mit nautischer Präzision um sich selbst schlingt und windet. In diesem Teil des Verdauungssystems wird die Nahrung weiter in ihre kleineren Bestandteile abgebaut, und alles Nützliche wird durch Millionen winzige fingerartige Vorsprünge namens Zotten absorbiert. Diese dienen dazu, den Oberflächenbereich der Dünndarmwand enorm zu vergrößern, sodass alle Nährstoffe, die Ihr Körper braucht, unter minimalem Verlust absorbiert und assimiliert werden können.

Der Dickdarm oder das Kolon ist kleiner als der Dünndarm. Obwohl er drei Mal so breit ist, ist er nur ungefähr eineinhalb Meter lang. Was an Nahrung übrig ist, die nicht vom Dünndarm absorbiert wurde, findet ihren Weg hierher, wo bis zu sechs Liter Wasser jeden Tag resorbiert werden können. Dies ist eine wirklich wichtige Funktion des Dickdarms und von zentraler Bedeutung für die Wasserspeicherung und Vermeidung der Dehydrierung im Körper. Deshalb müssen auch Leute mit Verstopfung mehr trinken, wenn sie etwas anderes als trockene, harte Kotkugeln ausscheiden wollen. Entgegen verbreiteter Ansicht ist der Dickdarm jedoch nicht bloß der Behälter für Kot. Heute weiß man genau, dass der Dickdarm und die Milliarden freundlicher Bakterien darin maßgeblich für eine gute Gesundheit und Immunität sind.

Sage und schreibe 60 Prozent der Immunfunktionen des Körpers gehen vom Dickdarm aus. Einhundert Billionen Bakterien leben in diesem Teil des Darms, ohne die das Überleben nicht möglich wäre. Innerhalb weniger Tage nach der Geburt wird der Darm von diesen freundlichen Mikroorganismen besiedelt, wobei die überwältigende Mehrheit von der Mutter kommt. Alles weist darauf hin, dass es Ihnen mit viel größerer Wahrscheinlichkeit gutgehen wird, wenn Sie auf natürlichem Weg zum errechneten Termin geboren und gestillt wurden und nicht zu viele Antibiotika bekommen haben. Weniger Infektionen und entzündliche Darmerkrankungen, weniger Reizdarmsyndrom, weniger Verstopfung und möglicherweise auch weniger Darmkrebs. Wenn Sie dagegen zu früh geboren sind, durch Kaiserschnitt, mit der Flasche aufgezogen worden sind und Antibiotika bekommen haben, sind die gastrointestinalen Würfel von Anfang an gegen Sie gefallen.

Die Darmflora ist eine Sammlung von Mikroorganismen, die unseren Magen-Darm-Trakt besiedeln und aus fast 1500 Arten bestehen, von denen viele noch nicht identifiziert sind. Wenn sich die Charakteristika unserer Darmflora verändern – ein Zustand, der als Dysbiose bezeichnet wird –, können unerwünschte pathogene Mikroorganismen die Oberhand gewinnen, was zu Allergien, Hefepilzvermehrung, antibiotika-assoziiertem Durchfall und entzündlichen Darmerkrankungen wie ulzeröser Kolitis und Morbus Crohn führt. Dysbiose kann entweder durch Medikamente, eine unnatürliche Ernährung, übertriebene Hygiene, Stress, eine immunologische Störung oder Umweltfaktoren wie die Zentralheizung oder Klimatisierung auftreten. Mögliche Folgen sind infektiöser Durchfall, nekrotisierende Enterokolitis (die bei einem Fünftel der Babys mit sehr geringem Geburtsgewicht tödlich sein kann), Laktoseintoleranz, Gastritis, Magengeschwüre und Dickdarmkrebs.

Derzeit werden umfangreiche Forschungen zu Probiotika durchgeführt. Das sind lebende mikrobische Nahrungsergänzungsmittel, die dem menschlichen Darm guttun, indem sie die Ausgewogenheit der Darmmikroben verbessern. Dann gibt es noch Präbiotika. Das sind die auf Oligosacchariden basierenden Nahrungsmittel, die schon im Darm lebende Probiotika ernähren und zur Vermehrung anregen. Wenn das verwirrend klingt, ist es einfacher, sich die Probiotika als die Rosen vorzustellen, die schon im Blumenbeet wachsen und deren Zahl probiotische Ergänzungsmittel vermehren – und Präbiotika sind dann eben der Dünger, der den Rosen Nährstoffe zuführt. In der klinischen Medizin fallen Probiotika und Präbiotika schon stark ins Gewicht. Indem sie krankheitserregende Bakterien in Schach halten, können sie infektiöse Organismen wie Clostridium difficile, den Norovirus (der winterliche Brechbazillus) sowie gemeine Stämme von E. coli und Salmonellen, die alle verheerende Folgen für ältere Patienten haben, vermeiden und bis zu einem gewissen Grad behandeln. Probiotika können auch Vitamin K und einige Vitamine aus der B-Gruppe produzieren, die Menschen zum Leben brauchen, aber nicht selbst herstellen können.

Da ist jetzt also Adam. Auf seinem »Thron« sitzend und brav den Botschaften der Sensoren in seinem Mastdarm und dem urtümlichen Ruf des gastrokolischen Reflexes gehorchend. Ist er ein Beobachter oder ein Nicht-Beobachter? Das heißt, kontrolliert er seinen Stuhl optisch nach dem Ausscheiden oder nicht?

Die Hälfte der Nation tut es, die andere Hälfte tut es nicht. Erstere neigt dazu, länger zu leben, weil der Stuhl Ihnen erstaunlich viel über Ihren Gesundheitszustand verraten und manchmal sogar entscheidend zur Rettung Ihres Lebens beitragen kann. Stuhl, der blass oder lehmfarben ist, kann auf eine Fettresorptionsstörung hinweisen wie bei der Zöliakie. Rot durchzogener Stuhl weist auf eine Blutung des Dickdarms oder des Afters hin. Pechschwarzer Stuhl deutet die Anwesenheit von verdautem Blut an, das von weiter oben im Verdauungstrakt kommt, vielleicht von einem Magengeschwür oder sogar von Magenkrebs. Stuhl, der schwimmt, weist auf ein Problem mit der Verdauung von Fett hin. Übelriechende Stühle bei Kleinkindern sind ein Merkmal von zystischer Fibrose. Schaumige und silbern gestreifte Stühle sind ein typisches Merkmal von Pankreaskrebs, von Ärzten ironisch als »Blitz im Topf« beschrieben.

Auch die Konsistenz des Stuhls ist wichtig. Fachärzte haben sogar eine spezielle Bewertungsskala mit sieben verschiedenen Einstufungen dafür. Typ 1 bezieht sich auf harte kleine Klumpen wie Nüsse. Typ 2 sind wurstartige, aber knubblige Stühle. Typ 3 ist eine Wurst mit Rissen in der Oberfläche. Typ 4 ist … lassen wir es dabei bewenden! Es reicht wohl, wenn man sagt, dass Typ 7 wässrig in Konsistenz wie in Farbe ist: die Art von Ergebnis, die man nach einem unvernünftigen Mittagsbuffet in einem zwielichtigen Straßencafé in der ägyptischen Provinz halbwegs erwarten kann …

Adam ist, wie sich herausstellt, ein *gelegentlicher* Beobachter. Bei ihm und anderen wie ihm, die ein Verdauungssystem mit blitzschneller Darmdurchgangszeit haben, geschieht alles so schnell. Für ihn ist es eine Frage von setzen, fallenlassen, aufstehen, abwischen, umdrehen, flüchtig hinsehen, spülen. Einfach so. Doch wie immer er aussieht, woraus besteht er eigentlich? Was sind die wesentlichen Bestandteile von Stuhl?

Zunächst ist da alles Wasser, das nicht vom Dickdarm absorbiert worden ist, zusammen mit der Zellulose, die von unlöslichen Fasern in der Kost stammt. Dann gibt es tote Darmzellen, die von der Darmwand natürlich abgestoßen werden, und eine große Menge Bakterien, die für sich ein Viertel des ganzen Abfalls, den sie produzieren, ausmachen. Wenn die meisten Menschen im Durchschnitt ungefähr knapp eineinhalb Kilo Nahrung jeden Tag oder an die 500 Kilo jedes Jahr aufnehmen, werden sie mit 70 Jahren schätzungsweise eine Gesamtsumme von rund 33 Tonnen Stuhl ausgeschieden haben.

So, und warum ist Stuhl braun? Und warum stinkt er? Braun ist er, weil die Leber eine braune Flüssigkeit namens Galle in Ihren Darm absondert, dazu gedacht, bei der Fettverdauung zu helfen. Die braune Farbe kommt vom Abbau verbrauchter roter Blutkörperchen und dem Sauerstoff bindenden Pigment namens Hämoglobin, das sie enthalten. Der Geruch rührt von den Bakterien her (die generell stinken, wo immer man sie im Körper findet) und zwei besonders stinkenden Chemikalien, Skatol und Indol. Aus irgendeinem Grund jedenfalls ist Adam dankbar für die Tatsache, dass sein Stuhl heute überhaupt nicht zu riechen scheint. Während er darüber nachsinnt, geht er zum Waschbecken, dreht den Hahn auf und beginnt, seine Hände zu waschen.

Genau in diesem Augenblick platzt Ruby herein.

»Uh, hier stinkt es, Papa«, sagt sie mit der ganzen unschuldigen Ehrlichkeit einer typischen Fünfjährigen.

»Du hast gut reden«, antwortet Adam grinsend. »Ich staune, dass du überhaupt etwas riechen kannst mit dem grünen Zeug, das aus deiner Nase läuft.«

Kapitel 12

Als Adam die kleine Ruby in die Küche trägt, um ihr Lieblingsfrühstück aus Haferbrei, Banane und Honig zuzubereiten, sitzt Ben am Tisch, blickt auf sein Handy und lacht sich halb tot.

»Was ist denn so lustig?«, fragt Adam.

»Nichts«, schießt Ben zurück.

»Was bringt dich dann zum Lachen?«

»Es ist nur ein Witz, Papa. Hier, schau selbst.«

»Und …?«

»Und? Ich finde ihn lustig.«

Was genau ist es, das uns zum Lachen bringt, denkt Adam insgeheim, während er seinen Sohn verständnislos anschaut. Was *ist* ein Lachen? Und welchen möglichen Zweck kann es haben? Lachen auch Tiere, oder ist es nur uns Menschen eigen? Physiologisch betrachtet ist Lachen eine Serie von krampfartigem, teilweise unwillkürlichem Ausstoßen von Atem mit seltsamen eingeworfenen Lauten und bedeutet in der Regel Vergnügen. Teilweise beruht es auf Angst und Beklemmung. Zum Beispiel Angst vor eigener oder eines anderen Verlegenheit in Gesellschaft, Angst vor dem Verlust der Würde, Angst, bloßgestellt, verspottet, ausgenutzt oder verletzt zu werden. Nichts ist lustiger, als zuzusehen, wie jemand auf einer Tanzfläche umfällt oder auf einen Tennisball tritt, den er nicht gesehen hat, und unter Verrenkungen zusammenbricht. Man nennt das Schadenfreude.

Diese Angst vor Verlegenheit und Verletzung ist vermutlich der Grund dafür, dass in so vielen Witzen die Themen Sex und Tod vorkommen. Fröhlichkeit und Leid sind eben sehr eng verknüpft. Die alte Geschichte von Lust und Schmerz. Ein großer Teil des Humors entsteht aus dem Nebeneinander von scheinbar beziehungslosen Gegenständen oder Gedanken und dem Element der Überraschung, die dies erzeugt. Warum sollten Sie keinen Zwerg mit niedrigem IQ heiraten? Weil er nicht groß und weil er nicht klug ist. So in der Art. Die Tatsache, dass es ein politisch nicht korrekter Witz ist, bekräftigt die Lust- und Schmerz-Theorie noch. Es ist der gleiche neuropsychiatrische Prozess, der auch Kreativität fördert. Hat es aber eine Funktion? Es mag vergnüglich für uns sein, zumindest meistens, aber ist es wirklich gut für uns? Und wenn ja, welche Wirkung hat es auf unseren Körper und Geist?

Wenn wir lachen, werden elektrische Impulse von Nerven in unserem Gehirn abgefeuert. Diese erzeugen chemische Kettenreaktionen anderswo, sowohl im Nervensystem als auch im Rest unseres Körpers. Unser Hormonsystem zum Beispiel produziert natürliche Beruhigungsmittel und Schmerzmittel wie Dopamin und andere Endorphine. Die Verdauung wird angeregt und gefördert. Unser Puls und Blutdruck fallen. Die Muskelspannung wird gelöst. Wir werden geistig stärker angeregt und so weiter. Und das alles geschieht vom zarten Alter von etwa zwölf Wochen an, wenn Mami oder Papi ganz nahe herankommen, ein komisches Gesicht ziehen und dann jenes besondere wiehernde Geräusch mit ihren Lippen machen und uns kitzeln.

Viele Ärzte glauben, dass Lachen uns gesünder macht. Es gibt zwingende Beweise, dass Lachen wirklich die beste Medizin ist. Manche Krankenhäuser wenden sogar »Lachtherapien« an, um erwachsene Patienten mit unheilbaren Krankheiten und Kinder, die viele Wochen auf den Kinderstationen verbringen müssen, aufzuheitern. Forschungen haben ergeben, dass Lachen auch die Immunität stärken kann, indem es die Spiegel des Cortisols (ein starkes Stresshormon) dämpft und kluge Immunsystemverstärker wie Immunglobulin A und Interleukin 2 anregt, die Krebs und Infektionen der oberen Atemwege bekämpfen können. Optimisten, die immer die Sonnenseite im Blick haben und das Lustige an allem sehen, leben im Allgemeinen länger als Pessimisten und erfreuen sich eines gesünderen, fröhlicheren Lebens. Psychologen haben auch einen überzeugenden Zusammenhang zwischen Lachen einerseits und Produktivität und Kreativität am Arbeitsplatz andererseits herausgefunden.

Bildgebende Studien des Gehirns haben eindeutig bewiesen, dass Humor das Belohnungszentrum des Gehirns anregt und die Spiegel der zirkulierenden »Glückshormone« wie Serotonin erhöht. Dies ist dieselbe Chemikalie, die pharmazeutische Firmen in dem Antidepressivum Prozac verwenden und die normalerweise die Motivation und die Erwartung von Freude anregt. Man verkable Freiwillige in Experimenten mit Hirnstrommessgeräten, zeige ihnen einen komischen Cartoon oder Film – und ping, ping, ping, ein bestimmter Teil ihres Gehirns, die Amygdala, von zentraler Bedeutung für Emotion und Gefühle der Freude, leuchtet auf wie der Piccadilly Circus. Lachen könnte sogar für Menschen nützlich sein, die traurig sind oder an klinischer Depression leiden.

Jahrelang glaubten die Ärzte, dass Lachen völlig unvereinbar sei mit niedergeschlagener Stimmung, aber in jüngster Zeit haben sie entdeckt, dass »Gesichts-Feedback«, wie sie es nennen, bedeutet, dass die Annahme eines erzwungenen, aber glücklichen Ausdrucks wirklich jemandes Stimmung von innen heraus heben *kann*. Der Gebrauch vieler verschiedener Gesichtsmuskeln, die im Lächeln und Lachen mit einbezogen sind, verursacht eine Rückmeldung zum Gehirn und schaltet die Neurotransmitter-Chemikalien an, die unterbinden, dass wir traurig sind. In gleicher Weise könnte man offenbar glückliche Personen bitten, einen zornigen oder angeekelten Ausdruck anzunehmen, und nach einer Weile fühlen sie sich mit einiger Wahrscheinlichkeit zornig oder angeekelt. Sie erinnern sich sicherlich eher an frische Vorfälle, die diese Wirkung auf sie gehabt hatten, und konzentrieren sich auf sie. Die meisten praktizierenden Ärzte setzen mit Bedacht ein ausgewogenes Maß an Humor in ihren Sprechstunden ein, um eine herzlichere Beziehung zu ihren Patienten herzustellen, ein Gefühl der Nähe zu fördern, lächerliche hypochondrische Gedanken zu vertreiben und emotionale Entspannung zu erleichtern. Viele Ärzte nutzen ihn, um Angst und Nervosität zu lindern. Adams eigener Hausarzt tut es andauernd. Nur ist das Verständnis des Arztes für Humor von gewöhnungsbedürftiger Art, und Adam fühlt sich hinterher doppelt so angespannt wie zuvor.

In diesem Augenblick, als Adam bewusst wird, dass Ruby ihn anstarrt, kann er der Versuchung nicht widerstehen, sie zu kitzeln. Sofort beginnt sie, wie wild zu kichern, sich zu winden, und sie fleht ihn an, aufzuhören, scheint es aber offenbar zugleich zu genießen. Warum kann Kitzeln etwas sein, das wir gleichzeitig lieben und hassen? Die meisten Menschen mögen es, gekitzelt zu werden, obwohl der Reiz auch unerträglich sein kann. Derselbe Impuls wird, wenn stärker und anhaltender, sehr bald unangenehm. Dies kann zu erhöhtem Puls, Anstieg des Blutdrucks und dem Auslösen von Abwehr- oder Fluchtreaktionen führen. Menschen können sich nicht selbst kitzeln. Ist die Erwartung da, funktioniert es einfach nicht, genauso wie der Kniesehnenreflex nicht funktioniert, wenn man ihn an sich selbst probiert. Kitzeln funktioniert für gewöhnlich nur, wenn eine Spur von Nervosität oder Angst im Spiel ist. Vielleicht hängt der Ausdruck »sich totlachen« damit zusammen.

Also muss Adam ein ziemlich guter Kitzler sein, damit seine Fünfjährige es richtig genießen kann. Es muss ein kleines bisschen Spannung und Gefahr dabei sein, sonst wird sie nicht lachen. Aber wenn er es zu lang und zu kräftig macht, dann ärgert sie sich. Sie ist genau wie alle anderen. Wenn er sie kitzelt, wird sie nur kichern und lachen, wenn sie ein wenig ängstliche Erwartung hat, aber sich nicht bedroht fühlt. Das versucht er jetzt.

»Hör auf, Papa«, sagt Ruby, während sie sein Gesicht in beide Hände nimmt und seinen Kopf kräftig zu sich dreht. »Ich will mein Frühstück.«

Kapitel 13

Oben im Heiligtum ihres Schlafzimmers werden Poppys Gedanken von ihrem Haar zu einem drängenderen Problem abgelenkt. Sie hat das Gefühl, aufs Klo gehen zu müssen, aber sie kann nicht. Ungefähr eine Woche ist sie, genau genommen, schon nicht mehr gewesen und fühlt sich ziemlich unwohl. Sie hat dieses Problem schon immer gehabt, genau wie Eve. Sie möchte nicht andauernd Abführmittel nehmen, die eigentlich nicht wirken und am Ende nur dazu führen, dass sie sich noch unwohler fühlt. Aber sie möchte sich auch nicht aufgebläht und so verstopft fühlen. Warum kann sich ihr Darm nicht so verhalten wie Papas, fragt sie sich. Er geht so regelmäßig wie ein Uhrwerk zu genau der gleichen Zeit jeden Morgen. Sie kann ihre Uhr nach seinen zielstrebigen Schritten zur Toilette stellen, wo er innerhalb von Sekunden getan hat, was ein Mann tun muss, und schon ist er mit einem ziemlich selbstgefälligen Gesichtsausdruck wieder draußen. Ben ist ganz genauso, nur riecht es bei ihm strenger.

Warum ist das so, überlegt Poppy, dass anscheinend nur Frauen dieses Problem mit Verstopfung haben? Es ist schrecklich. Sich voll zu fühlen, den Drang zu verspüren. Dazusitzen und geduldig zu warten. Nicht dass sie nicht normal äße, sie isst das Gleiche wie die anderen. Wo geht das also alles hin? Was passiert in Papas Darm und in Bens Darm, das in ihrem nicht passiert? Und was kann sie tun, um das zu ändern?

Warum redet man nie über Verstopfung? Es ist, als wäre es das letzte große Tabu. Die Welt scheint in zwei Lager gespalten: diejenigen, die die ganze Zeit über ihr Inneres reden und jedem, der zuhören will, erzählen, wann sie zum letzten Mal auf dem Topf waren oder was ihren Reisedurchfall verursachte, und diejenigen, die standhaft schweigen und überhaupt nie über ihre Körperfunktionen sprechen.

Und dann ist da der Unterschied zwischen den Geschlechtern. Männer scheinen ständiges Vergnügen daran zu finden, einander mit Geschichten vom Pupsen und vom Stuhlgang zu erfreuen, und den andauernden Toilettenhumor behalten sie ihr Leben lang. Aber sie sind auch nicht die mit dem Problem. Frauen scheinen viel häufiger als Männer an Verstopfung zu leiden, doch sie möchten ihre Sorgen selten mit ihren Freundinnen oder ihren Ärzten teilen.

Ein Teil des Problems ist psychischer Natur: Viele Menschen werden von klein auf konditioniert, dass es schmutzig und widerlich ist, aufs Klo zu gehen, und vielleicht sogar gefährlich. Viele möchten solche peinlichen Dinge einfach streng für sich behalten. Wir können unsere Därme nicht sehen oder für uns sichtbar machen, aber tatsächlich ist unsere Darmfunktion, wenn sie auch im Verborgenen liegt und einigermaßen rätselhaft ist, wichtig für die Gesundheit. Wir können auch unser Gehirn und unser Herz nicht sehen, doch die Menschen betrachten diese als Leben spendend und unverzichtbar. Das gilt auch für das Verdauungssystem. Wir haben eine neutrale Einstellung gegenüber anderen Organen wie den Nieren, der Leber und der Blase, und wir sind zufrieden, solange sie einfach mit ihren Aufgaben zurechtkommen, ohne irgendwelche Probleme zu verursachen. Aber unser Gedärm scheint in uns Gefühle der Erniedrigung, Scham, Angst, Furcht vor Krankheit und Peinlichkeit zu wecken. Das Dumme ist, dass unser Darm eher umso schlechter funktioniert, je mehr Sorgen wir uns um ihn machen.

Ironischerweise kann unser Gehirn, das in fast allen anderen Bereichen der physiologischen Funktion die komplexen und anspruchsvollen Tätigkeiten des menschlichen Körpers reibungslos regelt, neurologischen Sand ins Getriebe streuen, wenn es um unseren Darm geht. Der Einfluss unseres Kopfes kann sehr negativ sein. Das Gehirn übt seine Wirkung durch ein Netzwerk von überall im Darm verteilten Nerven aus, die zusammen das enterische Nervensystem oder ENS bilden. Botschaften, die aus unserem Gehirn kommen, machen das ENS empfindlicher, indem sie die Schwelle der Reaktivität senken, wodurch es eher auf schwache Signale als auf stärkere reagiert. Die Nervenenden in der Darmwand werden »hochreguliert« und schalten in den Schnellgang. Die folgende Verstärkung der Signale aus dem Darm lassen sie direkt durch das Rückenmark und wieder zum Gehirn schießen. So können kleine Stiche des Unwohlseins aufgrund von Aufblähung oder Verstopfung so leicht mit emotionalen Gefühlen und Stress verquickt werden. Es hängt alles mit der Neurochemie zusammen.

Poppy hat das von ihrem Arzt erklärt bekommen. Sie ist schon eine richtige Expertin für ENS, aber trotzdem muss sie denken, dass Wissen kurzfristig nichts nützt, wenn es sooo befriedigend wäre, sich richtig zu entleeren und den Tag frisch zu beginnen. Es kann ihr aber dennoch neue Ideen liefern, die Verbindung zwischen ihren Gefühlen und ihren Darmgewohnheiten anders zu gestalten, damit sie in Zukunft Korrekturen vornehmen kann. Sie kann zum Beispiel aufhören, in Eile zu essen, und sich mehr Zeit am Tisch gönnen, um Mahlzeiten zu verdauen. Sie kann der Stimme der Natur folgen, sobald sie sie wahrnimmt, anstatt es aufzuschieben, weil etwas anderes dringender erscheint.

Die anderen Korrekturen, die sie machen muss, betreffen die Ernährung. Sie weiß, dass sie bis zu zwei Liter Wasser am Tag trinken muss, ist sich aber nicht sicher, warum. Tatsächlich geht es darum, den Dickdarm daran zu hindern, was er so effizient tut – Wasser, das der Körper noch braucht, zu resorbieren und damit den Stuhl trockener, fester und schwerer zu machen. Sie muss auch mehr Ballaststoffe essen – sowohl die löslichen als auch die unlöslichen Arten, um das Volumen des Stuhls zu vergrößern und Wasser aus dem Blutkreislauf durch die Dickdarmwände wieder hineinzuziehen. Aus diesem Grund wird Poppy sich heute in der Schule zum Mittagessen in Hinblick auf zusätzliche Ballaststoffe für den Salat entscheiden. Zweifellos werden viele ihrer Klassenkameradinnen genau das Gleiche tun.

Verstopfung ist sehr verbreitet, und die Ärzte sind sich einig, dass sie allgemein Frauen mehr beeinträchtigt als Männer. Tendenziell ist es schlimmer vor ihrer Periode oder während der Schwangerschaft, wenn die weiblichen Sexualhormone ihre höchsten Spiegel in der Blutbahn haben, und dies scheint ein wichtiger Faktor zu sein. Ernste andauernde Verstopfung betrifft etwa eine von 200 jungen Frauen genauso wie Poppy. Dabei geschieht Folgendes: Wenn der Stuhl klein und hart ist, dehnt er den Enddarm nicht genügend, um ein starkes Signal an das Gehirn zu senden. Der Stuhldrang ist schwach. Weil er so schwach ist, kommt man in Versuchung, nicht aufs Klo zu gehen, was schlecht ist. Denn wenn sie diese schwachen Signale ignoriert, wandert der harte, klumpige Stuhl infolge von Retroperistaltik zurück in den Dickdarm.

Poppy trinkt täglich literweise Wasser und trainiert auch ziemlich regelmäßig, aber das Wasser scheint das Training nie zu kompensieren, und am Ende fühlt sie sich noch stärker dehydriert. Selbst Abführmittel wirken nicht bei ihr. Sie hat es (erfolglos) mit zusätzlichen Ballaststoffen versucht, mit Füll- und Quellstoffen. Und keines der traditionellen pflanzlichen Mittel bewirkt das Geringste. Woran sie tatsächlich leidet, nennen Experten auf dem Gebiet der Verstopfung heute »gegen Abführmittel resistente Verstopfung«, was viel damit zu tun hat, wie ihre Gefühle und Einstellungen zum Toilettengang die Funktion ihres Darms beeinflussen. Wieder einmal ist der Geist stärker als die Materie.

Es scheint, dass viele Frauen nicht aufs Klo gehen können, weil sie unfähig sind, die Muskeln ihres Beckenbodens zu entspannen, die es ihnen erlauben, den Analkanal zu öffnen. Ihre Anstrengung, wenn sie es versuchen, erhöht sicherlich den Unterleibsdruck, aber dieser Druck wird nicht dahingehend übertragen, dass er irgendetwas in den Beckenbereich hinunterschiebt. Psychologen erklären dies als eine Form der Verweigerung oder Ablehnung dieses Teils ihrer Anatomie und schreiben es dunklen Denkvorgängen in ihrem Unbewussten zu. Aber es handelt sich um sehr wenige Menschen, bei denen Abführmittel unwirksam sind und für die zusätzliche Ballaststoffe die Sache nur verschlimmern. Was also ist die Lösung?

Poppy erinnert sich, dass ihr Arzt von einer neuen Behandlung gesprochen hat, zu der ein Umlernen der Bauch- und Beckenmuskeln gehört, damit sie kooperieren und sich nicht länger gegenseitig blockieren. Aber Poppy war alles andere als überzeugt. Niemand wird mit ihrem Beckenboden herumspielen, denkt sie, und bis auf Weiteres wird sie eines von diesen gallertigen torpedoförmigen Bisacodyl-Zäpfchen ertragen müssen, das sie sich momentan in den After schiebt. Es wird nicht sehr schnell wirken, wie sie weiß, und es wird ihr wahrscheinlich ein wenig später am Tag mit Unterleibskrämpfen zu schaffen machen. Es wird ihr auch keine Lust auf das Frühstück machen, aber sie weiß, dass es sinnvoll ist, wenigstens *etwas* zu essen in der Hoffnung, eine gewisse natürliche Darmtätigkeit anzuregen. Also wäscht sie sich die Hände, bindet ihr Haar hoch, zieht einen Pulli an und macht sich fertig, um sich unten zu den anderen zu gesellen.

Kapitel 14

Eves morgendliche Übelkeit scheint ein wenig abzuklingen. Die Tasse Tee hat sicherlich geholfen, ebenso die Banane und die zwei Ingwer-Kekse. Ruby sitzt ordentlich am Tisch und löffelt begeistert ihre gewohnte Schüssel Haferbrei mit Banane und Honig. Eve spürt eine Welle der Zufriedenheit, als sie sich klarmacht, dass ihre jüngere Tochter ein wirklich gesundes Frühstück genießt. Sie ist schon lange ein großer Fan von Bananen und kümmert sich darum, dass sie immer einen Vorrat davon im Haus hat.

Ein Apfel am Tag hält den Doktor fern, richtig? Vergessen Sie's. Verglichen mit einem Apfel hat eine Banane vier Mal so viel Protein, doppelt so viele Kohlenhydrate, drei Mal so viel Phosphor, fünf Mal so viel Vitamin A und Eisen und zwei Mal so viel der meisten anderen Vitamine. Aber nicht nur das, eine Banane zum Frühstück hat sich auch als sehr hilfreich im Kampf gegen Eves morgendliche Übelkeit erwiesen, indem sie ihren Magen auskleidet, was die Magensäure reduziert und dazu beiträgt, ihren normalen Blutzuckerspiegel länger zu erhalten. Bananen enthalten tatsächlich drei natürliche Zuckersorten – Sukrose, Glukose und Fruktose –, alle mit Fasern kombiniert. Dies führt zu einem unmittelbaren Energieschub, gefolgt von einem länger anhaltenden. Deshalb schwören viele Topathleten der Welt auf Bananen beim Training, da schon zwei genügend Energie für ein intensives Work-out von eineinhalb Stunden liefern. Dazu kommt die stimmungshebende Wirkung von Bananen. Tryptophan, ein Protein, das unser Körper in das Glückshormon Serotonin umwandelt, ist in ihrem Fruchtfleisch enthalten. Zusammen mit dem Vitamin B6, das sie ebenfalls enthält, kann dies beim prämenstruellen Syndrom und allgemein bei schlechter Stimmung Wunder wirken.

Auch Adam ist ein Fan von Bananen, wenn auch aus einem anderen Grund. Er würde bestätigen, dass Bananen ein ziemlich gutes Mittel bei einem Kater sind. Er gibt eine Banane in den Mixer, fügt Milch, Sahne und Honig hinzu, verquirlt alles und spült damit zwei Ibuprofen hinunter. Dies ist seine todsichere Antwort auf die Art von hämmerndem Kopfweh und Übelkeit, worunter er gerade leidet. Die Banane hebt verringerte Blutzuckerspiegel an und liefert Kalium für Energie. Sie kleidet auch den Magen aus, ebenso die Sahne. Der Honig macht das Getränk einfach angenehmer, sodass der Leidende es weniger leicht wieder erbricht, wie es bei anderen, weniger schmackhaften Katerkuren passieren könnte.

Zu all diesen Vorzügen kommt noch hinzu, dass sogar die Bananenschale therapeutischen Nutzen haben kann. Viele Naturheiler empfehlen sie zur Behandlung von Warzen. Man nimmt ein Stück Bananenschale, legt sie mit der gelben Seite nach außen auf die Warze und befestigt sie über Nacht mit einem Streifen Paketklebeband an der entsprechenden Stelle. Sie schlagen auch vor, auf gleiche Art die Schwellung und den Juckreiz von Mückenstichen zu behandeln. Offenbar finden es viele Menschen erstaunlich schmerzlindernd.

»Warum ist Haferbrei so gut für mich, Mami?«, fragt Ruby und unterbricht Eves Gedankengang.

»Weil Banane drin ist, Schatz.«

»Nein, nicht die Banane, der Brei.«

»Hm. Ja. Porridge enthält Hafer, der deinen Magen füllt und dich groß und stark werden lässt.«

Für den Augenblick scheint Ruby mit der Antwort zufrieden. Zurzeit ist sie in einer Phase, wo sie unaufhörlich Fragen stellt. Warum muss sie die Zähne putzen? Warum muss sie in die Schule gehen? Warum läuft ihre Nase? Manche Fragen sind leicht zu beantworten. Einige sind für Eve jedoch schwieriger zu meistern, und bei wieder anderen ist dies schlicht unmöglich. Warum gibt es kein Katzenfutter mit Mäusegeschmack, fragt sie etwa. Warum laufen Schafe nicht ein, wenn es regnet? Warum macht die Sonne das Haar heller, aber die Haut dunkler? Wo kommt *das* jetzt her, fragt sich Eve. Wie können kleine Kinder manchmal das Leben so klar sehen? Und solche unbeantwortbaren Fragen stellen?

Die Frage zum Brei war allerdings ziemlich unkompliziert. Hafer ist voller Fasern, von denen eine Hälfte löslich, die andere unlöslich ist. Der lösliche Teil ist Beta-Glucan, das den Blutcholesterinspiegel senkt. Es verringert die Absorption aus dem Darm und verhindert, dass Cholesterin auch im Körper gebildet wird. Wenn Sie täglich eine Tasse Hafer essen, kann Ihr Cholesterinspiegel um etwa zwei Prozent gesenkt werden. Kardiologen bringen dies mit einer vierprozentigen Abnahme des Risikos der koronaren Herzkrankheit in Zusammenhang. Haferbrei liefert auch Energie, was die Versuchung mindert, Süßigkeiten oder Chips zum zweiten Frühstück zu naschen, und ist gut für den Magen, da die löslichen Faserformen ein Gel bilden, welches die Zähigkeit des Magen- und Dünndarminhalts erhöht und so die Verdauung verlangsamt und die Absorption von Kohlenhydraten in die Länge zieht, sodass wir uns für längere Zeit voller fühlen. Das Beta-Glucan kann sogar die Immunität steigern, indem es hilft, Antikörper an den Ort einer bakteriellen Infektion zu dirigieren und sie zu beseitigen. Nahrungshersteller haben das Zeug vor rund 30 Jahren aus unserer Kost herausgenommen, als alle anfingen, industriell verarbeitete Nahrung zu essen. Es kommt von der Backhefe, die die Lebensmittelindustrie als unerwünschten Pilz betrachtete und weitgehend aus der westlichen Kost entfernte. Eve erinnert sich an ein Interview mit einem Wissenschaftler, der glaubte, dass dies teilweise erkläre, warum es während desselben Zeitabschnitts zu so einer starken Zunahme von Krankheiten kam, die mit einer herabgesetzten Immunität zusammenhängen. Aber Eve kann deutlich sehen, dass Ruby völlig das Interesse an dem, was sie sagt, verloren hat.

»Und meine Milch? Woher kommt sie, Mami?«, fragt sie. Eve zögert, bevor sie antwortet. Wenn sie ihr sagt, dass sie von Kühen kommt, wird das wahrscheinlich zu einer Menge anderer Fragen führen, und die Antworten könnten ihr womöglich den Haferbrei verleiden. Also sagt sie ihr, sie hole sie aus dem Supermarkt und dass Milch eine gute Quelle für Eiweiß, Zink und die Vitamine A, B2 und B12 sei und auch gesunde Mengen an Jod, Niacin und B6 liefere. Kalzium auch, fügt sie hinzu. Viel Kalzium, was sehr wichtig für ihre wachsenden Knochen und ihre Zähne sei, erzählt ihr Eve, wobei ein einziges Glas am Tag die Hälfte der Kalziummenge liefert, die ein Kind ihres Alters braucht, um gesund zu bleiben. Sie kann Kalzium auch von grünem Blattgemüse bekommen, sagt sie ihr, zum Beispiel Brokkoli.

»Ich mag keinen Brokkoli«, meint Ruby, während sie ihre Nase mit dem Ärmel abwischt.

»Ich weiß«, erwidert Eve, bevor sie hinzufügt, dass das nur ein weiterer Vorteil von Milch sei, weil es bedeute, dass Leute, bis sie so weit seien, Brokkoli zu mögen, das ganze Kalzium, das sie brauchten, aus einer anderen Quelle beziehen könnten.

»Deshalb hat dir deine Kinderkrippe bis zu deinem fünften Geburtstag jeden Tag ein Glas Milch gegeben. Aber jetzt will die Regierung das erschweren.«

»Warum wollen sie es erschweren, Mami?«, fragt Ruby.

»Eine sehr gute Frage«, antwortet Eve, während ihre Gedanken zu wandern beginnen.

Kapitel 15

Gedächtnis, Gedächtnis, Gedächtnis. Wie kommt es, dass Adam gewisse Abschnitte aus Shakespeare memorieren kann, sich aber anscheinend nicht erinnern kann, wo er die verflixten Autoschlüssel gelassen hat?

»Welch ein Meisterwerk ist der Mensch! Wie edel durch Vernunft! Wie unbegrenzt an Fähigkeiten! In Gestalt und Bewegung wie bedeutend und wunderwürdig! … Die Zierde der Welt! Das Vorbild der Lebendigen!«

Ja, ja, denkt er. Er stimmt völlig mit den Gedanken des großen Dichters über die Wunder des menschlichen Körpers überein und teilt sein Gefühl des Staunens und der Ehrfurcht. Aber was ist daran so ehrfurchtgebietend, denkt er, wenn man nicht fähig ist, so etwas Banales wie die eigenen verdammten Autoschlüssel aufzufinden? Er kam letzte Nacht nach Hause und legte sie irgendwohin. Sie sind nicht am Schlüsselbrett neben der Haustür. Nicht in der Tasche seines Anzugs. Nicht beim Barschrank. Wo zum Teufel sind sie?

»Schatz, hast du meine Schlüssel irgendwo gesehen?«, fragt er Eve, die gerade das Frühstücksgeschirr wegräumt und Ruby sagt, sie solle nach oben gehen und sich für die Schule fertig machen.

»Wo hast du sie zuletzt gehabt?«, erwidert sie wenig hilfreich.

»Na, wenn ich das wüsste, würde ich dich nicht fragen, wo sie jetzt sind, oder?« Was ist mit den Frauen nur los, denkt er.

»Ich mach mir langsam Sorgen um dich«, antwortet Eve. »Gestern hast du deine Schlüssel auch nicht finden können.

Oder deinen Reisepass letzte Woche. Oder deinen Squash-Schläger am Wochenende. Ich glaube, dein Gedächtnis lässt nach. Vielleicht wirst du allmählich senil.«

»Das sagt ausgerechnet eine, die nicht einmal daran dachte, ihre Antibabypille zu nehmen.«

»Ich habe meine Antibabypille aber wirklich genommen. Ich habe es dir gesagt. Dies ist eine *unbefleckte* Empfängnis.«

»Ja, sie war ziemlich unbefleckt. An diesen Teil erinnere ich mich sehr gut.«

»Schade nur, dass du dich nicht erinnern kannst, wo du deine Schlüssel gelassen hast, oder?«

Und *das*, sagt Adam für sich, ist genau, warum er Eve geheiratet hat. Sie ist gewitzt, und sie teilt genauso gut aus, wie sie einsteckt. Ihr Gedächtnis ist auch sehr viel besser als das ihres Vaters Joe, dessen nachlassende kognitive Fähigkeit und Erinnerung ihnen beiden zunehmend Sorge macht. Wenigstens hat er sich erinnert, dass sie ihn später an diesem Abend besuchen werden. Wenn sein Gedächtnis sich weiter verschlechtert, wird er anfangen zu vergessen, wie er nach Hause findet oder dass er den Backofen angelassen hat. Er könnte sich selbst in Gefahr bringen. Dann werden sie beide über auf Dauer angelegte Altenpflege für ihn nachdenken müssen.

Es ist so, dass ein gutes Gedächtnis etwas ist, das wir in hohem Maß als selbstverständlich betrachten, ohne das wir aber verloren sind. Eine Beeinträchtigung des Gedächtnisses ist eine verwirrende und peinliche Behinderung, die sich gravierend auf viele verschiedene Aspekte unseres Lebens auswirken kann. Wenn wir uns nicht einmal mehr an die vertrautesten Konstanten in unserem normalen Alltag erinnern können, bekommt unser Leben Risse, und wir können uns ernstlich sozial benachteiligt fühlen.

Die meisten von uns haben nie groß überlegen müssen, wo wir unsere Hausschlüssel gelassen haben, wie unsere Telefonnummer lautet oder wie unsere Arbeitskollegen, Freunde oder Verwandten heißen. Wir können mit fester Überzeugung sagen, wer zurzeit Bundespräsident ist, welchen Wochentag wir haben und was wir für das Wochenende planen und mit wem. Aber für viele, und aus einer Vielzahl von Gründen, wird diese einfache, früher automatische Erinnerung zum ungeordneten und entmutigenden Kuddelmuddel. Es lässt sich leicht ausmalen, dass dies für sie der unausweichliche Anfang eines erschreckenden degenerativen Prozesses ist, der ihre Persönlichkeit verwandeln, ihr Verhalten verändern und letztlich ihren Verstand bedrohen wird. Aber zum Glück gibt es in den meisten Fällen von einfacher Vergesslichkeit eine harmlose und unverfängliche Erklärung. Ein kurzzeitiger Aussetzer der Konzentration, eine geringfügige Zerstreutheit, eine Phase voller Stress. In den meisten Fällen kann dieses schwankende Gedächtnis trainiert, aufgefrischt und wiederhergestellt werden, ganz wie ein arthritisches Gelenk oder eine Wampe.

Unser Gedächtnis ist ein entscheidender und faszinierender Teil unseres Verstands, und doch bleibt ein Großteil davon medizinisch unerklärt und rätselhaft. Wir sind verblüfft über Geschichten von Leuten, die ein außergewöhnliches fotografisches Gedächtnis haben oder offenbar ganze Telefonbücher auswendig können. Wir sind überrascht von jenen, die ein phänomenales Gedächtnis für besondere Arten von Informationen haben, obwohl sie einen Schlaganfall hinter sich oder Leiden wie Autismus haben. Wir werden auch unweigerlich von Zeitungsgeschichten über traumatische Amnesie angezogen, wo eine Person, die einen Schlag auf den Kopf bekommen hat oder aus dem Koma erwacht, jegliche Erinnerung an ihr früheres Leben oder ihre frühere Identität verloren hat. Anscheinend schätzen wir die verblüffende Kraft unseres Gedächtnisses erst, wenn etwas schiefgeht und es beeinträchtigt. Wenn dann Probleme auftreten, ob kleinere oder größere, wissen wir, dass jedes der drei Hauptstadien des Gedächtnisses gestört werden kann. Das erste Stadium, die Aufnahme von Information, kann leicht gestört werden, wenn der Geist bei jemandem, der gestresst, ängstlich oder deprimiert ist, abgelenkt wird. Die Speicherung von Information, das zweite Stadium des Gedächtnisses, kann durch physische, hormonelle oder chemische Missverhältnisse im Gehirn durcheinandergebracht werden. Die Erinnerung, das dritte und letzte Stadium, kann durch degenerative Prozesse, eine Entzündung und Altern gefährdet werden.

Aber von all diesen potenziellen Ursachen des Gedächtnisverlusts ist der zugrunde liegende Prozess, den wir vielleicht am meisten fürchten, die Demenz, deren häufigster und bekanntester Typus die senile Demenz oder Alzheimerkrankheit ist. Wenn man bedenkt, dass bis zu 30 Prozent der Menschen über 85 Jahren davon betroffen sind, und weil eines der frühesten Symptome eben der allmähliche Gedächtnisverlust ist, sind unsere Ängste angesichts dieses niederschmetternden Leidens verständlich. Aber die Mehrheit von uns wird in Wirklichkeit nie an Demenz leiden. Und während ein allmählicher und fast unmerklicher Verlust unseres Gedächtnisses ein normaler Teil der »abnehmenden Jugend« ist, wie Adams nicht sehr lustiger Arzt sagt, können wir viel tun, um unsere Speicherung von Informationen und Erinnerung an Informationen zu bewahren, sodass wir bis ins hohe Alter klar und wach in allen unseren geistigen Fähigkeiten bleiben. Zum Glück ist das Langzeitgedächtnis von Eves Vater noch sehr gut. Er kann sich an seine Schulzeit und den Namen des Rektors erinnern und sogar an das Nummernschild seines ersten Autos. Aber er kann sich nicht an die Namen seiner Enkelkinder erinnern, er vergisst, für welche Besorgungen er aus dem Haus gegangen ist, und manchmal ruft er Eve drei oder vier Mal am Tag an, weil er vergessen hat, dass er es schon getan hat. Adam und Eve sorgen sich um Eves Eltern, Joe und Grace, aber zusammen werden sie später am Abend nachsehen, wie sie zurechtkommen.

Also warum unterscheidet sich nun das Kurzzeitgedächtnis vom Langzeitgedächtnis? Und warum beeinträchtigt die anfängliche Demenz besonders das Kurzzeitgedächtnis? Was *ist* das Gedächtnis überhaupt und welche verschiedenen Typen gibt es?

Unser Gedächtnis hängt von einer ganzen Reihe verschiedener Hirnfunktionen ab, aber alle beruhen auf der Wiederherstellung vergangener Erfahrungen. Erreicht wird dies durch die synchrone Aktivität der spezifischen Nervenzellen, die durch die ursprüngliche Erfahrung elektrisch ausgelöst wird. Ein gutes Gedächtnis zu haben bedeutet, dass wir die Menschen um uns herum erkennen, den Text eines Liedes mitsingen, am Abend nach Hause finden oder ein Auto fahren können. Gedächtnis wird erzeugt, wenn Nervenzellen namens Neuronen zusammen als Reaktion auf eine bestimmte Erfahrung »losfeuern«. Wenn etwas denselben Satz Neuronen anstößt, in ähnlicher Weise erneut »loszufeuern«, wird die ursprüngliche Erfahrung wiederhergestellt. Die Wiederherstellung kann nicht *genau* die gleiche sein, sonst wäre das Gehirn nicht in der Lage, die Erinnerung von der augenblicklichen Situation zu unterscheiden. Aber es ist eine ausreichend ähnliche Kette von Ereignissen, um Erinnerung und lebendige Vertrautheit zu erzeugen.

Kurzzeiterinnerungen bleiben in der Regel nur so lange bei Ihnen, wie Sie sie brauchen. Sie sind nützlich, aber nur für eine begrenzte Zeit. Sich eine Notiz im Geiste von Namen oder der Telefonnummer eines Geschäftskollegen zu machen ist ein gutes Beispiel. Das ist Arbeitsgedächtnis und die Art, von der Studenten profitieren, die für ihre Prüfungen in der Nacht davor büffeln und dann alles binnen Stunden oder Tagen vergessen. Theoretisch ermöglicht es Adam auch, sich zu erinnern, wo er letzte Nacht seine Schlüssel hingelegt hat. Das Langzeitgedächtnis dagegen wird für gewöhnlich wegen Assoziationen mit starker Gefühlsbewegung, tiefer persönlicher Bedeutung, Neuartigkeit oder ständiger Wiederholung der Erinnerung dauerhafter aufgezeichnet. Es gibt auch viele verschiedene Arten des Gedächtnisses. Das semantische Gedächtnis, das sich an direktes Wissen wie die Tatsache, dass die Erde rund und nicht flach ist, erinnert; das prozedurale Gedächtnis, das bedeutet, dass Sie Dinge tun können wie den Rasen mähen oder mit einem Hüpfseil umgehen; und das episodische Gedächtnis, das sich auf frühere, mit Affekt und Empfindung verbundene Erlebnisse bezieht und ein besonderes Gefühl des Wohlbefindens oder der Aufregung erzeugen könnte, wenn man beispielsweise ein Lieblingslied hört. All diese verschiedenen Aspekte der Erinnerung werden nicht von einem zentralen Ort in Ihrem Gehirn verarbeitet und aufgerufen, sondern von vielen gesonderten Regionen, deren Funktionen ebenfalls sehr verschieden sind. Jede einzelne bestimmte Erinnerung kann jedoch alle diese gesonderten Bereiche des Gehirns gleichzeitig einbeziehen.

Diese lustige kleine Katze, die Sie als Kind hatten, ist immer noch deutlich in Ihrem Gedächtnis, aber ihre Farbe ist in den Farbenteil Ihres visuellen Cortex (Sehrinde) geätzt, ihr seltsames hohes Schnurren ist im auditiven Cortex (Hörrinde) gespeichert, und die Akrobatik, die sie zeigte, wenn sie von Ihrem Schlafzimmerschrank aufs Bett sprang, ist im Motorcortex (motorische Rinde) Ihres Gehirns hinterlegt. Alle Elemente Ihrer Katzenerinnerung werden gleichzeitig ausgelöst, und es ist diese breite Verteilung von Erinnerungen über das Gehirn, die bedeutet, dass sie oft noch so plastisch sind, auch wenn ein Aspekt des Gedächtnisses verloren ist.

Es erklärt, warum Menschen, die zum Beispiel einen Hirnschaden infolge einer Kopfverletzung, eines Schlaganfalls oder einer Meningitis erleiden, immer noch bestimmte Erinnerungen behalten, wenn diese Erinnerungen auch nicht heil und vollständig sein mögen. Diese Menschen sind vielleicht fähig, sich an ein Gesicht zu erinnern, aber nicht an einen Namen, an eine frühere Wohnung, aber nicht an den Ort oder die Adresse.

Es war diese Art von fragmentarischem und partiellem Gedächtnisverlust, der anfänglich dem berühmten »Piano-Mann« zugeschrieben wurde, den man an einem Strand in Sussex in einem durchnässten Abendanzug fand, offenbar nicht wissend, wer er war und warum er sich dort aufhielt. In den folgenden Tagen und Wochen waren die britische und dann auch die internationale Presse fasziniert von der Tatsache, dass er offensichtlich nichts anderes konnte, als einen Flügel zu zeichnen und, als man ihn an einen setzte, geläufig und anmutig zu spielen, was zu der allgemeinen Vorstellung führte, er sei Konzertpianist, der irgendwie einen plötzlichen und katastrophalen Gedächtnisverlust erlitten habe. Wie es oft bei solchen Zeitungsgeschichten der Fall ist, war die Wahrheit viel nüchterner. Entgegen den Berichten stellte sich heraus, dass er nicht mehr als ein paar Noten spielen konnte, und nach mehreren Wochen beschloss er endlich, dass er genug von der Ausflucht gehabt hatte, gab zu, dass er ein normaler junger Mann aus Deutschland war, und entließ sich selbst aus dem Krankenhaus, wobei er die Psychologen und Psychiater, die sich um ihn gekümmert hatten, mit roten Köpfen zurückließ. Seine Amnesie war totaler Schwindel gewesen.

Betrügerische Vortäuschung von Gedächtnisverlust ist durchaus nicht ungewöhnlich. Fragen Sie ein schuldbewusstes Kind, was es mit den Süßigkeiten seiner Geschwister angestellt hat, die es gerade gegessen hat, und es wird wahrscheinlich antworten: »Weiß nicht mehr.« Es ist eine genauso gute Ausrede für den schuldigen Kriminellen, der des Einbruchs oder Mordes beschuldigt wird und auf die Frage, wo er in der fraglichen Nacht gewesen sei, auf die gleiche Art antwortet. Sich nicht zu erinnern oder vorzugeben, sich nicht zu erinnern, kann offensichtlich äußerst nützlich sein.

Aber es gibt viel mehr interessante Fälle von echter Amnesie als von betrügerischer, und wir sind alle gleichermaßen gefesselt und fasziniert, wenn wir von jemandem hören, der sich von einer schweren Kopfverletzung erholt hat, nur um festzustellen, dass er keine Erinnerung an sein früheres Leben und seine Identität hat. Diese Fälle können sich weder an den eigenen Namen erinnern, noch wer sie sind, oder wo sie wohnen. Sie erkennen nicht die Partner bzw. Partnerinnen, mit denen sie 30 Jahre lang Haus und Bett geteilt haben. Man muss ihnen die eigenen Kinder wieder vorstellen. Die Menschen, mit denen sie arbeiten, und der Beruf, den sie einmal ausübten, sind ihnen völlig fremd. Dieses Leiden, bekannt als retrograde Amnesie, bedeutet, dass ihre Erinnerungslücke vom Eintreten der ursprünglichen Kopfverletzung an rückwärts reicht. Doch auf einer anderen Ebene wissen diese Menschen oft immer noch, wie man geht, Auto fährt und spricht. In der Regel können sie auch in der Zeit, die nach dem Kopftrauma kommt, neue Informationen speichern, sodass neue Beziehungen und neue Erfahrungen gelernt und bewahrt werden können. In den meisten Fällen von retrograder Amnesie ist das Problem glücklicherweise weitgehend ein Mangel an Erinnerung. Irgendwo in den tieferen Nischen des Gehirns, wo Millionen von physisch durchgeschüttelten Neuronen den Staub von sich abklopfen und einen Sinn für Ordnung unter sich wiederherstellen, sind die Erinnerungen, die dort gespeichert waren, noch vorhanden. Allmählich werden synaptische Verbindungen zwischen diesen Nervenzellen erneut hergestellt, trübe Erinnerungen beginnen wieder klarer und verlässlicher zu werden, und die Gedächtnislücke wird mit der Zeit langsam kleiner.

Doch leider hilft Adam nichts von alledem dabei, seine Schlüssel zu finden. Er kann sie sich vor seinem geistigen Auge vorstellen. Vier Schlüssel an einem großen runden kupferfarbenen Schlüsselring. Einer für das Auto, zwei für die Haustür und einer für die Garage. Er hat sie am Schlüsselbrett vor Augen. Auf der Eichentruhe, wo er sie manchmal ablegt. Auf dem Couchtisch. Neben dem Wasserkessel. Der Haken ist, sagt er sich, dass sie an keinem dieser Plätze sind. Er flucht, weil es so frustrierend ist. Es ist so eine totale Zeitverschwendung! Er muss die Kinder in die Schule bringen und trotzdem um neun Uhr bei der Arbeit sein. Und währenddessen wird der Verkehr immer dichter werden. Immer mit der Ruhe, denkt er. Er ist langsam genervt, und es ist noch nicht einmal acht Uhr. Bestimmt wird Eve gleich ins Zimmer kommen und ihm sagen, er möge sich entspannen und methodischer zu suchen anfangen. Entweder das, oder sie hat sie gefunden und wedelt mit ihnen triumphierend vor seiner Nase.

»Du findest sie nicht, wenn du so untätig herumstehst«, platzt sie plötzlich hinter ihm heraus. »Wahrscheinlich merkst du, dass du Sachen *bewegen* musst. Die Kissen auf dem Sofa hochheben oder den Papierkram auf deinem Schreibtisch. Es ist wirklich verwunderlich, aber manchmal stellt man fest, dass Sachen wie Schlüssel unter anderen Sachen auftauchen. Probier's.«

Und da steht sie mit ein wenig hochgezogenen Augenbrauen und einem kleinen Lächeln auf den Lippen.

»Aber ja, danke, meine Liebe«, sagt Adam etwas sarkastisch. »Was würde ich ohne dich machen?«

»Viel Erfolg«, antwortet sie gönnerhaft. »Lass dich von mir nicht ablenken.«

Und während sie geht, wird Adam klar, dass er gerade über die wesentliche Ursache seines wiederkehrenden Problems mit verlegten Sachen gestolpert ist. Ablenkung. »Lass dich von mir nicht ablenken«, hatte sie gesagt. Und genau das ist es. Er kommt nach einem arbeitsreichen Tag nach Hause, hat den

Kopf noch total voll und in der Hand eine Aktentasche, Sportsachen, eine Ausgabe der Lokalzeitung und Wunder was sonst noch. Er kommt durch die Tür, legt die Sachen ab, schlüpft aus dem Mantel, das Telefon klingelt, Ben bittet, ihn zum Haus seines Kumpels zu fahren, und Poppy möchte ihm ihr Kunstwerk zeigen. Er ist abgelenkt. Er denkt nicht einmal darüber nach, was er mit seinen Schlüsseln macht. Er registriert es gar nicht. Und wenn es nicht registriert wird, dann wird er sich offenbar später nicht daran erinnern können. Es ist also doch nicht sein Gedächtnis, das versagt. Es ist vielmehr die Schuld seiner Familie.

Doch gleich, wer schuld ist, auf jeden Fall ist wahr, dass die meisten der Routinedinge, die wir jeden Tag machen, keine dauerhafte Spur in unserem Gedächtnis hinterlassen. Um etwas dauerhaft in unser Gedächtnis zu encodieren oder wenigstens für eine lohnende Dauer einzuätzen, muss es wirklich über unsere volle Aufmerksamkeit verfügen oder von vornherein mit Emotion oder Bedeutung geladen sein. Wenn die Frau aus Adams wildesten Träumen die Tür geöffnet hätte, als er am Abend nach Hause kam, und da nackt gestanden und verführerisch die hohlen Hände hingehalten hätte, damit er dort seine Autoschlüssel ablege, würde er sich aller Wahrscheinlichkeit nach erinnern, wo er sie gelassen hat. Und er würde sich genauso gut erinnern, wenn er das Pech gehabt hätte, einen kräftigen elektrischen Schlag zu bekommen, weil er sie auf einen offen daliegenden, stromführenden Draht gelegt hätte. Das kommt daher, dass die Aufmerksamkeit, die er dem Erlebnis dann gegeben hätte, größer gewesen wäre, die Emotion, die es begleitet, tiefer, der Eindruck bedeutsamer und, am wichtigsten von allem, weil ein bestimmter Teil seines Gehirns, der Hippocampus, ebenfalls einbezogen gewesen wäre. Die neuronale Aktivität im Hippocampus verarbeitet diese dramatischeren Erlebnisse und encodiert sie dauerhaft mittels eines Verfahrens, das als Langzeitpotenzierung bekannt ist. Die hereinkommenden Daten werden um Spulen aus Nervengewebe gewunden, wobei jedes Stück Information registriert und wieder registriert wird, und zwar nicht nur einmal, sondern vielfach. Das ist die Entsprechung der Gedächtnisbank zum Gewinn des Jackpots. Die stärkste Information wird in jene Bereiche des Gehirns zurückgespielt, wo diese Information anfänglich registriert wurde. So würden der Anblick dieser Frau seiner Träume und ihr Parfüm in seiner Nase elektrisch an seinen visuellen und seinen olfaktorischen Cortex telegrafiert, wo sie als deutliche Erinnerung an das ursprüngliche Erlebnis neu aufgeweckt würden.

Alles sehr interessant, denkt Adam wohl. Aber Carmen Electra war nicht da, um ihm letzte Nacht die Schlüssel abzunehmen. Gott sei's geklagt.

Was ist dagegen, wenn er jemals etwas vergessen wollte? Was für ein seltsamer Gedanke, wo wir uns doch meistens den Kopf zerbrechen, um uns zu erinnern. Aber wir würden sicherlich gern traumatische Erinnerungen vergessen. Einen tätlichen Angriff. Einen schweren Einbruch. Zeuge zu sein bei einem Mord. Eine Fehlgeburt oder Totgeburt zu haben. Solche schrecklichen Erinnerungen bleiben hängen, ebenso bittersüße Erinnerungen, die man teilweise pflegen und teilweise tief im Innern begraben möchte. Eine posttraumatische Belastungsstörung ist nicht ungewöhnlich als Folge derartiger Erlebnisse, und jene schrecklich lähmenden Flashbacks können Leben ruinieren, weil sie die Menschen daran hindern, sich emotional fortzubewegen. Schmerzliche Erinnerungen sind zweifellos Dinge, die man lieber vergessen würde, wenn man könnte. In extremen Fällen haben Personen sogar eine traumatische Erinnerung unterbewusst ausgeschaltet, indem sie sich dabei stumm oder blind machten.

Das Gedächtnis ist eine rätselhafte und höchst komplexe geistige Funktion, die von den Wissenschaftlern immer noch nur teilweise verstanden wird. Einig sind sie sich allerdings anscheinend darin, dass es auf einer Kaskade von Botschaften beruht, weitergegeben über einen vorgegebenen Pfad von Neuronen, die durch Synapsen (winzige, mit Flüssigkeit gefüllte Räume zwischen zwei Nervenzellen) verbunden sind, wo die Übertragung chemischer Signale stattfindet. Wenn dies der Fall ist, sagen manche, müssten theoretisch Erinnerungen durch Injektion von einer Person auf eine andere übertragbar sein. Und im Bestreben, dies zu beweisen, haben Wissenschaftler genau dies seit Jahren probiert.

Experimente mit Erinnerungsübertragung begannen tatsächlich schon 1953, zuerst mit Arbeiten an Planarien (Plattwürmer). Ihre winzigen Gehirne und Nervensysteme bedeuteten vermutlich, dass sie ohnehin nicht viel zu erinnern hätten, aber die Experimente schienen, so unglaublich es klingt, tatsächlich nahezulegen, dass die Plattwürmer durch Gedächtnistransfer zumindest ein wenig lernen konnten. Wenn dies wirklich der Fall ist und Erinnerungen sich einfach aus physikalisch-chemischen Komponenten zusammensetzen, die von einer Lebensform in eine andere injiziert werden können, sind die Konsequenzen gewaltig. Nach einer einzigen Injektion mit einer Subkutannadel wäre Adam vielleicht in der Lage, sich an alles zu erinnern, was Eve jemals erlebt hat. Und umgekehrt. Oder was Nelson Mandela jemals erlebt hat. Oder Hugh Hefner. Und vielleicht könnte Ben ohne die Stunden auskommen, in denen er Abschnitte aus *Hamlet* fürs College auswendig gelernt hat, und sich für die Alternative einer Injektion entscheiden. Leider ist der Erinnerungstransfer noch nicht perfektioniert worden. Aber die Forschung geht weiter.

Tatsächlich sind die Wissenschaftler weit davon entfernt, also wird Adam zumindest vorerst die Suche nach seinen Schlüsseln ausweiten müssen. Wenn er nur das fotografische Gedächtnis des berühmten autistischen Inselbegabten Stephen

Wiltshire hätte! Er und einige andere können sich Dinge fantastisch detailliert einprägen und sie noch nach vielen Jahren getreu wiedergeben. Nach nur einer äußerst kurzen Besichtigung der Londoner Innenstadt produzierte dieser eine geografisch akkurate Zeichnung von Westminster und der Themse und Tausenden Gebäuden, die ihr Ufer säumen, in Perspektive und vollkommenem Detail. Auf *ihn* würde Adam Geld setzen, dass er seine Autoschlüssel am Morgen finden könnte und jene wesentliche Voraussetzung einer dauerhaften Ehe erfüllen würde – sich an den Geburtstag seiner Frau und den Hochzeitstag zu erinnern.

Kapitel 16

In ein paar Minuten wird Eve sich von Adam und den älteren Kindern an der Haustür verabschieden, aber sie kann sich noch die Mühe machen, zuerst ihr Make-up aufzulegen und gut zu riechen. Adam putzt gerade seine Zähne (mit sieben Amalgamfüllungen und drei Porzellaninlays, überlegt sie süffisant).

Eve weiß jedoch, dass sie nicht lange warten muss, weil Adams Vorstellung von Zahnreinigung aus einigen oberflächlichen waagrechten Strichen mit einem sehr steifen Bürstenkopf über das Zahnfleisch besteht und nicht mehr als 20 Sekunden dauert. Eine Technik, die garantiert Zahnfleischrückgang und besondere Anfälligkeit sowie stattliche Zahnarztrechnungen in der Zukunft verursachen wird.

Nachdem sie mit Rubys Zähnen fertig ist, hat Eve die perfekte Zwei-Minuten-Zahnpflege an ihren eigenen vollendet und sitzt jetzt vor dem Spiegel ihres Schminktischs, um ein Parfüm auszuwählen. Ist es nicht komisch, denkt sie, dass sie, seit sie schwanger ist, von einigen ihrer Lieblingsparfüms völlig abgekommen ist? Plötzlich riechen sie so ekelhaft und moderig. Andere, die sie seit Monaten nicht mehr verwendet hat, erscheinen ihr viel frischer und belebender. Sie hat halb damit gerechnet, da es jedes Mal, wenn sie in der Vergangenheit schwanger war, eine ähnlich seltsame Wirkung auf ihren Geruchs- und Geschmackssinn gehabt hat. Wie kommt es, überlegt sie, dass der frische Kaffeeduft, den sie jeden Morgen so geliebt hat, bei ihr sofort Übelkeit auslöst? Warum hat sie ganz mit Alkohol aufgehört? Warum ist ihr das Aroma des warmen Toasts sehr willkommen, wogegen der Geruch des bratenden

Specks sie an ein frisch geschlachtetes Tier erinnert und einen Würgereiz auslöst? Warum passiert das alles, nur weil sie ein Kind erwartet, und hat es irgendetwas mit ihrer morgendlichen Übelkeit zu tun oder mit dem heftigen Verlangen nach ausgefallenen Brotaufstrichen?

Ihr Geruchssinn beruht auf Chemorezeptoren, die in den Schleimhäuten ihrer Nasenwand liegen. Diese Rezeptoren können auf eine große Zahl verschiedener Moleküle reagieren, aber zu diesem Zweck müssen die Moleküle zuerst in Wasser gelöst werden. Dieses Wasser kommt nicht nur vom Nasensekret, sondern auch vom Speichel, was teilweise der Grund ist, warum Geruchs- und Geschmackssinn so untrennbar miteinander verbunden sind. Was wir schmecken, ist zu ungefähr 75 Prozent Geruch, während Rezeptoren auf verschiedenen Stellen der Zunge ebenfalls eine wichtige Rolle spielen.

Doch nicht die gesamte Nasenwand reagiert auf Geruch sensibel. Alle Rezeptorzellen sind in einem Bereich von rund fünf Quadratzentimetern hoch oben im Dach der Nasenhöhle konzentriert. Trotzdem gibt es 10–20 Millionen davon. Es handelt sich eigentlich um modifizierte Nervenzellen, die an den unteren Enden geschwollen sind, wo jede einzelne mehrere haarartige Ansätze, die Zilien, aussendet, die sich nach unten zur Oberfläche der Schleimhaut fortsetzen. Diese Zilien enthalten Rezeptorstellen, die durch in die Nase wehende Duftmoleküle angeregt werden, was sie veranlasst, Nervenimpulse zu erzeugen, die durch winzige Perforationen in dem darüberliegenden Knochen in der Schädelbasis, dem Siebbein, nach oben zum Gehirn übertragen werden. Hier, direkt über dem Knochen, liegen zwei geschwollene Endpunkte des Riechnervs, die sogenannten Riechkolben. Diese enthalten Millionen von Nervenfasern, die alle Impulse, die Geruch entdecken, hinauf in das limbische System des Gehirns senden, das eng mit dem Gedächtnis verknüpft ist. Aus diesem Grund können wir Zehntausende verschiedene Gerüche speichern, erkennen und erinnern. Aus dem limbischen System gehen Signale zur Riechregion in der Großhirnrinde, wo das, was Sie tatsächlich riechen, letztendlich interpretiert wird. Von hier verbinden andere Nervenpfade den olfaktorischen Cortex (Riechhirn) zurück zum limbischen System und dann weiter zum Hypothalamus, einem Bereich des Gehirns, der eng mit hormoneller Aktivität, Kreislaufveränderung und sogar sexueller Erregung verknüpft ist. Deshalb kann Ihr Geruchssinn Erinnerungen heraufbeschwören und daher wichtig für sexuelle Anziehung und die Libido sein.

Das Erstaunliche ist, dass das alles ständig vor sich geht, rund um die Uhr. Erst wenn ein Geruch uns irritiert oder wir ihn besonders angenehm finden, setzen wir uns auf und nehmen ihn zur Kenntnis. Erst wenn ein Aroma interessant oder erkennbar ist, wachen wir auf und riechen sozusagen den Kaffee. Aber wie geschieht dies?

Der Prozess des Riechens beruht auf einer physischen Passform zwischen Duftmolekülen und den Chemorezeptorstellen auf den Nasenzilien. Die Rezeptorstellen an manchen Zellen passen etwa zu Ammoniakmolekülen, während solche an anderen Zellen zu Äthermolekülen passen. Die Moleküle müssen zuerst in Nasenschleim gelöst sein, bevor sie die Rezeptoren stimulieren können, aber die Empfindlichkeit des Systems ist unglaublich angesichts der Tatsache, dass die Stimulierung von gerade mal vier Molekülen einen vertrauten Geruch auslösen kann. Auf diese Weise können wir bis zu 4000 verschiedene Düfte unterscheiden. Wie genau die Riechnerven im Gehirn dies erreichen, bleibt jedoch einigermaßen rätselhaft. Es ist nicht bloß eine genaue Passform zwischen chemischen Molekülen und Rezeptorstellen, die uns den Geruchssinn gibt. Moleküle, die Duft erzeugen, sind im Allgemeinen klein, aber der wahrgenommene Duft scheint mehr von der Molekülstruktur als von der Größe abzuhängen. Kampfer- und Hexachlorethanmoleküle sind physikalisch verschieden, besitzen verschiedene chemische Eigenschaften und riechen doch für uns Menschen gleich. Wissenschaftler, die unsere Fähigkeiten, Gerüche zu entdecken, zu kategorisieren versuchten, haben diese in sieben Grundarten eingeteilt – beißend, mentholartig, faulig, moschusartig, blumenduftartig, ätherisch (wie Trockenreinigungsmittel), kampferähnlich (wie Mottenkugeln). Sie vermuten, dass es die unterschiedlichen Kombinationen dieser Moleküle sind, die das breite Spektrum der Düfte, die wir entdecken können, bewirken. Sie mögen durchaus recht haben, aber was auch immer die Wahrheit ist, es besteht kein Zweifel, dass unser Geruchssinn und der natürliche Geruch, den wir selbst abgeben, auch ohne Parfüm, höchst individuell sind.

Rubys Geruch ist ziemlich einmalig, und Eve würde sicher den Geruch von Bens oder Poppys Schlafzimmern erkennen können, selbst mit verbundenen Augen. Aber es ist ein Wunder, dass sie überhaupt etwas riechen kann mit dieser verstopften Nase, die sie anscheinend jedes Mal bekommt, wenn sie schwanger ist.

Es wird angenommen, dass der Geruchssinn einer Frau am stärksten ist, wenn sie ein Ei abstößt, und ihre Nase überempfindlich wird, wenn sie schwanger ist, was sie mit einem ungewöhnlich guten Geschmackssinn ausstattet, der zu jenen bizarren Gelüsten nach Dingen wie Zwiebeln in Joghurt führt. Oder Kohle. Oder alter Schnur. Angeblich ist sie in der Lage, Angst, Glück und sexuelle Erregung zu riechen, obgleich die Wahrnehmung dieser emotionalen Aromen subjektiv wäre und von verschiedenen Frauen unterschiedlich beschrieben würde. Ärzten zufolge ist das alles auf die Blutgefäße in der Nasenwand zurückzuführen, die unter dem Einfluss höherer Östrogenspiegel in der Blutbahn anschwillt. Eve ist davon nicht so ganz überzeugt.

Ihr Coco-Chanel-Parfüm ist angenehm, aber es dringt kaum durch ihre verstopfte Nase. Sie hat schon alles Mögliche getan, um die Symptome zu verringern, und sauber und ordentlich, wie sie ist, schlägt sie die Bettdecke vom Kopfende zurück, um die Matratze und das Kissen zu lüften, und öffnet das Schlafzimmerfenster, um gleichzeitig frische Luft ins Zimmer zu lassen. Sie war entsetzt, als sie zum ersten Mal hörte, dass auf der Matratze einer Durchschnittsperson zwei Millionen Hausstaubmilben leben und dass sich das Gewicht eines Kissens alle sechs Monate als Folge ihres gesammelten Kots verdoppelt.

Die Hausstaubmilbe ist in der Tat allgegenwärtig. Ungeachtet der Sauberkeit und Hygiene ist sie in jedem Haus vorhanden. Dieses mikroskopisch kleine achtbeinige Insekt ist für das bloße Auge unsichtbar und misst nur 0,3 Mikrometer in der Länge. Es ernährt sich von abgestorbenen menschlichen Hautzellen, und jede Staubmilbe produziert am Tag rund 20 Kotkügelchen. Das ist sogar mehr, als Adam zu produzieren pflegt, denkt Eve, wenn er selbst eine Hausmilbe wäre. Adam ist übrigens in der Tat zur Hälfte das Problem. Würde er in der Nacht nicht so stark schwitzen, würden einige dieser Staubmilben vielleicht austrocknen und absterben. Aber daran ist nicht zu denken. Sie weiß, er ist eben einfach so.

Zum Problem wird allerdings, dass es nicht die Staubmilbe selbst ist, gegen die so viele Menschen allergisch sind. Es sind die Fäkalien. Oder ihr Kot, wie die meisten Menschen wohl lieber sagen. Die Kotkügelchen werden in den Häusern mit Zentralheizung, Polstermöbeln, Klimaanlage und Wärmedämmung schnell trocken und zerfallen, zerbröseln in die Atmosphäre in wirbelnden unsichtbaren Staubwolken, um dann von arglosen Opfern eingeatmet zu werden. Einige Bestandteile der Kotkügelchen wirken allergisierend auf die Schleimhautauskleidung der Nase, Kehle und Luftwege, was zu anhaltender Nasenverstopfung (beständige Rhinitis), geröteten juckenden Augen und, bei bestimmten anfälligen Menschen, Asthma führt. Dies ist tatsächlich die zweithäufigste Allergie überhaupt (nach Pollen) und wird oft mit Heuschnupfen und der Nasenverstopfung verwechselt, die mit fast allen anderen Beschwerden einschließlich Schwangerschaft verbunden ist.

Was sollte Eve tun? Bei der Stadtverwaltung oder Schädlingsbekämpfung anrufen? Hoffnungslos. Die Matratze ausräuchern? Unnötig. Die Kissen wegwerfen? Ja. Wenigstens jedes Jahr. Alle Bettbezüge und Laken jede Woche bei 60 Grad waschen? Unbedingt. Hypoallergene Matratzen und Kissen kaufen und alle Kuscheltiere Rubys über Nacht in die Gefriertruhe packen? Nur wenn ihre Symptome oder die eines anderen im Haus beträchtlich sind. Manche Bekannten Eves sind so weit gegangen, ihre Teppiche gegen Holzböden und die Vorhänge gegen Jalousien auszutauschen. Manche von ihnen haben Steroide und starke krankheitsmodifizierende Medikamente wie Methotrexat einnehmen und Inhalatoren verwenden müssen. Manche haben für desensibilisierende Injektionen auf vierzehntägiger Basis Kliniken aufgesucht. Ohne Zweifel stehen die Probleme, die diese Hausstaubmilben verursachen, in einem Missverhältnis zu ihrer Größe. Und abgesehen von diesen Milben scheint fast ein Drittel der Bevölkerung an irgendeiner Form von Allergie zu leiden, und die Zahl steigt ständig an.

Wenigstens sind Eves Symptome nicht zu schlimm. Über die Jahre hat sie viele Tests machen lassen. Sie haben nicht viel ergeben, was hilfreich war, allerdings hat sie zumindest eine wichtige Sache gelernt: dass in stichprobenartigen klinischen Studien angewandte Kinesiologie, zytotoxische Tests, vegetative Reflextests, Haaranalysen und Pulstests verfehlt haben, einen wie auch immer gearteten medizinischen Wert nachzuweisen.

Eve hatte einen Pricktest vor ungefähr drei Jahren, und die Reaktion war einigermaßen enttäuschend. Bloß ein schwacher rosa Ring um die Stelle, wo der Arzt die Haut geritzt hatte, und ein abschätziges Schulterzucken desselben, als wolle er sagen: »Alles in Ordnung bei Ihnen. Hören Sie auf, meine Zeit zu vergeuden.« Es wäre nicht so schlimm gewesen, wäre Eve wenigstens gegen irgendetwas allergisch gewesen. Katzen, Hunde, Pferde. Sogar niedergelassene Ärzte. Die Unterstellung war gewesen, dass sie viel Wirbel um nichts mache. Sie waren nicht sehr verständnisvoll hinsichtlich möglicher Allergien gewesen, denkt Eve, aber hoffentlich werden sie wegen der Schwangerschaft ein wenig verständnisvoller sein. Sie sind es für gewöhnlich eher, wenn zwei betroffen sind. Und wenn vielleicht auch nur aus dem Grund, dass sie dann doppelt haftbar gemacht werden könnten, falls etwas schiefgeht, überlegt sie.

Aber was ist mit ihrem Baby? Kann es schon Gerüche entdecken? Und wenn ja, welchen würde es bevorzugen? Wenn sie auf die Welt kommen, werden Babys sehr bald mit dem Geruch der Haut und Brustmilch ihrer Mutter vertraut, aber wann entwickelt sich diese Fähigkeit eigentlich? Ist es überhaupt möglich im Mutterleib, angesichts der Tatsache, dass sie in einem mit Flüssigkeit gefüllten Kokon schweben und von Fruchtwasser umgeben sind?

Ein ungeborenes Baby schwimmt in Flüssigkeit anstatt in Luft, also kann es nicht im eigentlichen Sinn schnuppern, aber es kann Düfte auffangen, die im Fruchtwasser gelöst sind. Das leuchtet ein, da Erwachsene Geruchsmoleküle in ihrem Nasenschleim lösen müssen, bevor die Riechnerven auf sie aufmerksam werden. Wenn Eve als Mutter des Babys zum Beispiel pikante oder würzige Speisen isst, wird sich das Fruchtwasser in seiner chemischen Zusammensetzung verändern. Es ist wahrscheinlich, dass ihre eigenen spezifischen, aber feinen Pheromone ebenfalls ständig im Fruchtwasser vorhanden und für das Knüpfen der Mutter-Baby-Bindung nach der Geburt entscheidend sind. Gibt sie ihrem Baby 24 Stunden, um seine süßen kleinen Nasenlöcher von dem ganzen schmierigen Zeug von der Geburt frei zu machen, beginnt es fast sicher, die Düfte zu erleben, die Erwachsene später im Leben kennenlernen.

In gut dokumentierten Laborexperimenten hat man Babynasen lieblichen frischen Düften und schrecklich fauligen ausgesetzt. Sie konnten lächeln, wenn sie den Duft von Vanille, Banane, Honig und Schokolade aufnahmen, während sie das Gesicht verzogen, wenn sie faule Eier oder Garnelen vorgehalten bekamen. Dabei unterscheiden sie sich eigentlich gar nicht so sehr von uns Erwachsenen. Außerdem haben andere Forschungen nachgewiesen, dass Babys auch zwischen dem Geruch ihrer Mutter und ihrer Milch sowie dem Geruch anderer Mütter und deren Milch unterscheiden können. Sie bevorzugen, was erkennbar und vertraut ist, und da sie einen Duft erkennen können, bedeutet das, dass im Gehirn des Babys schon eine hochgradig bewusste Verarbeitung stattfindet.

Wie steht es dann aber um den Geschmack? Kann Eves Baby auch Dinge schmecken? Wir wissen, dass Babys schlucken können. Als Eve mit Ben schwanger war, hatte sie bei der Ultraschalluntersuchung auf dem Bildschirm gesehen, wie er das Fruchtwasser schluckte. Nach Ansicht mancher Fachärzte paddeln Babys im Fruchtwasser ihrer Mutter in einer regelrecht bunten Mischung aus Aromen herum, darunter die Salzigkeit von Natrium, die Süße von Sukrose und, durchaus nicht zu vergessen, die ammoniumartige Bitterkeit ihres eigenen Urins. Wünschte Eve als Mutter ihr eigenes Fruchtwasser zu probieren, würde es tatsächlich ziemlich salzig schmecken, was vielleicht der Grund ist, warum manche Babys auf dem Ultraschallschirm zu sehen sind, wie sie nach dem Schlucken das Gesicht verziehen. Ruby ist jetzt fünf Jahre alt, und nichts hat sich geändert. Sie kann Geschmacksrichtungen gut unterscheiden. Und sie weiß, was sie mag. Und was sie *nicht* mag. Gibt man ihr Brokkoli, spuckt sie ihn sofort aus. Wie lange kann ein

Kind allein von Banane, Haferbrei und Honig existieren, fragt sich Eve verzweifelt.

Plötzlich wird sie ganz gerührt, und ihr kommen die Tränen. Vielleicht weil sie sich wegen Rubys wählerischem Essen Sorgen macht. Oder wegen Poppys Kalorien-Zählerei. Vielleicht aber auch nur, weil Adam und die älteren Kinder gleich aus dem Haus gehen. Wie kommt es, dass sie sich plötzlich so unvorhersehbar und unlogisch von diesen Sorgen überwältigt fühlen kann? Woher kommt dieser instinktive Wunsch einer Mutter, jeden in Watte zu packen? Und warum reagieren Schwangere so völlig unverhältnismäßig auf ihre Umgebung? Es ist verständlich bei Menschen, die unter starkem Stress stehen. Wir sehen es bei Leuten, die eine Hirnschädigung erlitten haben, sei es durch einen Schlaganfall, Parkinson, eine Kopfverletzung oder multiple Sklerose. Wir sehen es auch bei Kindern mit Aufmerksamkeitsdefizitsyndrom oder anderen Lernschwierigkeiten. Und man kann verstehen, warum die ein bis zwei Prozent der Frauen, die das Pech haben, an schwerer postnataler Depression zu leiden, solche emotionalen Schwankungen erleben, aber warum sind Eves Gefühle in der frühen Schwangerschaft, wo sie doch glücklich ist, schwanger zu sein und nicht unter ersichtlichem Stress steht, so außer Kontrolle?

Sie ist nicht übermäßig ängstlich. Sie hat keine Angst vor der Geburt, sie hat es schon hinter sich gebracht und weiß, dass sie es gut kann, und sie und Adam haben weder finanzielle noch Beziehungssorgen. Obendrein hat sie keine Gefühle der Unzulänglichkeit oder Zweifel, eine verantwortungsbewusste Mutter zu sein. Also muss es in ihrem Fall wirklich auf diese verflixten Hormone hinauslaufen, auf Östrogen und Progesteron, die so wild schwanken und alle möglichen seltsamen Wirkungen auf die Neurotransmitter in ihrem Gehirn verursachen, die für ihre Stimmungen verantwortlich sind. Was aber *sind* diese Hormone und was genau tun sie?

Hormone sind im Wesentlichen chemische Substanzen, die in einem Teil des Körpers produziert und über die Blutbahn in andere Teile des Körpers transportiert werden, die dann aktiviert werden. In der Schwangerschaft geht es nicht ohne sie. Sie sind für jeden einzelnen Vorgang unerlässlich. Zunächst einmal hätte Eve ohne sie nicht empfangen können. Humanes Choriongonadotropin (hCG), gebildet in der Hypophyse an der Basis des Gehirns – einer Drüse, die wegen ihrer weitreichenden Wirkungen von Ärzten als »Dirigent des endokrinen Orchesters« beschrieben wird –, beeinflusst ihre Eierstöcke, mehr Progesteron abzusondern, was wiederum ihre Perioden unterbindet und die Muskelwand ihrer Gebärmutter entspannt. Östrogen bereitet ihren Uterus zur Einpflanzung des befruchteten Eis vor und kräftigt ihn, und es bereitet ihre Brüste für die Milcherzeugung vor. Oxytocin regt ebenfalls ihre Brustmilchdrüsen an und löst jene frühen Zusammenziehungen ihres Uterus aus, die sogenannten Braxton-Hicks-Kontraktionen, die dann zu den eigentlichen Wehen führen. Relaxin entspannt die Bänder in ihrem Becken und Rücken und in Geweben wie dem Gebärmutterhals als Vorbereitung auf die Geburt. Endorphine – sogenannte Glückshormone – helfen ihr, Stress und Schmerz zu verkraften, und vermitteln ihr den Wohlfühlfaktor, den sie im mittleren Drittel der Schwangerschaft erfährt.

In dieses zweite Drittel wird sie in rund zwei Wochen eintreten. Nach Eves Ansicht kann es nicht schnell genug kommen. Wie lächerlich ist es, dass sie wegen einer Fernsehwerbung weint, wo eine gezeichnete Miezekatze einsam und verlassen aussieht, oder nachdem sie die Nachrichten oder einen Spendenaufruf vom Kinderhilfswerk gesehen hat. Vielleicht ist es ein evolutionärer Mechanismus, dazu bestimmt, eine werdende Mutter dafür zu rüsten, ihre Familie und das Baby zu schützen und zu nähren, sobald sie es auf die Welt gebracht hat? Vielleicht sind es einfach die Nerven, denkt Eve. Was sie betrifft, ist es genau das, und jetzt ist sie entschlossen, sich zusammenzureißen, damit sie hinuntergehen und sich darum kümmern kann, dass die Kinder alles haben, was sie für die Schule brauchen.

Welches Parfüm könnte also passender sein als Chanel? Sie muss eine Entscheidung treffen. Abgesehen von eineiigen Zwillingen hat jedes Individuum einen unverwechselbaren Geruch. Eine wunderbar süß riechende Rose für die eine Person mag für eine andere kaum wahrnehmbar sein. Wir haben bei Düften alle blinde Flecken: Manche Menschen können keine Stinktiere riechen, während andere keine Freesien riechen können. Ein Raumspray oder ein Duftspray fürs Auto riecht für eine Person vielleicht nach Kiefer, aber nach Vanille für eine andere. Keiner von ihnen hat unrecht. Es ist eine Frage der Interpretation. Die Leute vergleichen oft den Geruch von schlechtem Atem mit Aceton oder von Schweißfüßen mit Blauschimmelkäse, und interessanterweise sind die für solche Gerüche verantwortlichen Moleküle wirklich identisch. Manche Leute können sich ihres eigenen oder anderer Menschen abgestandenen Körpergeruchs äußerst bewusst sein, während andere einfach nicht die Chemorezeptoren besitzen, um diese Geruchsmoleküle zu entdecken, und zum Glück nichts davon merken, selbst wenn sie die Nase tief in der übelriechenden Achselhöhle vergraben haben. Kein angenehmer Gedanke.

Vielleicht ist es also ein Glück, dass wir Menschen unsere Gehirne so stark beschäftigen, so viele andere Informationen zu verarbeiten haben, dass unser Riechvermögen sich fortschreitend verringert hat. Während unsere Großhirnrinden sich entwickelt haben, ist die Stärke unseres Geruchssinns geschwunden. Und je weniger wir uns auf unsere Fähigkeit verlassen, Gerüche zu entdecken, desto schwächer wird er. Wenn wir ihn nicht verwenden, verlieren wir ihn. Stadtmenschen zum Beispiel sind nicht in der Lage, bis zu 70 Prozent der Umgebungsdüfte wahrzunehmen, während Landbewohner mehr entdecken. Leute auf dem Land können sich am Geruch von Düngemitteln und Kuhmist erfreuen, an Lavendel, der im leichten Wind weht, und am Duft von frisch gemähtem Gras.

Studien des menschlichen Genoms beweisen, dass unsere Geruchsgene sich viel schneller verändert haben als die unserer nächsten lebenden Verwandten, der Menschenaffen. Der Geruchssinn beim Menschen ist im Vergleich zu anderen Arten ziemlich schlicht. Wir Menschen schnüffeln weniger, außer wenn wir erkältet sind, in welchem Fall wir aus anderen Gründen schnüffeln. Aber wir *schmecken* mehr als andere Säugetiere, da wir Düfte von der Rückseite unseres Rachens beim Kauen zu unseren Nasen senden. Diese Fähigkeit, Nahrung zu genießen, während wir essen, ist fast einzigartig und wird als retronasale Aromawahrnehmung bezeichnet. Es ist der physiologische Grund, warum manche Sterneköche so viel Geld verdienen. Sie bereiten ganz sicher erlesene Gerichte zu, aber sie müssen sich immer noch auf die Geschmacks- und Geruchsmechanismen ihrer Kunden verlassen, dies zu schätzen.

Der Geruchs- und Geschmackssinn sind tatsächlich eng verwandt. Ein Versagen des einen kann die normale Funktion des anderen gravierend stören. Wir beginnen das Leben als Babys mit ungefähr 10 000 Geschmacksknospen auf unserer Zunge und an den Seiten sowie am Gaumen unseres Mundes. Deshalb sind Kleinkinder so empfindlich und wählerisch hinsichtlich Geschmack und Textur verschiedener Speisen. Wenn wir älter werden, verlieren wir die Geschmacksknospen, die nicht auf unserer Zunge liegen, und selbst dort nimmt die Empfindlichkeit ab. Dies erklärt teilweise, warum wir mit fortschreitender Zeit stärkere Aromen und pikantere Speisen bevorzugen.

Unsere Zunge kann fünf Grundgeschmacksrichtungen wahrnehmen. Süß, salzig und umami (ein fleischiger, vollmundiger Geschmack) an der Zungenspitze, sauer an den Seiten und bitter am hinteren Zungenende. Zwei eigene, anatomisch eigenständige Gehirnnerven sind beteiligt, und jede Abweichung in einem von beiden wird unsere Fähigkeit, ein vielfältiges Menü zu schätzen, erheblich beeinflussen. Auch andere Faktoren wirken sich darauf aus. Verschiedene Medikamente wie das Antibiotikum Metronidazol kann einen metallischen Geschmack im Mund hervorrufen, während Rauchen und ein Mangel an bestimmten Vitaminen uns ebenfalls unsere Fähigkeiten zu schmecken nehmen können. Gelegentlich können die ersten Anzeichen eines Hirntumors sich als Verlust des Geschmacks- und Geruchssinns zeigen. Zum Glück ist das jedoch selten.

Trotz alledem ist Geschmack zweifellos der schwächste unserer fünf Sinne. Bei Frauen ist er stärker und empfindlicher als bei Männern, bleibt aber dennoch der am geringsten entwickelte der verschiedenen Mechanismen, mittels derer wir mit unserer äußeren Umgebung interagieren.

Ein starker Geruch kann jedoch viele Erinnerungen heraufbeschwören, besonders solche, die in unserem Gehirn im ersten Lebensjahrzehnt registriert wurden. In Experimenten können Menschen sich nach einem Jahr mit 65 Prozent Genauigkeit an Gerüche erinnern, während ihre visuelle Erinnerung an Fotografien nach nur drei Monaten auf rund 50 Prozent sinkt. Es ist eine menschliche Eigenschaft, die beim Lernen und im Unterricht genutzt werden kann. Wenn das Lernen in Anwesenheit eines Duftes stattfindet, das haben Forschungen ergeben, kann derselbe Duft die Erinnerung an jene Information zu einem späteren Datum verbessern. Man weiß von Lehrern, die im Unterricht Kerzen mit Schokoladenduft angezündet haben und dann wieder während Prüfungen, um den Kindern zu helfen, bessere Noten zu erreichen.

Der Geruch von Schokolade spricht Eve gerade jetzt vielleicht nicht an, aber ein schönes Parfüm wird das sicherlich tun und sie aufmuntern und ihr ein sauberes und frisches – und sogar sexy – Gefühl geben. Es ist dieser Zusammenhang zwischen Duft und Emotion bzw. Stimmung, den Parfümhersteller seit Jahren so erfolgreich kommerziell ausbeuten. Sie wissen, dass liebliche Düfte Frauen glücklich machen. Und Männer lernen langsam, dass es die Frauen in ihrem Leben auch glücklicher macht, wenn sie ihre eigenen unangenehmen Düfte wegspülen und unaufdringliche maskuline Düfte aufsprühen. Die Parfümindustrie verdient dank dieser Tatsache jedes Jahr Milliarden, und Düfte sind ein wesentliches Bedürfnis fast jeder Frau auf dem Planeten. Doch es gibt viel weniger Grunddüfte, als Sie sich vielleicht vorstellen.

Französische Parfümdatenbanken mögen mehr als 8000 Namen anführen, und moderne Parfüms können rund 300 verschiedene Bestandteile enthalten, die von über 3000 Rohstoffen abgeleitet sind. Doch das ändert nichts an der Tatsache, dass es immer noch nur jene sieben Grunddüfte sind – blumenduftartig, mentholartig, moschusartig, beißend, faulig, ätherisch und kampferähnlich. Was die Parfümindustrie mit all diesen Bestandteilen macht, ist einfach unglaublich. Sie weiß seit vielen Jahren, dass Parfüms Menschen helfen, sich selbstsicherer, attraktiver und erotischer zu fühlen. Tests haben ergeben, dass bestimmte Parfüms sowohl Männer als auch Frauen so weit bringen können, eine Frau als fünf Kilo leichter und eine Kleidergröße kleiner wahrzunehmen. Der Erfolg der Parfümindustrie hat sogar eine eigenständige andere Branche hervorgebracht, die Aromatherapie, die Therapie mit ätherischen Ölen. Lavendel- und Rosmarinöl werden literweise verkauft, um die Leute zu beruhigen und zu entspannen. Pfefferminze, Zitrone, Eukalyptus, Basilikum, Grapefruit und Jasmin werden alle wegen ihrer aktivierenden Wirkungen beworben. Grünes Apfelaroma soll den Appetit zügeln, während andere angeblich einen Eindruck eines großen oder engen Raumes vermitteln und manche Düfte einen einschlafen lassen oder Angst oder Depression behandeln können.

Parfüms machen Millionen Freude; es ist nur ihr Preis, der nicht immer ganz richtig riecht. Das teuerste Parfüm der Welt ist ein typisches Beispiel. Das Parfüm Clive Christian wird für 215 000 US-Dollar die kleine Flasche verkauft, mit in das Glasbehältnis eingelegten funkelnden Diamanten und einem Duft, der aus einem Extrakt von Jasmin, Kardamom, Bergamotte, Benzoe, Zitrone und anderen Zitrusfrüchten kreiert wurde. Die Produktion war allerdings anscheinend auf nur zehn Flaschen begrenzt, vermutlich weil nur zehn Personen es sich leisten konnten. Les Larmes Sacrées de Thèbes von Baccarat scheint damit verglichen für 6800 Dollar ein Schnäppchen zu sein, und erst recht Poivre von Caron für nur 2000 Dollar die 60-ml-Flasche. Doch Kosten und Beliebtheit eines Parfüms schließen es nicht unbedingt als potenzielle Ursache von Allergien aus.

Empfindlichkeiten und Allergien gegen viele bekannte Duftstoffe sind relativ verbreitet. Chemikalien in Parfüms wie Hydroxynitrilase, Eugenol, Amyl-Zimtalkohol, Benzylalkohol, Zimtaldehyd, Geraniol und natürliche Produkte wie Nelken, Zimt und Macisöl, um nur einige wenige zu nennen, können allesamt Reaktionen im Immunsystem auslösen. Zwischen zwei und vier Prozent der Frauen gelten als anfällig für eine Mischung gewöhnlicher Parfümbestandteile, und sogar mit »duftfrei« etikettierte Marken können noch weniger bekannte Duftchemikalien enthalten, die Verbraucher, wenn sie die aufgebauschte Werbung lesen, vielleicht nicht erkennen. Die Symptome können von tränenden Augen, laufender Nase und Kopfschmerzen bis zum Kribbeln der Haut und der Lippen und einem ausgewachsenen anaphylaktischen Schock reichen. Also kein so tolles Geschäft, wenn Sie ein Vermögen für Ihren Lieblingsduft hinblättern.

Eve sitzt über ihren Frisiertisch gebeugt, während sie entscheidet, welches Parfüm sie heute tragen will. Was wird das Beste sein für eine emotionale, doch stoische Mutter von drei Kindern mit morgendlicher Übelkeit in der frühen Schwangerschaft? So oder so, sie sollte sich bald entscheiden, weil es scheint, dass Adam endlich seine Autoschlüssel gefunden hat und im Begriff ist, das Haus zusammen mit Ben und Poppy zu verlassen.

Kapitel 17

Adam kann es kaum glauben. Er hat seine Autoschlüssel eine Ewigkeit gesucht, und die verflixten Dinger steckten die ganze Zeit im Schloss der Haustür. Er lässt sie dort *nie*. Er schließt die Tür ab, wenn er hereinkommt, und hängt die Schlüssel dann an das Schlüsselbrett zu allen anderen. Nur diesmal hat er es nicht getan. Vielleicht sollte er sich einen von diesen Schlüsselringen leisten, die piepen und pfeifen, um einem zu verraten, wo sie sind. Nur würde das den Hund Rufus aufregen, der vernünftigerweise annehmen könnte, sein Herrchen wolle ihn zu seiner täglichen Runde mitnehmen.

Adam ist offensichtlich sauer auf sich, aber wenigstens hält der Rest der Familie das Ganze für urkomisch und hat sich auf seine Kosten über altersbedingten Gedächtnisschwund köstlich amüsiert. Er hat sich inzwischen zurechtgelegt, dass das Verlegen seiner Autoschlüssel eher seiner Abgelenktheit als früher Demenz geschuldet ist. Ersteres bedeutet, die Schlüssel im Schloss stecken zu lassen, Letzteres bedeutet, sie in die Gefriertruhe zu legen.

Aus irgendeinem Grund schien Eve ein bisschen weinerlich zu sein, als sie ihm und den Kindern zum Abschied heute einen Kuss gab, denkt er, aber jetzt fahren die drei zusammen die Straße hoch Richtung Schule. Das Radio ist auf Adams Lieblingssender eingestellt, und er entspannt sich allmählich.

»Was steht heute bei euch an, Kinder?«, fragt er.

Auf der Rückbank, wo Ben mit geschlossenen Augen ausgestreckt liegt, herrscht totale Stille, und Poppy hat nichts anderes gemacht, als auf ihrem Handy zu simsen, seit sie sich auf den Beifahrersitz neben ihren Papa gesetzt hat.

»Hallo? Jemand da?«

»Das Gleiche, was wir jeden Tag machen, Papa«, sagt Poppy schließlich, während Ben nachsichtig gähnt und endlich die Augen aufmacht. Sie sind jetzt Teenager, schmollen aber immer noch, wenn sie nicht an der Reihe sind, vorn zu sitzen.

»Ben, kannst du bitte den Sicherheitsgurt anlegen«, erinnert Adam ihn schonend. Aber Ben ignoriert ihn standhaft und starrt auf die Landschaft, die draußen vorbeifliegt. Seine Augen huschen hin und her, während sie sich für einen Moment auf jeden vorbeiziehenden Baum oder Wagen fokussieren. Es wird als optokinetischer Nystagmus bezeichnet, bei dem die Augen sich wiederholt langsam in die eine Richtung bewegen, dann schneller in die andere, was wie ein Zucken wirkt. Aber es gibt verschiedene Arten von Nystagmus, und gelegentlich kann die Ursache ernst sein. Manche Menschen sind damit geboren worden. Manchmal entwickelt er sich als Folge einer neurologischen Anomalie wie multipler Sklerose, eines Hirntumors oder Alkoholismus. Manchmal ist die Ursache ein Schwindelgefühl aufgrund einer Störung des Gleichgewichtsmechanismus im Innenohr. Bens Nystagmus rührt jedoch einfach daher, dass er versucht, jedes außerhalb des Autos vorbeifliegende Objekt zu fokussieren.

»Ben, ich habe gesagt, leg den Sicherheitsgurt an. Wenn wir einen Unfall haben, landest du genau wie Toby im Krankenhaus.«

Toby, einer von Bens besten Freunden, hatte erst vor ein paar Wochen sein Auto um einen der Bäume am Rand dieser Straße gewickelt, wobei er sich einen Milz- und Leberriss zuzog. Er hatte gerade erst seine Fahrprüfung bestanden, und seine Unerfahrenheit und sein Leichtsinn hatten ihn verleitet, an einem regnerischen Tag eine Kurve zu schnell zu nehmen und sein Auto und um ein Haar auch sich selbst zu schrotten. Er ist noch nicht lange aus dem Krankenhaus, und es war das Thema Nummer eins in der Schule und der unmittelbaren Nachbarschaft. Es passierte an einer Stelle ungefähr eine Meile voraus. Und jetzt, wo Adam das Thema angesprochen hat, scheint es sein Sohn endlich zur Kenntnis zu nehmen, und er zieht langsam, ziemlich widerstrebend und mit einem gereizten Seufzer seinen Gurt über die Brust und lässt ihn einrasten.

»Ich habe Jogger's Nipple«, murmelt er. »Es tut weh, einen Gurt zu tragen.«

»Es ist Vorschrift«, erklärt ihm Adam.

»Nicht, wenn du eine ärztliche Bescheinigung hast, die dich von der Gurtpflicht befreit«, behauptet er.

»Wegen einer gebrochenen Rippe, eines gebrochenen Schlüsselbeins oder Brustbeins vielleicht«, widerspricht Adam. »Nicht wegen einer läppischen Diagnose wie Jogger's Nipple.«

»Es ist wirklich eine zulässige Entschuldigung. Ich habe es im Internet nachgesehen. Es ist eine Entzündung der Brustwarze, verursacht durch ständiges Reiben«, liest Ben vom Schirm seines iPhones ab, »der empfindlichen darüberliegenden Haut gegen Kleiderstoff wie Polyester oder Nylon. Folglich wird sie oft Leichtathleten und Joggern zugeordnet, die oft einem längeren, aber ungewohnten Training ohne das schützende Einreiben mit Vaseline frönen.«

Wow, denkt Adam. Plötzlich ist sein schweigsamer Sohn redselig geworden.

»Das wäre vollkommen glaubhaft, Ben, aber wann bist du zum letzten Mal joggen gegangen?«

»Du machst wohl Witze, Papa«, schießt Ben empört zurück. »Ich laufe heute bei einem Wettkampf in der Schule, und gestern habe ich Rufus zu einem 8-Kilometer-Lauf mitgenommen. Es war eisig kalt, hat geregnet, und sonst wollte ihn keiner ausführen.«

»Ja und? War es die Kälte, die deine Brustwarzen wund gemacht hat? Glaube nicht, das würde bei der Verkehrspolizei als glaubhafter Grund dafür durchgehen, keinen Gurt anzulegen. Außerdem kommen wir gerade an die Stelle, wo Toby beschloss, die Anatomie seines Autos neu zu ordnen, zusammen mit den meisten seiner Bauchorgane. Schnalle dich immer an. Besser, deine Brustwarze ist ein bisschen empfindlich, als dass dein ganzer Körper völlig gefühllos ist.«

Und das scheint, wenigstens für ein paar Sekunden, Ben zum Schweigen zu bringen. Die Stille wird nur durch Poppy unterbrochen, die in einer philosophischen Stimmung ist.

»Warum haben Männer überhaupt Brustwarzen?«, fragt sie. »Ich meine, Mama braucht sie, weil sie vermutlich in ein paar Monaten wieder stillen wird, aber es ist ja nicht so, dass Männer jemals stillen werden oder? Sie haben keine Brüste.«

»Papa hat welche«, scherzt Ben.

»Danke, Ben. Zu deiner Information, meine ›Männerbrüste‹ sind intensiv konditionierte, äußerst straffe Pectoralis-major-Muskeln, die gegenwärtig eine zeitweilige Ruhephase genießen. Kein Grund, neidisch zu sein. Wenn du dich darauf konzentrieren würdest, könntest auch du einen Körper wie ich haben.«

»Ja, den hätte ich, wenn ich den ganzen Tag auf meinem Hintern säße und jeden Abend Bier tränke.«

Adam seufzt. »Brustwarzen bei Männern«, erklärt er, »sind bloß die rudimentären Überbleibsel der frühen Entwicklung, wenn jeder Embryo das Leben als geschlechtsneutrales menschliches Wesen beginnt und Brüste und die Fähigkeit, Milch abzusondern, erst entwickelt, wenn der Einfluss des Östrogens einsetzt und der des Y-Chromosoms nicht einsetzt.«

Weiter Stille. Jetzt hat er endgültig Bens Aufmerksamkeit geweckt.

»Und nur für den Fall, dass ihr euch fragt, woher ich das alles weiß, ich habe es nicht im Internet nachgesehen, wie ihr es tun würdet. Die Brustwarzen und das Brustgewebe sind, wie ihr seht, bei Männern immer noch vorhanden und können immer auf weibliche Sexualhormone reagieren, falls ein Mann sie aus irgendeinem Grund einnehmen möchte. Aber in der Regel sind sie einfach ein evolutionärer Atavismus und können auch, weil sie eine kleine Menge erektiles Gewebe enthalten, als erogene Zone für schräge und abartige Menschen dienen.«

»Das ist krass, Papa«, wirft Poppy ein. »Kannst du bitte aufhören.« Und dann deutet sie durch die Windschutzscheibe auf etwas vor ihnen. »Seht mal. Da ist der Baum, an den Toby gefahren ist!«

Auf der anderen Straßenseite steht eine relativ schlanke Eiche mit plattgedrücktem und ausgerissenem hohem Gras und Farn ringsum und mehreren deutlichen Einkerbungen in der dicken Rinde. Toby ist über die Straße und gegen den Baum geschleudert und mehr oder weniger frontal mit 105 Stundenkilometern aufgeprallt.

Plötzlich wird die Unterhaltung zwischen den dreien lebhaft. Aber wie findet ein Gespräch physiologisch betrachtet eigentlich statt? Die meisten von uns denken nie darüber nach. Wir haben Lust etwas zu sagen – wir reden mit anderen, sie hören zu und antworten gleich. Es kommt in der Regel selbstverständlich und geschieht automatisch. Außer vielleicht in Bens Fall.

In Wirklichkeit steht auf der Skala der komplexesten Hirnaktivitäten, der jeder von uns sich jemals hingibt, das Gespräch ganz oben an der Spitze. Die Akte des Sprechens und Zuhörens beziehen viele verschiedene Bereiche des Gehirns ein und bringen viele verschiedene Ebenen und Arten der Wahrnehmung ins Spiel. Wenn Adam mit Poppy oder Ben als seinen Mitfahrern im Auto spricht, dauert es etwa 150 Millisekunden, bis der Klang seiner Worte ihre Ohren erreicht, bis die Ohren auf den Reiz reagieren und bis die daraus sich ergebenden elektrischen Signale ihre Hörrinden erreichen und registriert werden. Die Worte werden dann in einem besonderen Teil des Gehirns, dem sogenannten Wernicke-Areal in der linken Hirnhälfte interpretiert. Für das volle Verständnis von Adams Worten liefern jedoch andere Bereiche des Gehirns Beiträge, besonders Teile in der rechten Hirnhälfte, die mit Körpersprache, Gesichtsausdruck, Sprechweise, Ton und Rhythmus befasst sind. Deshalb nutzt Adam seinen Rückspiegel, um Bens Reaktion auf das, was er sagt, und seinen Gesichtsausdruck, wenn er antwortet, zu sehen. Meint er es ernst, wenn er sagt, er habe entzündete Brustwarzen, oder macht er bloß Spaß? Seine Körpersprache und sein Ton sind unverzichtbar, um Adam bei der Interpretation dessen zu helfen, was er wirklich meint. Dies ist eine Fähigkeit, die die meisten von uns entwickeln und einzusetzen lernen. Autistische Menschen, die erhebliche Schwierigkeiten mit sozialen Kompetenzen haben, scheinen diese Fähigkeit nicht im gleichen Maß zu besitzen. Wenn eine der Hirnregionen, die für die Verarbeitung des gesprochenen Worts notwendig sind, beschädigt ist, kann eine Person behindert bleiben, indem sie nicht fähig ist zu verstehen, was verbal kommuniziert wird.

Die Wörter selbst sind die eine Sache, aber wie werden sie übermittelt? Werden sie in zornigem oder dringendem Ton übermittelt? Oder ist die Art ruhig und informativ, sachlich oder kritisch? Es ist die Amygdala, die den emotionalen Ton interpretiert und innerhalb von 200 Millisekunden nach Registrierung der Wörter die passende emotionale Antwort bestimmt.

Als Nächstes werden die einzelnen Wörter im Wernicke-Areal in der linken Hirnhälfte entschlüsselt, nachdem die Impulse den vorderen Schläfenlappen und unteren Stirnlappen in beiden Hälften verlassen haben und der Prozess einsetzt, ihre tatsächliche Bedeutung herauszufinden. Dann, innerhalb von 400 bis 500 Millisekunden, wird die Bedeutung der Wörter, die wir hören, mit Erinnerungen in unserem Stirnlappen verknüpft, sodass wir das volle Verständnis gewinnen. Schließlich müssen wir, damit ein Gespräch stattfindet, antworten und selbst sprechen.

Der Prozess des Sprechens beginnt eine Viertelsekunde, bevor unsere Worte artikuliert werden. Unser Gehirn wählt zuerst die Wörter aus, die ausdrücken werden, was wir mitteilen wollen, und dann müssen wir sie in Laute umwandeln. Bei den meisten Menschen, die Rechtshänder sind, geschieht dies in spezifischen Sprachbereichen in der linken Seite des Gehirns, aber bei einer Minderheit der Menschen und solchen, die wie Ben Linkshänder sind, liegen sie auf der rechten Seite oder verteilen sich auf beide Hälften. Wenn Poppy also möchte, dass Adam damit aufhört, sich über Brustwarzen als erogene Zonen auszulassen, muss sie sich zuerst Worte überlegen, die mit Gedanken und Erinnerungen verknüpft sind, die als Hinweis auf die Auswahl der korrekten Sprache zum Ausdrücken ihrer Antwort dienen. Dies geschieht im Schläfenlappen und etwa 250 Millisekunden, bevor sie spricht.

Dann kommen vorbereitete Wörter über ein umfangreiches Bündel gut entwickelter Nervenfasern, den Fasciculus arcuatus, im Broca-Areal an, einem Teil des Gehirns, der entscheidend für Sprechen und Kommunikation ist. Es ist diese wichtige Bahn, welche bei Menschen so viel größer und höher entwickelt ist als bei anderen Spezies, die uns mit einer weit überlegenen Fertigkeit für Sprechen und Sprache ausstattet. Der nächste Schritt ist die Phonologie, was bedeutet, dass die ausgewählten Wörter mit Lauten im Wernicke-Areal verknüpft werden, das neben der Hörrinde liegt. 150 Millisekunden, bevor Poppy ihrem Vater antwortet, wird ihr Broca-Areal die Laute der Wörter, die sie gebrauchen will, mit den spezifischen Bewegungen abgleichen, die Zunge, Mund und Kehle machen müssen, um sie zu artikulieren.

Binnen weiterer 50 Millisekunden werden diese Bewegungen durch den Motorcortex angeregt, der für die Steuerung dieser Teile ihres Körpers verantwortlich ist. Aber ohne den Beitrag des Kleinhirns ganz hinten im Gehirn wären sämtliche von Poppy geäußerten Worte immer noch ein unverständliches Nuscheln. Jede der einzelnen Muskelbewegungen wird vom Kleinhirn feinkoordiniert und präzise in eine einzige glatte nahtlose Aktion gesteuert. Das Ergebnis ist eine klare, perfekte Artikulation. Bei Menschen wie Poppy mit einer dominanten linken Hirnhälfte ist es die rechte Kleinhirnhälfte, die während des Sprechens die größte Aktivität zeigt, wogegen es die linke Kleinhirnhälfte ist, die beim Singen aktiver ist. Dies könnte gut erklären, warum Stotterer oft flüssig und einwandfrei singen können, während das Sprechen stockend bleibt.

Also erfordern Gespräche, die wir alle so sehr als selbstverständlich betrachten, eine große Zahl hochkomplexer Aktivitäten in vielen verschiedenen Teilen des Gehirns. Adam bekommt von jemandem wie Ben vielleicht nur einen Knurrlaut, besonders um diese Uhrzeit am Morgen, aber der Knurrlaut ist wenigstens eine Bestätigung der Tatsache, dass er Adam gehört hat und in einer, wenigstens für Ben, angemessenen Weise darauf reagiert. Gespräche fließen jedoch besser, wenn es etwas Interessantes zu bereden gibt, und das Thema von Tobys gerissener Leber und Milz ist genau die Sache, die jedermanns Aufmerksamkeit fesselt.

Kapitel 18

Die Leber ist die größte Drüse im menschlichen Körper. Auf der rechten Seite unseres Körpers liegend, ist sie zum größten Teil unter den unteren Rippen versteckt, die dafür da sind, sie zu schützen. Darüber befindet sich das Zwerchfell, eine zeltartige Muskelschicht, die sich über den Bauchraum zieht und diesen von der Brusthöhle darüber trennt. Unter ihr liegen ein Teil des Magens, die Gallenblase, die Gallengänge, der Zwölffingerdarm, die Dickdarmkrümmung, die rechte Niere und die Nebenniere. In diesem besonderen Teil der anatomischen Welt findet eine Menge statt, und die Strukturen sind weich und zart. Besonders die Leber ist gallertartig und geschmeidig, und wenn Sie sie herausnehmen und in der Faust zusammendrücken könnten, würde sie sich wie Kartoffelbrei durch Ihre Finger quetschen. Auch würde sie wegen ihrer sehr hohen Blutzufuhr tief rot gefärbt erscheinen. Tatsächlich macht das Blut ein Fünftel des Gesamtgewichts der Leber aus.

Die Leber besteht aus zwei Hauptlappen, die durch Bänder getrennt sind. Eine große Vene, die Blut voller Nährstoffe aus dem Darm transportiert, tritt an ihrer Unterseite in die Leber ein und verzweigt sich dann in immer kleinere Gefäße, die sich schließlich mit einem Netz von kleinen Bluträumen, den Sinusoiden, verbinden. Zu diesem nährstoffreichen Blut in den Sinusoiden kommt sauerstoffreiches Blut aus der Leberarterie, und zusammen fließt es durch Leberzellen, die Hepatozyten, in eine zentrale Vene. Von da sammelt sich das Blut in der Hauptlebervene, die letztlich alles Blut aus der Leber in die zurück zur Brust und schließlich zum Herzen führende Hauptvene, die Vena cava inferior, ableitet. Auf dem Weg durch die Hepatozyten in der Leber selbst werden Sauerstoff, Schadstoffe, Nährstoffe und mögliche lauernde Giftstoffe wie etwa Alkohol herausgezogen und entweder vom Körper assimiliert, falls sie nützlich sind, oder entgiftet und ausgeschieden, falls sie es nicht sind. Gleichzeitig finden in den Sinusoiden andere Aktivitäten statt. Verbrauchte rote Blutkörperchen, weiße Blutkörperchen und Bakterien werden zerstört und abgebaut in spezialisierten Kupffer-Zellen, die die verbleibenden und überflüssigen Bestandteile zu den Hepatozyten weiterleiten, die sie ihrerseits in Zuflüsse des gemeinsamen Lebergallengangs, der Galle zur Gallenblase transportiert, ausleiten.

Im Augenblick verrichten Adams Leber und die seiner zwei Mitfahrer ähnliche, aber ein wenig abweichende Dinge. Sie erledigen sie auch in verschiedenen Geschwindigkeiten und mit unterschiedlichen Graden an Effizienz. Adams Leber zum Beispiel ist stärker beschäftigt als gewöhnlich, weil sie die große Menge Alkohol, die er am vorigen Abend konsumiert hat, entgiftet. Es ist ein Thema, über das Adams Arzt oft mit ihm gesprochen hat.

»Trinken Sie weiter in dem Maß wie jetzt, Adam«, hatte er gesagt, »und Sie werden enden wie George Best.«

Was bedeutet das genau, hatte Adam sich gefragt. Sich einfach regelmäßig betrinken und sehr schlecht benehmen? Oder eine Lebertransplantation benötigen und totale Enthaltsamkeit, um zu überleben? Oder ganz einfach tot? Er kannte das Schicksal des nordirischen Fußballers und ehemaligen europäischen Fußballers des Jahres. Es war ein ernüchternder Gedanke. Buchstäblich. Es hatte Adam nachdenklich gemacht.

Wie wird Alkohol in der Leber also genau verarbeitet, und warum geht die Leber irgendwann völlig kaputt, wenn man ständig exzessiv trinkt? Wenn man Alkohol konsumiert, wird er im Darm absorbiert und gelangt in die Blutbahn. Unterwegs

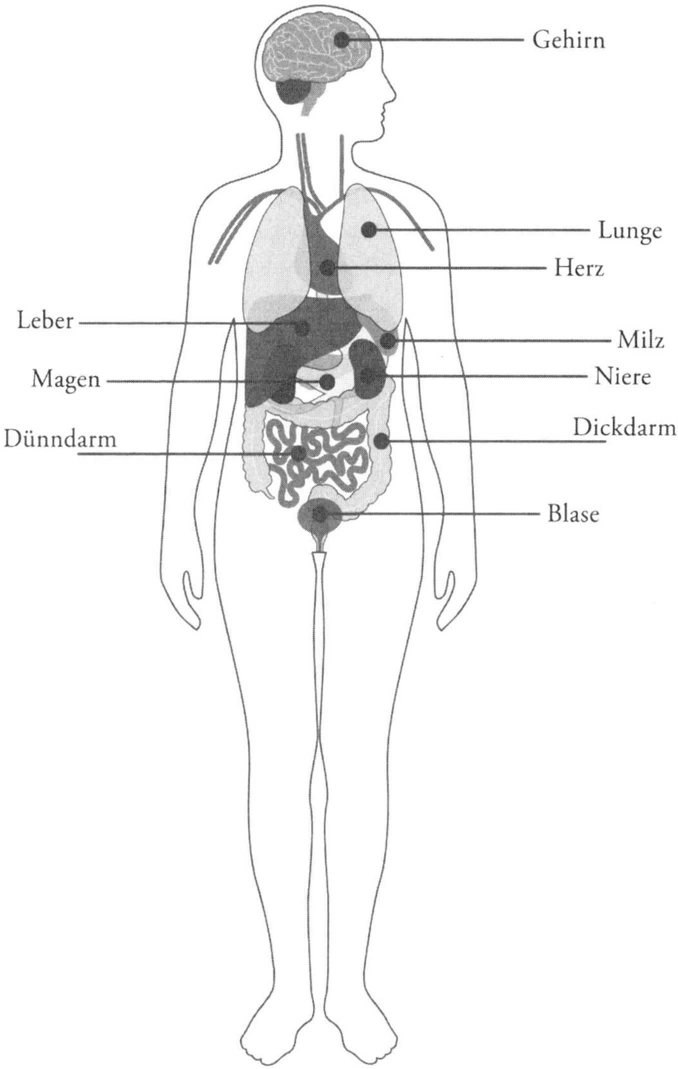

Hauptorgane

kann er eine starke Entzündung der Speiseröhren- und der Magenschleimhaut sowie der Bauchspeicheldrüse verursachen, aber letztlich wandert er über eine große Ader, die Pfortader, zur Leber. Hier entgiften die Hepatozyten den Alkohol durch einen Oxidationsprozess und wandeln ihn in eine Chemikalie namens Acetaldehyd um, das einen in großen Mengen sehr elend fühlen lässt und zum Teil für die Symptome des Katers verantwortlich ist. Disulfiram, das oft Alkoholikern verschrieben wird, stört den nächsten Stoffwechselprozess in der Kette und verhindert, dass Acetaldehyd zu harmloser Essigsäure oxidiert. Es verursacht daher einen Aufbau von weiterem Acetaldehyd, fünf- oder zehnmal stärker als es normalerweise der Fall ist, wenn jemand weiter Alkohol trinkt. Die unangenehmen Symptome sollen Alkoholiker vom Trinken abschrecken. Umgekehrt beschleunigt ein Enzym namens Alkoholdehydrogenase die Entgiftung von Alkohol in der Leber einer normalen Person, und alles Acetaldehyd wird wieder in Acetyl-Coenzym A umgewandelt, was der Körper für Energie verwendet, genauso wie wenn es von der Leber erzeugt worden wäre, wenn sie Kohlenhydrate, Fette und Proteine aus der aufgenommenen Nahrung verarbeitet.

Der Haken ist, dass Ihre Leber nur mit einer begrenzten Menge Alkohol fertig wird, und die Fähigkeit, ihn zu verstoffwechseln, schwankt von Person zu Person. Keine zwei Menschen gleichen sich in dieser Hinsicht. Theoretisch könnte Adam immer mehr Alkohol vertragen als Eve, weil seine Leber größer ist und weil Männer proportional mehr Wasser und weniger Fett enthalten als Frauen, weshalb der Alkohol stärker verdünnt ist. Aber Adam könnte auch in der Lage sein, mehr Alkohol als Eve zu vertragen, weil sein regelmäßiges Trinken zu einer erhöhten Produktion der Enzyme in der Leber, die den Abbau von Alkohol besorgen, geführt hat. Adams Arzt erklärte, dass diese Enzyminduktion für eine Weile regelmäßigen starken Trinkern ermöglicht, einen höheren Alkoholkonsum zu vertragen und der berauschenden Wirkung bis zu einem höheren Grad zu widerstehen. Sie werden deshalb auch schneller nüchtern. Aber diese Fähigkeit hat einen hohen Preis.

Exzessiver Konsum führt zur Bildung von Kollagen und Vernarbung, die eine Barriere zwischen dem Blut und den Leberzellen bilden. Die Hepatozyten können nicht so gut funktionieren, wie sie sollten, und in ihnen baut sich Fett auf, was sowohl zum Fettlebersyndrom als auch zu Zirrhose führt. Eben das ist es natürlich, was bei Adams ehemaligem Helden George Best diagnostiziert wurde – alkoholische Leberzirrhose. Jetzt ist er tot. Während Adam den ernsten Worten seines Arztes zuhörte, hatte er auch aufgenommen, dass die frühen Veränderungen der zellulären Vernarbung umkehrbar seien, wenn er weniger trinke. Das liegt daran, dass sich die Leber, im Unterschied zu bestimmten anderen Organen des Körpers, regenerieren kann. Er hat das Trinken eingeschränkt, wenigstens unter der Woche, aber obwohl ihm klar ist, dass er sich noch ein bisschen mehr anstrengen sollte, trinkt er immer noch erheblich mehr als die 30 Gramm reinen Alkohol am Tag, die von der Weltgesundheitsbehörde als Obergrenze für Männer (für Frauen 20 Gramm) empfohlen wird. (Ein 0,3 l-Glas Bier enthält bei ca. 4,8 Prozent etwa 11,5 Gramm, ein 0,2 l-Glas Wein bei etwa 11 Prozent 17,6 Gramm.)

Außerdem fällt es schwer, den Rat seines Arztes ernst zu nehmen, da Adam ihn für den größten Alkoholkonsumenten im ganzen Ort hält. Was hat ihm der Arzt noch kürzlich im Pub erzählt? »Die Definition eines Alkoholikers ist jemand, der mehr als sein Arzt trinkt.« Adam musste lachen, und dann antwortete er mit dem legendären und altbekannten Zitat von Madame Bollinger aus dem berühmten Champagnerhaus Bollinger: »Ich trinke Champagner, wenn ich froh bin und wenn ich traurig bin. Manchmal trinke ich davon, wenn ich allein bin, und wenn ich Gesellschaft habe, darf er nicht fehlen. Wenn ich keinen Hunger habe, mache ich mir mit ihm Appetit, und wenn ich hungrig bin, lasse ich ihn mir schmecken. Sonst aber rühre ich ihn nicht an – außer wenn ich Durst habe.« Es ist ein Zitat, das Adam auf seinen eigenen Konsum nicht nur von Champagner angewandt hat, sondern auch von Wein, Bier und Schnaps. Und nach Adams bestem Wissen zeigt seine Leber bisher keine Hinweise auf Beeinträchtigung.

Wie viele andere Leute, die jeden Tag leicht über der Obergrenze trinken, will Adam sein exzessives Trinken aus einer Reihe von Gründen nicht wahrnehmen. Er sieht andere Leute das Gleiche tun, es erscheint also als kulturell akzeptables Verhalten, und er rechtfertigt es mit der Begründung, dass seine Kost im Allgemeinen gesund ist und er regelmäßig trainiert. Aber auch wenn er keine offenkundigen äußeren Hinweise auf Alkoholabhängigkeit oder körperliche Schäden zeigt, außer dass er nicht mehr weiß, wo er seine Autoschlüssel gelassen hat, sind frühe Vernarbungen und Veränderungen im Fettstoffwechsel seiner Leberzellen schon vorhanden. Eine Blutprobe zur Analyse der Leberfunktion würde dies beweisen. Die Spiegel der Leberenzyme wie Aspartat-Aminotransferase und Gamma-Glutamyltransferase dürften erhöht sein. Das würde einen frühen Grad von Leberzellenschädigung bedeuten. Doch andere Leberfunktionstests, darunter die Serumbilirubin- und Proteinspiegel, wären noch völlig normal, ein Beweis für die Tatsache, dass die Leber ein wirklich robustes Organ ist und ziemlich leistungsfähig noch in extremen Fällen, wenn drei Viertel ihrer Zellen aufgrund von Krankheit oder durch eine Operation verloren sind.

Natürlich haben Leberzellen viele Funktionen außer der Entgiftung von Alkohol. Poppys Leber reinigt im Moment noch ihr Blut von dem Paracetamol, das sie am Vorabend gegen quälende Regelschmerzen genommen hat. Sie war versucht gewesen, binnen zwei Stunden nach der ersten noch zwei weitere Tabletten einzunehmen und weitere an diesem Morgen, aber sie ahnte kaum, dass eine einfache Überdosis von Paracetamol wie diese üblicherweise zu einem Leberschaden führen kann und sogar zu Leberversagen, falls die exzessive Einnahme wiederholt oder chronisch ist. Bereits 20 normale 500-mg-Tabletten Paracetamol in 24 Stunden haben in der Vergangenheit zum Tod infolge schweren und irreversiblen Leberversagens geführt. In Poppys Leber werden Proteine hergestellt, um Blutplasma zu erzeugen. Albumin zum Beispiel regelt die Flüssigkeitsbilanz zwischen dem Blut und den Zellen ihres Körpers. Auch Proteine des Immunsystems und Koagulationsfaktoren, die die Blutgerinnung ermöglichen, werden produziert. Globin, ein Bestandteil des Hämoglobins, das Sauerstoff transportierende Pigment im Blut, und Cholesterin, das wesentlich für den Transport des Fettes durch den Körper ist, werden gleichzeitig hergestellt. Bei Ben ist ein Teil seines Frühstücks in Glukose umgewandelt worden, aber weil sein Körper sie noch nicht für Energie braucht, beginnt seine Leber sie als eine Substanz namens Glykogen zu speichern, die wiederum in Glukose zurückverwandelt und in die Blutbahn abgegeben werden kann, wie und wann es erforderlich ist.

Gesunde Lebern regulieren auch die Spiegel der Aminosäuren im Blut, der Bausteine von Protein für die Muskeln. Nach einer Mahlzeit wird aller Überschuss in Glukose oder Proteine verwandelt, während manche zu Harnstoff werden, ein Abfallprodukt, das von den Nieren gefiltert und im Urin ausgeschieden wird. Die von der Leber erzeugte Galle wird durch den Gallengang in den Dünndarm ausgeleitet, wo sie bei der Emulgierung und Absorption von Fetten hilft.

Da die Leber eines der fleißigsten Organe im menschlichen Körper ist, machen ihre vielfältigen Funktionen sie anfällig für

Krankheit und Störungen. Der Grund dafür ist, dass die Leber die chemische Verarbeitungsfabrik für alles ist, was wir essen, und für jeden Tropfen Blut in unserem Körper. Wenn die Nahrung, die wir essen, und das Blut, das durch sie strömt, schadstoffbelastet sind, kann eine virale Entzündung auftreten. Die Viren, die diese Entzündung hervorrufen, können sie angreifen und zu Hepatitis führen. Lebensmittelvergiftung, intravenöser Drogenmissbrauch unter Verwendung schmutziger Nadeln und sogar infizierte Bluttransfusionen können alle unter bestimmten Umständen Hepatitis begünstigen. Bakterielle Infektionen können die Leber auch von »unterhalb« beeinträchtigen, wenn Gallensteine den Gallengang verstopfen, was zu einer Entzündung und Ausbreitung von Keimen führt, die normalerweise im Verdauungssystem leben. Parasiten können sich einen Weg in die Sinusoide und Gallengänge der Leber bahnen, wo sie Leberschmerzen, Schwellung, Fieber und Nachtschweiß verursachen, während Stoffwechselstörungen die Ansammlung von Mineralien wie Eisen und Kupfer in Leberzellen fördern können, was zu Komplikationen wie Leberversagen und Krebs führt. Die Leberzellen und Gallengänge sind auch Ziele für Autoimmunkrankheiten, wo das Immunsystem das eigene Gewebe angreift, und wegen ihrer guten Durchblutung ist das gesamte Organ auch ein häufiger Ort für die Ausbreitung bösartiger Tumoren aus dem Dickdarm, dem Magen, der Brust und der Knochen.

Glücklicherweise sind zu diesem Zeitpunkt, abgesehen von Adams Leber, die einigermaßen mit seiner übermäßigen Alkoholzufuhr fertig wird, die Lebern seiner Mitfahrer anatomisch perfekt. Das gilt auch für Eve, die den weisen Entschluss gefasst hat, völlig auf Alkohol zu verzichten, während sie schwanger ist. Der Grund ist zum Teil, dass er ihr nicht mehr schmeckt, und zum Teil, weil sie weiß, dass es so etwas wie einen sicheren Pegel des Alkoholkonsums während der frühen Schwangerschaft nicht gibt. Die Weltgesundheitsorganisation (WHO) und nationale Gesundheitsbehörden sind sich nicht völlig einig. Gerade deshalb empfehlen die Ärzte, während der Schwangerschaft Alkohol ganz zu meiden.

Es ist bekannt, dass extrem hohe Alkoholzufuhr zu Fetalem Alkoholsyndrom führt, die häufigste Ursache der nicht-genetischen geistigen Behinderung in der westlichen Welt und die einzige, die zu 100 Prozent vermeidbar ist. Aber auch was die Leute als »normales« alltägliches Trinken bezeichnen, kann in manchen Fällen Schädigungen verursachen. Keine Alkoholmenge ist jemals als sicher für das sich entwickelnde Baby nachgewiesen worden, besonders in den frühesten embryonalen Tagen, wo wichtige Organe wie Leber und Gehirn sich schnell ausbilden.

Vom Fetalen Alkoholsyndrom betroffene Babys sind kleiner als der Durchschnitt, untergewichtig und haben einen schwachen Muskeltonus. Ihre Gesichter sind abnormal mit einem typisch flachen Nasenrücken, einer Hautfalte im inneren Augenwinkel, flachem Mittelgesicht und schmaler Oberlippe. Das Gehirn kann kleiner sein, eine geistige Behinderung kann vorliegen, Herz und Augen können sich möglicherweise nicht normal entwickeln, und Verhaltensprobleme und gestörte soziale Fähigkeiten sind bei diesen Kindern in späteren Jahren wahrscheinlicher. Es ist ein Szenario, das Eve und vielen ebenso gut informierten Frauen nur allzu bewusst ist, und deshalb sieht sie ihre derzeitige Abneigung gegen Alkohol als einen Segen.

Wenn das Baby in ihr schließlich in sechs bis sieben Monaten zur Welt kommt, wird seine Leber ungefähr 55 Prozent seines gesamten Körpergewichts ausmachen. Deshalb haben Kleinkinder im Allgemeinen solche vorstehenden Bäuche. Wenn Eves Kind wächst und sein Stoffwechsel sich verlangsamt, wird seine Leber allmählich kleiner im Verhältnis, bis sie beim Erwachsenen nur noch 2,5 Prozent des Körpergewichts ausmacht, wie es jetzt bei Eves Leber der Fall ist. Was Eves Eltern angeht, beide jetzt in den 80ern, haben ihre Lebern als Folge des Alterns an Größe und Gewicht abgenommen, und weil damit einhergehend die Durchblutung abgenommen hat, ist auch die Fähigkeit ihrer Lebern, Medikamente und andere Drogen zu verarbeiten, geringer geworden. Eve bemerkt es noch nicht, aber dies ist einer der Gründe, warum sie sich veranlasst fühlt, ihre Eltern gerade an diesem Abend zu besuchen und zu versuchen, das beunruhigende Verhalten und die Verwirrtheit ihres Vaters Joe zu verstehen. Die Arzneien, die er verschrieben bekommen hat, werden von seiner Leber nicht wirksam verarbeitet, sodass sie sich in seiner Blutbahn ansammeln, was ihn schläfrig und vergesslich macht. Eine kleine Anpassung, etwa eine geringere oder weniger häufige Dosis, könnte da viel ausmachen.

Toby hatte immer eine tadellose Leber. Sie versuchte fleißig, die wenigen Alkoholeinheiten wegzuputzen, die er im Pub konsumiert hatte, aber nicht seine Leber war das Problem, als er sich in der Nacht, in der er den Unfall hatte, der verhängnisvollen Kurve auf der Straße näherte. Es war die Wirkung des Alkohols auf sein Gehirn, was den Irrtum in seinem Urteil verursachte.

Er fuhr auf einem Straßenabschnitt, den er gut kannte. Er war schon rund 100 Mal genau auf dieser Straße gefahren, wenn er seine Fahrten als Fahrschüler und seine Ausflüge seitdem mitberücksichtigte. Aber Selbstgefälligkeit, Gruppenzwang und Tollkühnheit hatten sich zu einer unheilvollen Allianz verbunden und ihn zum Trinken überredet. Ach, was soll's, hatte er gedacht. Er feierte schließlich! Ein paar Gläser Bier und »eins für den Weg«. Er hatte die Wirkung des Alkohols auf seine Fahrtüchtigkeit unterschätzt. Toby wusste, dass viel zu trinken seine Reflexe beeinträchtigen würde, aber in seinen Augen hatte er nicht »viel« gehabt. Ja, gut, hatte er überlegt, zwei

Gläser entsprachen vier Einheiten, sodass er mit »dem einen für den Weg« vielleicht auf insgesamt sechs Einheiten käme. Aber er war jung und fit, mit scharfen Reflexen und guten Augen, so viel besser gerüstet, um über die Landstraßen zu flitzen als manche der verhutzelten alten Trottel in der Nachbarschaft, die wie die Schildkröten vorwärtsstolperten.

Was Toby nicht wusste, war, dass diese bestimmte Sorte Bier, die er getrunken hatte, einen höheren Alkoholgehalt aufwies, nämlich drei Prozent, was bedeutete, dass er in den 90 Minuten, die er im Pub gesessen hatte, tatsächlich die Entsprechung von zehn Einheiten konsumiert hatte. Als er mit dem Baum kollidierte, hatte sein Blutalkoholspiegel noch nicht einmal den Höhepunkt erreicht, da ein Teil davon noch aus dem Darm absorbiert wurde. Hätte er in diesem Augenblick ins Röhrchen blasen müssen, wäre die Färbung im grünen Bereich geblieben und Toby hätte, wenigstens vor Gericht, argumentieren können, dass er nicht unter Alkoholeinfluss gefahren sei. Nach dem Gesetz hätte er recht gehabt. Medizinisch jedoch hätte er ganz und gar unrecht gehabt.

Es ist zweifellos wahr und weithin anerkannt, dass erheblicher Alkoholkonsum die Fahrtüchtigkeit einer Person stark beeinträchtigt. Niemand wäre begeistert, sich von jemandem mit lallender Sprache fahren zu lassen, der nicht mehr geradeaus gehen kann oder immer wieder hinfällt und nicht klar zu denken vermag. Koordination und Gleichgewicht bleiben sichtbar auf der Strecke, wenn der Blutalkoholspiegel hoch ist. Im Allgemeinen weniger anerkannt, aber in vielen gut konzipierten und erstklassigen Forschungsexperimenten eindeutig nachgewiesen, ist der Umstand, dass eine Minderung der meisten wichtigen Fertigkeiten des Autofahrens auch bei sehr niedriger Blutalkoholkonzentration auftreten kann. Zum Führen eines Fahrzeugs gehören psychomotorische Fähigkeiten, Sehvermögen, Wahrnehmung, Steuerung, Aufmerksamkeit und Informationsverarbeitung, und alle diese Funktionen werden selbst bei kleinen Alkoholmengen verzögert, wenngleich in verschiedenen Graden. Ironischerweise können sich chronisch starke Trinker manchmal durch die herkömmlichen praktischen Alkoholtests mogeln, bei denen man auf Zehenspitzen über eine weiße Linie gehen oder auf einem Bein das Gleichgewicht halten muss, sogar bei sehr hoher Alkoholkonzentration. Aber ihr Sehvermögen, ihre Wahrnehmung und feineren motorischen Fähigkeiten sind definitiv gelähmt.

Tobys Alkoholspiegel zur Zeit des Unfalls betrug 75 Milligramm Alkohol auf 100 Milliliter Blut. Aber da der Spiegel stetig gestiegen war, seit er das Pub verlassen hatte, war seine Stimmung zunehmend enthemmt geworden. Er hatte sich einfach blendend gefühlt. Er hatte viel Spaß mit seinen Kumpeln gehabt und ein paar geniale Witze erzählt. Sein Lieblingswitz war der vom Versagen des Wanderzirkus, jemanden für ihre neue menschliche Kanonenkugel zu rekrutieren. Sie konnten keinen mit dem richtigen Kaliber finden. Er fand das urkomisch. Bald danach brach er auf, um seine Freundin zu besuchen, mit dem eigenen Auto, mit heruntergekurbelten Fenstern und dröhnender Stereoanlage. Ohne dass er das Geringste merkte, veränderte sich sein Sehvermögen.

Die Häufigkeit seiner Augenbewegungen und die Dauer jeder Fixierung oder jedes »Blicks« waren anders. Zunehmend war sein Blick auf die Mitte der Fahrszene vor ihm gerichtet anstatt auf die Peripherie. Die Bewegung seiner Augen und seine Fähigkeit, sich auf Gegenstände zu konzentrieren, waren noch relativ unbeeinflusst durch sein Trinken, aber sein Gesichtsfeld war mehr tunnelartig, so ähnlich wie bei jemandem, der an einem Glaukom leidet. Seine Augen selbst funktionierten normal, aber die Kontrolle seines Gehirns über sie ging langsam flöten.

Tobys Gehirn war auch ziemlich abgelenkt durch die Unmengen verschiedener sinnlicher Eingaben, die alle gleichzeitig in sein Gehirn strömten: der Klang der Stereoanlage, der am Fenster vorbeirauschende Wind, der aufheulende Motor, das Licht der Straßenlampen, das durch die Baumreihen fiel und über seine Augen flimmerte. Die Komplexität der Wahrnehmung all dessen, die in schnellem Stakkato aus mehreren Quellen gleichzeitig ankam, wurde dank der neurologisch dämpfenden Wirkung des Alkohols sogar noch eine größere Herausforderung. Das Spurhalten, während er lenkte, wurde unmerklich schlechter. Er wusste es nicht, merkte es nicht im Geringsten, aber er wurde fahriger in der Kontrolle der Fahrspur und kam näher an die weiße Mittellinie oder an die Bordsteinkante, wenn er durch Kurven fuhr. Die Korrektur war langsamer und die Übersteuerung erkennbar. Die Reaktionszeiten auf visuelle Reize hatten sich erheblich verlängert. Toby brauchte ein wenig länger, um jedes Straßenschild zu lesen und auf verschiedene Signalanlagen zu reagieren, und dadurch war seine Informationsverarbeitung schwerfällig.

Es war teilweise deswegen, teilweise weil seine Reaktionszeiten langsamer waren und teilweise weil er so auf sein zentrales Gesichtsfeld konzentriert war, dass er das Rehkitz, als es aus dem Gebüsch und auf die Straße sprang, erst Millisekunden später sah, als er es gesehen hätte, wenn er nicht getrunken hätte. Es war nur eine Sache von Millisekunden, aber unglücklicherweise war es genug. Plötzlich übersteuernd als natürliche Reaktion auf das Tier auf der Straße und im impulsiven Versuch, ihm auszuweichen, blockierten die Räder, als er heftig auf die Bremse trat, und er verlor jede Kontrolle über die Spur des Autos. Zudem hatte ein Schauer zuvor die Straße nass und rutschig gemacht, wobei das alte Laub vom Winter das Problem verschlimmerte. Tobys Erinnerungen an alles, was dann passierte, waren verschwommen.

Das Auto schleuderte über die Straße, sprang über den

Bordstein, pflügte durch das hohe Gras und die Büsche und prallte mehr oder weniger frontal auf den Baum. Der Sicherheitsgurt rettete ihm das Leben, aber es gab keinen Airbag in dem alten Gebrauchtwagen, den er fuhr, und die Wucht des Aufpralls schob den Motorblock in den Bereich des Armaturenbretts. Dadurch traf das Lenkrad hart gegen Tobys Brustkorb, wobei einige Rippen mehrfach brachen. Die unteren Rippen, die beweglich und elastisch sind und nur durch Knorpel mit dem Brustbein verbunden sind, wurden hart gegen Tobys Rückgrat gedrückt, wobei sie unterwegs die Milzruptur und den Leberriss verursachten. Mehrere der höheren Rippen, die ganz aus Knochen bestehen und fest fixiert anstatt teilweise knorpelig und beweglich sind, brachen, wobei die Knochenspitzen an ihren gebrochenen Enden wie ein Sägemesser durch weiches Gewebe stachen. Toby merkte zu diesem Zeitpunkt nichts davon. Er hatte eine Gehirnerschütterung und war nur halb bei Bewusstsein.

Eines der nützlichsten Merkmale der menschlichen Milz ist, dass sie überhaupt kein lebenswichtiges Organ ist. Wenn sie chirurgisch entfernt wird, übernehmen andere Körperteile wie das Lymphsystem und die Leber mühelos ihre verschiedenen Aktivitäten. Bei einem Gewicht von etwa 200 Gramm ist die Milz ein schwammiges, faustgroßes, dunkelviolettes Organ, das auf der der Leber gegenüberliegenden Seite der Bauchhöhle hinter den unteren Rippen liegt. Sie ist von einer faserigen Kapsel bedeckt und mit roten und weißen Blutkörperchen gefüllt, den Lymphozyten und Phagozyten, die Fremdkörper und Bakterien fressen und einen wichtigen Teil des Immunsystems bilden. Die Milz ist durch eine große Arterie, die sich in ihr teilt und flächig verzweigt, sehr gut durchblutet.

Was also leistet sie, wenn sie zum Überleben nicht unbedingt notwendig ist? Die Milz hat zwei Hauptaufgaben. Erstens reguliert sie die Qualität der roten Blutkörperchen, indem sie sie am Ende ihrer 120-tägigen Haltbarkeitsdauer entfernt und abbaut. Sie filtert auch jene heraus, die missgestaltet oder schadhaft sind. Ihre zweite Rolle ist, bei der Bekämpfung von Infektionen zu helfen, indem sie Antikörper und Lymphozyten herstellt. Sie ist ein wichtiger, aber nicht unverzichtbarer Teil des retikuloendothelialen Systems, das auch die Lymphdrüsen, das Knochenmark und die Leber einschließt, deren Funktionen sich überlappen.

Im Embryo, der in Eves Gebärmutter wächst, produziert die Milz des Fötus tatsächlich auch rote Blutkörperchen, eine Funktion, die im Augenblick der Geburt endet und vom Knochenmark übernommen wird. Aber Tobys erwachsene Milz tat genau das, womit jeder im Moment des Aufpralls auf den Baum bei ihr rechnet. Sie war nicht geschwollen, was sie oft bei Teenagern durch Infektionen wie Pfeifferschem Drüsenfieber sein kann, noch war sie infolge von Leukämie, Lymphom, Sichelzellenanämie oder Tuberkulose vergrößert. Jede dieser Krankheiten hätte Tobys Milz noch verletzlicher durch stumpfes Trauma gemacht. Aber auch jede normale Milz kann bei einem heftigen Schlag gegen die Bauchhöhle reißen, etwa bei einem Sturz, einem besonders aggressiven Foul im Fußball oder, wie in Tobys Fall, bei einem Autounfall.

»Toby hat solches Glück gehabt«, sagt Poppy ziemlich nachdenklich, als die drei an der Unfallstelle vorbeifahren.

»Glück? Was ist daran Glück, wenn du mit deinem wertvollen allerersten Auto gegen einen Baum rast und den Inhalt deines Bauchs liquidierst?«

»Ben, er hätte tot sein können!«

»Ja, aber er hätte sich auch von seiner Rutschpartie erholen, schnell aufräumen und seine Fahrt ohne Scherereien fortsetzen können, um sich anschließend mit der diesjährigen Gewinnerin von ›Hintern des Jahres‹ zu treffen. Das wäre ein wenig mehr Glück gewesen, was meinst du? Warum werden die Leute immer als Glückspilze beschrieben, wann immer man von einem hört, der von einem Balkon im 12. Stock gefallen oder von einem großen weißen Hai angefallen worden ist und überlebt hat? Es ist verdammtes Pech, wenn du mich fragst.« Adam lacht laut auf.

»Er hat Glück gehabt, dass er überlebt hat, meine ich«, fügt Poppy leise hinzu. »Er hat unheimlich viel Blut verloren. Sie haben seine Milz herausgenommen. Sie mussten seine Leber und zwei Darmperforationen zusammenflicken. Er hat eine Blutvergiftung bekommen und wäre fast gestorben!«

»Es hätte schlimmer sein können«, sinniert Ben.

»Wie?«

»Es hätte *mich* treffen können«, worauf Adam noch einmal in Lachen ausbricht und Poppy versucht, nicht zu schmunzeln.

In Wirklichkeit hat Toby großes Glück gehabt, durchzukommen. Sowohl seine gerissene Milz als auch die aufgerissene Leber hatten stark geblutet. Bis der Krankenwagen ihn zum Krankenhaus gebracht hatte, war sein Blutdruck auf fast nicht mehr feststellbare Werte gefallen. Als die Chirurgen seine Bauchhöhle öffneten, schwappten über zwei Liter Blut der Blutgruppe 0 Rhesusfaktor negativ um seine inneren Organe. Die schlimmste Blutung kam von seiner gerissenen Milz, weshalb die Chirurgen sich zuerst um sie kümmerten. Unter Vollnarkose wurde ein horizontaler Schnitt quer über Tobys obere Bauchhöhle gemacht, der Leber und Milz freilegte. Schnelligkeit war in diesem Fall wesentlich, sodass ein sorgfältig geplanter, hübscher kleiner Schlüsselloch-Schnitt nicht infrage kam. Das Skalpell schlitzte den Bauch in einer Weise, auf die jeder Samurai-Krieger stolz gewesen wäre. Es war brutal, und es war kurz. Innen ermöglichte die umfangreiche Absaugung des ausgetretenen Blutes den Chirurgen, das Operationsfeld, auf dem sie arbeiten mussten, deutlicher zu sehen, und alle größeren blutenden Stellen wurden erkannt und abgeklemmt. Die Sickerblutung aus kleineren Gefäßen und der geborstenen Oberfläche der Leber selbst hielt unvermindert an. Aber vorrangig war, jeden weiteren Blutverlust aus größeren Arterien und dann aus den »Blutern«, den kleineren Arteriolen, die winzig kleine Strahlen von hellrotem Blut in die Luft spritzten, einzudämmen. So schnell die Ärzte Blut in Tobys kollabierende Arm- und Beinvenen übertragen konnten, so schnell wurde es bis dahin durch seine verletzten inneren Organe wieder herausgepumpt. Es dauerte eine gute Stunde, bis die Chirurgen es in den Griff bekamen. Eine nach der anderen wurden die blutenden Adern abgeklemmt und abgebunden. Tobys Blutdruck stieg, und sein Puls verlangsamte sich. Der Prozess der Reparatur und Rekonstruktion konnte beginnen.

Über die nächsten vier Stunden wurden Verbindungen anderer Organe mit der Milz getrennt und die Milzarterie selbst erst unterbunden und dann durchtrennt. Die geschädigten, nicht lebensfähigen Teile der Leber wurden entfernt und die Sickerblutungsbereiche mit einem geschickten kleinen Gewebe entfernenden Gerät namens Ultraschallaspirator koaguliert und diathermiert. Die zwei traumatischen Löcher im Querdarm und Dünndarm wurden untersucht, gesäubert und vernäht. Schließlich, als die Heldentaten vollbracht und die Koryphäen den Operationssaal verlassen hatten, schloss das nachgeordnete OP-Team die Wunde und brachte den Patienten in den Aufwachraum.

Toby war vor dem Unfall ein gesunder junger Mann in guter Form gewesen, und dies trug sicherlich zum Überleben und der schnellen Erholung bei. Es gab eine kleine Krise, als er starkes Fieber bekam und die Mikrobiologen sich wegen koliformer Bakterien aufregten, die aus seinen Blutproben gezüchtet worden waren. Aber das waren die Bazillen, die aus seinem durchlöcherten Darm in seine Bauchhöhle entkommen waren, und das Problem war erwartet worden. Folglich konnten intravenöse Antibiotika sie bald unschädlich machen. In einer Zeit, in der Antibiotikaresistenz bereits eine der größten Gefahren für das allgemeine Überleben der Menschheit ist, war das eine Erleichterung für alle Beteiligten.

Achtzehn Tage nach Abschreibung seines Autos und um ein Haar seines Lebens wurde Toby aus dem Krankenhaus entlassen und nach Hause geschickt. Während die Eltern von Tobys engen Freunden die Erfahrung nutzten, um ihre eigenen Kinder über die Gefahren waghalsigen Fahrens und Trunkenheit am Steuer zu belehren, schwelgte Toby in seiner neu gefundenen traurigen Berühmtheit. Seine Geschichte brachte ihm über Jahre Einladungen zum Essen ein …

Kapitel 19

Gerade in diesem Augenblick klingelt Poppys Handy. Es ist eigentlich eine vor einer halben Stunde gesendete Nachricht von Ben, der sie anschreit, sie solle sein Deodorant zurückgeben, das sie überhaupt nicht ausgeliehen hatte. Sie lauscht gerade lange genug, um seine unbegründeten Vorwürfe und den hohen, wehleidigen Klang seiner Stimme zu hören, und beschließt dann, das Ganze über Lautsprecher abzuspielen, um ihrem Bruder und Papa zu zeigen, wie idiotisch Ben sich manchmal anhört. Sie war nicht in der Nähe seines muffigen Zimmers gewesen, sie hätte seine schreckliche Wahl eines ordinären, süßlich riechenden Antiperspirants für Jungen sowieso nicht einmal mit einer Bootsstange berührt, und er konnte nur etwa zehn Schritte von ihrem Zimmer entfernt gewesen sein und entschied dennoch, sie anzurufen. So was von faul!

Die Nachricht ist sehr zu Bens Unbehagen plump und nicht gerechtfertigt. Aber er ist mehr beunruhigt und einigermaßen betroffen vom Ton seiner eigenen Stimme, als sie ihm vorgespielt wird. Klingt er wirklich so, fragt er sich. Er hatte immer angenommen, er hätte einen tieferen und weniger nasalen Klang in seiner Sprechstimme mit deutlicherer Aussprache. Woher kommt es, denkt er, dass seine aufgenommene Stimme immer so anders klingt, wenn er sie hört? Er hatte einmal einen Freund gefragt, als sie eine Aufnahme von Bens Auftritt im Schulstück hörten, ob dies eine getreue Wiedergabe der Stimme sei, die sein Freund höre, wenn Ben spreche. »Absolut«, war die Antwort gewesen. »Das klingt genau wie du.« Woher kommt es, dass wir alle so anders klingen, wenn wir unsere eigenen Stimmen abgespielt hören?

Es dreht sich alles um die Schallübertragung und den Unterschied zwischen Luftleitung und Knochenleitung. Wenn wir andere Leute sprechen hören (oder überhaupt ein fremdes Geräusch), pflanzen sich die Schallwellen durch unseren Gehörgang zum Trommelfell fort. Dieses sendet dann die Signale durch die Knochen der Paukenhöhle zum Innenohr fort, von wo die Botschaften über den Gehörnerv zum Gehirn gelangen. Wenn wir jedoch selbst sprechen, werden die Schwingungen von den Stimmbändern in unserem Kehlkopf an die Knochen in unserem Schädel übertragen, darunter das Felsenbein, in dem unser Innenohr liegt. Diese Laute treffen dort einen Moment vor den Lauten ein, die durch die Luft kommen, und übertönen sie. Das Ergebnis ist ein Klang, mit dem wir viel vertrauter sind, der Klang, den wir an jedem einzelnen Tag in unserem Leben hören, wann immer wir sprechen. Dieser seltsame blecherne Klang, der von Poppys Handy kommt, ist etwas völlig anderes. Es mag das Geräusch sein, das andere Leute hören, wenn Ben mit ihnen spricht, aber es ist kein Geräusch, das er wiedererkennt oder das ihm gefällt. Und gepaart mit seiner eindeutig uncoolen Nachricht findet er ihn seltsam nervtötend.

Aber bald schon ist Bens Aufmerksamkeit wieder zu dem früheren Gesprächsthema zurückgekehrt.

»Lasst das, was Toby passiert ist, eine heilsame Lektion für euch sein«, sagt Adam gerade zu Ben und Poppy, die mitbekommen, was ihr Vater da über Dinge schwafelt, die sie für glasklar halten, aber sie hören eigentlich nur halb hin. Poppy macht sich mehr Gedanken darüber, ob ihre Freundin Liz über ihre beiläufige Bemerkung von gestern bezüglich ihre Ernährung sauer ist, und Ben denkt an den Geländelauf, an dem er an diesem Nachmittag teilnehmen wird. Man muss ihnen nicht sagen, dass Toby infolge seiner Dummheit beinahe verblutet wäre. Sie haben bestimmt nicht vor, seiner Heldentat in nächster Zeit nachzueifern. Über die letzten Wochen haben sie beide lange und ernsthaft nachgedacht über das, was passiert war. Ihre Freunde hatten sich Sorgen gemacht, ob Toby durchkommen würde, und verlässliche Auskünfte vom Krankenhaus waren rar gewesen. Die ärztliche Schweigepflicht schloss offizielle Mitteilungen aus, und die Privatsphäre der Familie musste in dieser schwierigen Zeit selbstverständlich respektiert werden, und so hatten sie sich an jedes bisschen Klatsch und Gerüchte gehalten, die die Runde machten. Facebook und Twitter waren zu dem Thema heißgelaufen. Zum Glück war Toby nicht verblutet. Aber es war eine enge Kiste gewesen.

Wie kommt es, dass die kostbare klebrige rote Flüssigkeit, die wir Blut nennen, ohne die wir nicht leben können, so reibungslos in unseren Arterien und Venen kreist, aber dann spontan gerinnt, wenn sie der Luft ausgesetzt ist? Warum gerinnt sie nicht immer schnell genug, damit manche Menschen nicht verbluten, und umgekehrt, warum bilden sich nicht ständig unerwünschte Gerinnsel in unseren Blutgefäßen? Das genetisch verkettete Blut von Adam, Eve, Ben und Ruby zirkuliert in diesem Moment in einem perfekten Gleichgewichtszustand durch ihre Körper. Gerinnen oder nicht gerinnen. Es ist eine Frage, die ihr Blut an jedem einzelnen Tag ihres Lebens bestens beantworten kann. Das heißt, bis äußere Ereignisse die Oberhand bekommen. Das Stocken des Blutes oder das Versagen zu stocken ist eines der unglaublichsten Merkmale des menschlichen Körpers.

Blut beginnt binnen weniger Sekunden nach einer Verletzung zu stocken. Wenn ein Blutgefäß beschädigt wird, dient das Gerinnsel dazu, das Leck zu verstopfen. Gleichzeitig zieht sich das Blutgefäß zusammen, um weiteren Blutverlust zu minimieren. Aber während die Blutgerinnung unter den richtigen Umständen unser Leben retten kann, kann sie unter den falschen auch unser Leben bedrohen. Blutgerinnsel oder Thromben, die in einem größeren Blutgefäß auftreten, können uns töten. Ein Thrombus in einer Herzkranzarterie verursacht einen Herzinfarkt, ein Gerinnsel im Gehirnkreislauf einen Schlaganfall. Wenn es in Arterien im Darm oder Bein geschieht, ist das Absterben eines Darmabschnitts oder eine brandige Gliedmaße die Folge. Also wünschen wir nicht, dass unser Blut zu leicht gerinnt, noch wünschen wir, zu lange warten zu müssen, bis es gerinnt, wenn wir bluten, weshalb zwei grundlegende Ereignisse stattfinden müssen, um die Gerinnung zu veranlassen.

An der Stelle einer Verletzung müssen winzige Zellen im Blut namens Thrombozyten aktiviert werden und sich in Klumpen zusammenballen. Dann stimulieren Chemikalien namens Thromboplastine, die von den Thrombozyten und allen beschädigten Blutgefäßen freigesetzt werden, Proteine im Blut, die als Gerinnungsfaktoren bezeichnet werden und zur Bildung von Fibrinfäden an der Stelle der Verletzung führen. Diese vernetzen sich mit den roten und weißen Blutkörperchen, um jeden Riss in der Wand des Blutgefäßes zu verstopfen. Aber wenn unsere Körper ständig herumgestoßen, unter Druck gesetzt und verletzt werden, was hindert dann das Blut daran, dauernd zu gerinnen?

Um dem Potenzial des Blutes, unangemessen zu gerinnen, entgegenzuwirken, sind andere Mechanismen ständig bereit, dies zu verhindern. Diese gerinnungshemmenden Mechanismen beruhen weitgehend auf Prostazyklin, einer von den Wänden gesunder Blutgefäße produzierten Substanz, die die Aktivierung der Thrombozyten verhindert. Darüber hinaus haben bestimmte in der Blutbahn zirkulierende Proteine die Fähigkeit, aktivierte Gerinnungsfaktoren zu neutralisieren. Und wenn die Kaskade der Gerinnung auslösenden Reaktionen eintritt, wird eine weitere Gruppe von Enzymen aktiviert, die Fibrinolyse oder den Abbau der Fibrinfäden bewirkt. Der Blutfluss selbst spielt ebenfalls eine Rolle. Durch ständiges Wegspülen jeglicher aktiver Gerinnungsfaktoren von Stellen, wo sie sich gebildet haben, wird auch das Gerinnungspotenzial des Blutes reduziert. Die ausrangierten Gerinnungsfaktoren werden später von der Leber deaktiviert.

In Tobys Fall waren seine Thrombozyten hundertprozentig aktiviert. Sein Gerinnungsmechanismus tat sein Bestes. Für jedes Molekül Gerinnungsfaktor, der durch seine Thrombozyten am Beginn der Folge von Gerinnungsreaktionen aktiviert wurde, eilten 30 000 Fibrinmoleküle an die Stelle jeder einzelnen Verletzung. Verletzte Blutgefäße gab es genug, um den Gerinnungsprozess auszulösen. Zu seinem Pech bedeuteten das Ausmaß und die Art der Verletzungen, dass seine Gerinnungsprozesse überfordert waren.

Wenn größere Arterien traumatisch durchtrennt werden, etwa die Oberschenkelarterie, die das ganze Bein versorgt, oder die Pulsader am Handgelenk, kann sich die Arterie ironischerweise genügend zusammenziehen, um weiteren Blutverlust zu verhindern. Dies ist ihrer dickeren elastischen Muskelwand zu verdanken. Kleinere Arterien und Venen haben nicht die gleiche Fähigkeit, auch nicht die Kapillaren und Sinusoide in einer gequetschten und aufgerissenen Leber. Die Bilder, die in Filmen wie *Der Soldat James Ryan* gezeigt werden, wo verwundete Soldaten zu sehen sind, wie sie ihre traumatisch amputierten Gliedmaßen aufheben und an einen sicheren Ort tragen, sind tatsächlich zutreffend. Der erwartete massive Blutverlust tritt nicht immer ein, wenn große Arterien durchschnitten werden.

Aber auch unter normalen Umständen und ohne innere oder äußere Verletzung, wie es bei Adam, Ben und Poppy im Moment der Fall ist, besteht im Blut ein empfindliches homöostatisches Gleichgewicht seiner Neigung, entweder zu gerinnen oder flüssig zu bleiben. Es wird als Gerinnungsfähigkeit bezeichnet. Ebenso wie eine traumatische Verletzung kann eine

Reihe anderer Faktoren das Gleichgewicht auf die eine oder andere Art kippen. Zum Beispiel im Auto zu sitzen, genauso wie mit dem Flugzeug zu reisen oder über längere Zeit in einem Krankenhausbett zu liegen, macht den Kreislauf träge und erhöht die Wahrscheinlichkeit der Blutgerinnung. Diese Inaktivität ist eine der hauptsächlichen und am besten verhütbaren Ursachen der tiefen Venenthrombose. Während ihrer Schwangerschaft ist Eve als Folge erhöhter Östrogenspiegel anfälliger für Gerinnsel. Dies gilt, obgleich in viel geringerem Maß, auch für Poppy, die gegen ihre Akne eine Antibabypille nimmt.

Eves Vater hat ebenfalls ein höheres Risiko, da die verbreitete Herzrhythmusstörung, die er bekommen hat, das Vorhofflimmern, einen unruhigeren Blutfluss durch sein Herz verursacht hat. Er weiß es nicht, aber sein Vorhofflimmern erhöht sein Risiko, einen Schlaganfall zu bekommen, um das Siebenfache gegenüber einem Menschen ohne dieses Leiden. Es erklärt auch, warum sein Arzt ihn mit einem gerinnungshemmenden Mittel behandelt. Das Warfarin, das er nimmt – Rattengift nennt er es –, wirkt eigentlich, indem es den Einfluss des Vitamins K stört, das für die Produktion der Gerinnungsfaktoren notwendig ist. Aber wegen des empfindlichen Gleichgewichts zwischen den Dosen, die er nehmen muss, und den Auswirkungen – er braucht weder zu wenig Gerinnungshemmer noch zu viel – muss er alle paar Tage ins Krankenhaus zu einem Bluttest, um das Geschehen zu überwachen. Es ist ermüdend und zeitaufwendig für alle Betroffenen, besonders Eve, die ihn in der Regel fährt, aber sein Arzt hat gerade begonnen, über eine neue Therapie zu reden, die genau das Gleiche bewirkt, aber anscheinend nicht diese regelmäßigen Bluttests erfordert. Was Eve angeht, wäre das rundherum ein großartiges Ergebnis.

Auch viele andere Erkrankungen können den Gerinnungsprozess stören. Manche Menschen erben einen Gerinnungsdefekt, zum Beispiel Hämophilie (Bluterkrankheit), die

Christmas-Krankheit (Hämophilie B) oder das von-Willebrand-Syndrom, die alle eine erhöhte Neigung verursachen, nach einer Verletzung oder auch spontan zu leicht zu bluten. Weil ihre Vererbung geschlechtsgekoppelt ist, betreffen die ersten beiden dieser Krankheiten nur Männer. Bei jeder von ihnen fehlt nur eines der Gerinnungsfaktorproteine oder ist nur in sehr kleinen Mengen vorhanden, aber ohne es ist die gesamte Kaskadenfolge der Gerinnung behindert. (In Deutschland leiden übrigens etwa 8500 Personen an Hämophilie und 1500 an der Christmas-Krankheit.)

Die Chirurgen, die Toby operierten, waren überaus erleichtert, als sie entdeckten, dass er nicht zu ihnen zählt. Wäre das der Fall gewesen, hätte es im ganzen Krankenhaus nicht annähernd genügend Blut für Transfusionen gegeben. So erhielt er über 17 Liter. Andere Gerinnungsstörungen können durch Krankheit erworben werden. Eine schwere Lebererkrankung oder Darmleiden können die Absorption und Verwendung von Vitamin K verhindern. Dann gibt es disseminierte intravasale Gerinnung (DIC), von der Tobys Chirurgen befürchteten, er könnte sie bekommen, während er noch auf dem Operationstisch lag. In einem Fall wie diesem, wo so viele Tausende winziger Blutgefäße gleichzeitig beschädigt wurden, können sämtliche Thrombozyten und Gerinnungsfaktoren schneller verbraucht und einverleibt werden, als sie von der angeschlagenen Leber ersetzt werden können. In einer solchen Situation hätte Tobys Blutverlust unvermindert angehalten. Während die Chirurgen sich bemühten, alles unter Kontrolle zu bringen, kam die Blutung zum Glück aber zum Stillstand. Wiederum kamen seine relative Jugend und der gute Allgemeinzustand Toby zustatten.

Ebenfalls half es ihm, dass er, anders als einige seiner Freunde, der Versuchung zu rauchen widerstanden hatte. Toxine im Zigarettenrauch sind dafür bekannt, dass sie Thrombozyten klebriger machen, sodass sie mit größerer Wahrscheinlichkeit verklumpen. Es ist einer der Hauptgründe, warum Herzinfarkte und Schlaganfälle bei Rauchern häufiger sind. Diese Erkrankungen werden von Blutgerinnseln in den Arterien verursacht, die den Herzmuskel oder das Gehirn versorgen, und Blutgerinnsel gedeihen mit klebrigen Thrombozyten. An gewissen Punkten auf Tobys dramatischem chirurgischem Weg wären klebrigere Thrombozyten vielleicht willkommen gewesen. An anderen wären sie wohl katastrophal gewesen. Bezüglich chirurgischer Behandlung im Allgemeinen ist Rauchen ein großes Ärgernis. In Anbetracht der Kombination von Blutgefäßverletzung, postoperativer Unbeweglichkeit und entzündungshemmenden Medikamenten ist das Letzte, was irgendjemand im Krankenhaus braucht, eine erhöhte Klebrigkeit der Thrombozyten, die die Risiken einer tiefen Venenthrombose noch gravierender machen würde.

Plötzlich ist sich Ben vage bewusst, dass sein Vater aufgehört hat, ihnen Vorträge über Sicherheit im Straßenverkehr zu halten. Adams Auto ist zum Stehen gekommen.

Kapitel 20

Zu Hause ist Eve jetzt gewaschen und angekleidet und für den vor ihr liegenden Tag gerüstet. Gott sei Dank gibt es Make-up, geht ihr durch den Kopf. Was würden Frauen wie sie ohne es anfangen? So gut für die Moral und Selbstachtung. So gut gegen Hautunreinheiten und Falten. Schade nur, dass es nichts gegen Dehnungsstreifen machen kann, denkt sie, während sie sich wehmütig ihren Umfang ausmalt, den sie haben wird, wenn sie ins dritte Drittel ihrer Schwangerschaft kommt. Jetzt aber muss sie Rubys Neurodermitis-Salbe auftragen, sie für die Schule anziehen, den Hund Rufus versorgen, den Schauplatz für die Filmaufnahmen heute Nachmittag überprüfen und sich auf den Weg zur Arbeit machen. Doch alles der Reihe nach, wo *ist* Ruby?

Da ist sie, liegt unten im Wohnzimmer auf dem Boden und gibt dem Airedaleterrier Rufus seine morgendlichen Streicheleinheiten. Es ist erstaunlich, wie geduldig Rufus die Handgreiflichkeiten erträgt, die er von Ruby erfährt, wenn sie die Arme um ihn schlingt, ihn drückt, die kleine flache Schnauze tätschelt und an seinen Ohren zieht. Als sie und ihre Mama das Tierheim besuchten, hatte Ruby sich auf den ersten Blick in ihn verliebt.

Da hatte er gestanden, in seinem Zwinger im Tierheim, wachsam, aufrecht und munter, obwohl er von den früheren Besitzern mit der Begründung, ihr Kind reagiere angeblich allergisch auf ihn, abgegeben worden war. Den edlen länglichen Kopf ein wenig zur Seite geneigt und mit seiner langen Schnauze und der pechschwarzen Nase stand er da und hatte die kleinen dunklen Augen fest auf Ruby gerichtet. Sein Maul war ein wenig offen, als ob er grinste, und gelegentlich trafen sich seine Zähne vorn in einem geraden Biss. Seine V-förmigen Ohren waren seitlich am Kopf und nach vorn hin zu seinem zufriedenen kleinen Gesicht angelegt. Seine Brust war tief, in einer Linie mit dem Rücken, und seine Vorderbeine waren vollkommen gerade und mit einem drahtigen hellbraunen Fell bedeckt. Seine Ohren waren dunkler und das Haar auf dem Rücken, an den Seiten und der oberen Körperpartie war eher von einem dunklen Grau. Dafür, dass Airdales die größten in der Terrier-Familie sein sollen, war Rufus erstaunlich klein und kompakt wie ein ewiger Welpe.

Ruby hatte tagelang von nichts anderem reden können, bis sie Rufus schließlich zu sich nach Hause holten. Eve hatte zuerst gewünscht, dass Ruby eine gewisse Zeit mit Rufus verbringen sollte, um sicher zu sein, dass sie nicht selbst Anzeichen einer Allergie zeigte, obwohl das Tierheim versichert hatte, dass beim Fehlen von Asthma oder einer familiären Belastung und gerade bei dieser Hunderasse irgendein späteres Problem unwahrscheinlich sei. Eve hatte auf die leichte Neurodermitis hingewiesen, die Ruby seit ihrem 18. Monat hatte und die immer noch einige rote, schuppige Stellen an ihren Handgelenken und Armen hervorruft. Anstelle von Rufus, hatten sie ihr gesagt, könne sie sich auch für einen Labradoodle entscheiden, der noch weniger leicht Haare verliere und Probleme verursache. Aber obwohl Rufus' Fell hart, dicht und drahtig war, erklärten sie, sei es nicht besonders allergen, und sie glaubten, bei den Behauptungen der früheren Besitzer, eine Allergie sei der Grund für die Abgabe des Hundes, habe es sich fast sicher um einen Vorwand gehandelt. Ihr Verlust war Rubys Gewinn. Es erwies sich als eine im Himmel gestiftete Freundschaft, und sie waren auf Anhieb unzertrennlich.

Rufus gewöhnte sich an Ruby, als wären sie Bruder und

Schwester, und er war grenzenlos sanft und beschützend. Einigermaßen freundlich gegenüber Fremden, war der Airdale aufgeweckt, intelligent, ansprechbar, aufgeschlossen und folgsam ohne Ende. Er war auch unermüdlich neugierig. So steckte er seinen abgeflachten Kopf mit dem struppigen kleinen Bart in Eves Schränke und Schubladen und schaute überall im Haus immerzu in Winkel und Verstecke. Und während Ruby im Garten seinen Ball warf, damit er ihn apportierte, und ihn dazu brachte, dass er treu neben ihr herlief, wenn sie auf ihrem Dreirad fuhr, begann sie vom ersten Tag an, ihn mit entschieden konsequenter Behandlung auf Linie zu halten, worauf Rufus zufrieden ansprach. Es war ein Rätsel, wo sie dieses instinktive Selbstvertrauen gefunden hatte. Es schien, als wäre es angeboren. Es ist eine wunderbare Beziehung, die beiden Seiten offensichtlich enormes Vergnügen bereitet. Obwohl Rubys Neurodermitis immer noch ein kleines Problem darstellt, wäre sie nie und nimmer einverstanden, sich von dem Hund trennen zu lassen. Aber in welchem Ausmaß trägt Rufus wirklich zu ihrem chronischen Hautleiden bei, wenn überhaupt? Wie viele Haar- und Hautschuppen wirft er tatsächlich ab auf den hübschen zottigen Florteppich, den Eve ausgesucht hat, und ist es ohnehin eher der Teppich als das Hundehaar, was das Problem verursacht? Wie soll Eve das wissen?

Im großen Ganzen glaubte Eve nicht, dass Rufus' Hautschuppen und Haarproteine größere Auswirkungen auf Rubys leichte Neurodermitis haben würden. Wenn man alle Infektionen oder parasitäre Erkrankungen bedenkt, die Tiere auf Menschen übertragen können, war dies vergleichsweise belanglos. Nicht entwurmte Hunde können die parasitäre Infektion Toxocariasis durch ihren Kot übertragen, der menschliche Hände kontaminieren kann. Dies kann zu teilweiser oder völliger Erblindung bei Kindern führen, wenn sie nicht frühzeitig behandelt werden. Flohbisse jucken und sind ebenfalls unangenehm, und Katzen können Toxoplasmose übertragen, was Eve besonders bewusst ist, weil diese Protozoeninfektion ungeborene Babys infizieren und eine Fehl- oder Totgeburt verursachen kann. Bei Babys, die überleben, können eine Vergrößerung der Leber und Milz, Wasserkopf, Blindheit, geistige Unterentwicklung und Tod im Kleinkindalter auftreten. Katzen, so entzückend sie auch sind, können auch die Katzenkratzkrankheit und Pilzinfektionen übertragen. Wenn man darüber nachdenkt, ist die Liste zoonotischer Infektionen oder parasitärer Erkrankungen, die von Tieren auf Menschen übertragen werden können, ziemlich alarmierend. Brucellose kann von Kühen, Ziegen und Schweinen aufgegabelt werden, und Ratten können Leptospirose, auch als Schwarzwasserfieber bekannt, übertragen. Wenn uns Stechmücken stechen, können wir uns mit Malaria, Gelbfieber und Denguefieber anstecken, und selbst harmlos aussehende Papageien können Psittakose verursachen, eine unangenehme Art von Lungenentzündung. Hunde wie Rufus, überlegte Eve, bedeuteten ein relativ geringes Risiko. Es sei denn, sie haben Tollwut, was Rufus aber nicht hat.

Die meisten Menschen wissen, dass Hunde, Katzen, Pferde und Esel die Tiere sind, die mit größter Wahrscheinlichkeit Allergien wie Neurodermitis verursachen, und sie hatte ihr Bestes versucht, Ruby für einen Papagei, ein Paar Wellensittiche, eine Schildkröte, einen Hamster oder einen Goldfisch zu interessieren. Alles außer einem Hund. Selbst ein einigermaßen großes Aquarium mit den verschiedensten leuchtend bunten exotischen Fischen hatte sie allerdings nicht überzeugt. Rubys Herz hatte schon immer an einem Hund gehangen, und sobald sie Rufus erblickte, gab es nichts anderes mehr. Eve hatte reichlich Vorbehalte, aber letztlich war Ruby dabei geblieben. Nachdem sie mit gewissem Aufwand ein Urteil eingeholt hatte, inwieweit Rubys Neurodermitis betroffen sein könnte, war Eve zu dem Schluss gekommen, dass es keinen nennenswerten Unterschied machte.

Es sind die Proteine im Fell, im Speichel und sogar im Urin eines Hundes, auf die Menschen mit einer Anfälligkeit für Allergien reagieren können. Wenn das Tierprotein in Kontakt mit der Haut kommt, können sich Rötungen und Juckreiz entwickeln oder, falls schon vorhanden, verschlimmern. Der Juckreiz führt zum Kratzen. Das wiederum verstärkt den Juckreiz, sobald die unmittelbare Erleichterung vom Kratzen vorbei ist. Dies ist ein Phänomen, das unter Hautärzten weithin als Juck-Kratz-Kreislauf bekannt ist. Ruby könnte den Hund streicheln und dann das Hundeprotein auf ihre Augenlider, einen besonders empfindlichen Teil ihrer Haut, übertragen. Das könnte zu geschwollenen, geröteten und juckenden Lidern führen. Ihre Haut könnte überall fleckig werden, wenn sie anfinge zu kratzen. Wenn der Hund nicht immer draußen gehalten wird, könnten seine Proteine für Monate, wenn nicht Jahre, im Haus bleiben, selbst nach gründlicher Reinigung.

Trotz alldem war Eve viel optimistischer gestimmt, als sie hörte, dass Neurodermitis und andere Allergieprobleme mit Hunden in der Regel im zweiten Lebensjahr eines Kindes schlimmer sind und nicht in Rubys Alter von fünf Jahren. Die Chancen standen gut, dass Ruby mit der Zeit auch aus ihrer Neurodermitis herauswachsen würde. Ungefähr 50–90 Prozent der Kinder wachsen anscheinend bis zum Teenager-Alter gänzlich aus ihr heraus, und selbst bei den Übrigen bessert sich für gewöhnlich die Hautentzündung erheblich und flackert nur gelegentlich bei intensiver Reizung auf.

Eve wurde klar, dass die Ursache von Allergien noch immer wenig verstanden wird. Wenn sie alles glaubte, was sie über eine in der Gebärmutter auftretende Sensibilisierung auf Allergene gelesen hat, wäre sie inzwischen völlig paranoid. Viele akademische Forschungen wiesen auf die Tatsache hin, dass eine hohe

Belastung durch Innenraumallergene ein wachsendes Baby in der Gebärmutter auch ohne Sensibilisierung der Mutter sensibilisieren könne. Aber andererseits hatte sie auch wissenschaftliche Artikel gelesen, die erklären, dass enger Kontakt zu Tieren in frühen Lebensjahren das Auftreten von Allergien in späteren Jahren verringere. Erklärte das, warum die Kinder von Bauern, die gleich nach der Geburt einer großen Vielfalt von tierischen Proteinen ausgesetzt sind, eine viel geringere Häufigkeit von Asthma, Neurodermitis und Heuschnupfen haben? Es schien alles so verwirrend.

Die Sache war die, dass Eve bereits alles Menschenmögliche getan hatte, um das Hausmilbenproblem zu beheben. Was in aller Welt hatte sie sich also dabei gedacht, als sie einen haarenden, die Haut ableckenden Hund ins Haus ließ? Ruby sah es natürlich nicht so, und insgesamt, mit den weich machenden Badewasserzusätzen, den verschiedenen Cremes, Feuchtigkeitscremes und Salben, wurde Rubys Haut allmählich besser. Es sah eigentlich danach aus, als wäre sie schon dabei, aus ihrer Neurodermitis herauszuwachsen. Aber Rubys Neurodermitis, Poppys Akne und ihre eigenen zunehmend sichtbaren Dehnungsstreifen ließen Eve darüber nachdenken, wie sehr wir Aussehen und Funktion unserer Haut für selbstverständlich halten.

Unsere Haut ist immerhin unser größtes Organ. Bei einem Gewicht von rund vier Kilogramm und mit elf Millionen Blutgefäßen bedeckt sie eine durchschnittliche Fläche von knapp zwei Quadratmetern. Wie sonst hätte ein mörderisches Monster wie Hannibal Lecter Lampenschirme aus der Haut seiner Opfer machen können, wie Ben kürzlich in einem Biologieaufsatz deutlich machte.

Wenn nicht in den Händen des kannibalischen Lecter, ist die Haut jedoch eine lebende Struktur, bestehend aus mehreren Schichten, die alle viele verschiedene Funktionen erfüllen, von denen einige unerlässlich für das Leben sind. Die äußere

Zellschicht in der Epidermis ist tot, wobei jeder von uns rund 40 000 Zellen in jeder einzelnen Minute abstößt. Tatsächlich stoßen die meisten Menschen eine ganze Schicht der Epidermis – der äußeren Hauthülle – alle 24 Stunden ab, während die Haut in ihrer Gesamtheit sich alle 28 Tage erneuert. Weltweit ergeben diese toten Hautzellen ungefähr eine Milliarde Tonnen Staub, der ziellos in der Atmosphäre schwebt. Aber in den Schichten der Epidermis werden laufend neue Zellen produziert, um die verlorenen zu ersetzen. In den tieferen Hautschichten, der Dermis, finden sich Nervenenden, Blutgefäße und Schweißdrüsen. Aus ihnen können an einem richtig heißen Tag 13 Liter Schweiß produziert werden, damit der Körper abkühlen kann. Die Dermis enthält auch Fettgewebe, das dazu dient, den Körper zu isolieren wie auch als Stoßdämpfer und Energiereserve zu wirken.

Darüber hinaus schützt uns unsere Haut. Sie hält zurück, was in uns gehalten werden sollte, und schützt uns vor Gefahren aus der Umgebung. Als solche ist sie ein verlässliches, robustes und anpassungsfähiges Organ. Einige Teile davon, wie unsere Augenlider, sind dünn und sehr empfindlich, doch selbst an diesen Stellen gibt es noch eine robuste faserige Proteinschicht an der Oberfläche, das Keratin (Hornsubstanz), das auch in unserem Haar und unseren Nägeln vorhanden ist. Die Barriere, die unsere Haut abgibt, hält alle Arten von potenziellen Gefahren fern, Keime, Gifte, Toxine, Chemikalien, Insekten und Strahlung, um nur einige zu benennen. Aufgrund dessen kann keine von diesen die Blutbahn erreichen. Wenn wir baden, füllen sich unsere Körper nicht mit Wasser, weil unsere Haut nicht durchlässig dafür ist. Doch gleichzeitig können wir schwitzen und dabei Abfallstoffe und überschüssige Hitze im Körper verlieren. Die Haut hält unser physiologisches Gleichgewicht unter strenger Kontrolle. Unsere Haut gibt uns auch unseren hochentwickelten Tastsinn. Wir reagieren auf Gefühle von Druck, Hitze, Schwingung und natürlich Schmerz. In jedem Bruchteil einer Sekunde sendet unsere Haut Milliarden elektrische Signale an unser Gehirn, wo sie registriert und interpretiert werden, um uns eine Art von globalem sensorischen Bild davon zu geben, wo wir sind und womit wir in Kontakt treten. Sie sagt uns auch, ob wir uns in irgendeiner Gefahr befinden. Wenn zum Beispiel Rubys Badewasser zu heiß ist, wird Eves Hand ihr das schnell mitteilen. Genauso wie ihre Lippen am Rand einer heißen Tasse Tee oder ihre Finger, wenn sie am Morgen das Eis von der Windschutzscheibe kratzt.

Die Fähigkeit, Empfindungen einzuschätzen, rührt von verschiedenen Rezeptoren in der Haut her, von denen jeder individuell darauf abgestimmt ist, Dinge wie Druck, Temperatur oder Schmerz zu entdecken. In manchen Körperteilen gibt es eine besonders dichte Ansammlung dieser Rezeptoren – in den Fingerspitzen, den Augenlidern oder im Genitalbereich zum Beispiel –, wo die Haut äußerst empfindlich ist, während in anderen Bereichen, etwa dem Kreuz oder den Ellbogen, die Rezeptoren weniger zahlreich sind und die Haut viel weniger empfindlich ist.

In diesem Augenblick will Poppy gerade aus Adams Auto springen. Sie wird vor der Schule stehen und mit ihren Freundinnen reden, zittern und von einem Fuß auf den anderen treten, um sich warm zu halten. Sie weigert sich kategorisch zu tragen, was ihre Mutter einen ordentlichen Mantel nennt, da der Stil, den sie im Sinn hat, von Poppy als »absolut ätzend« bezeichnet wird. Zu ihrem Glück wird ihre Haut ihr aushelfen. Sie wird auf die Kälte reagieren, indem sie alle Blutgefäße in der Dermis schließt, um die Hitze im Innern zu erhalten. Folglich wird ihre Haut weiß werden. Sie wird auch eine Gänsehaut bilden und den evolutionär nutzlosen Reflex erleben, dass sich bei dem fruchtlosen Versuch, warme Luft einzufangen, die Körperhaare sträuben. Auf diese Art hält unsere Haut uns im Winter warm, und im Sommer hält sie uns kühl, weil wir schwitzen können.

Unsere Haut reagiert auf das ultraviolette Licht in der Sonne, indem sie uns Bräune verschafft, die uns in einem sehr geringen Maß vor Krebs schützt und das sogenannte Sonnenvitamin, Vitamin D, produziert. Dieses Vitamin hilft, die Menge von Kalzium und Phosphat in unserem Körper zu regulieren, und ist notwendig zur Erhaltung kräftiger Zähne und Knochen. Vitamin-D-Mangel kann zu Fehlbildungen führen wie gekrümmten Beinen durch Rachitis bei Kindern und Knochenschmerzen und Erweichung durch Osteomalazie bei Erwachsenen. In England hat es in jüngster Zeit einen Wiederanstieg der Rachitisfälle als Folge von Vitamin-D-Mangel gegeben, und die zugrunde liegende Ursache ist unzureichende Einwirkung von natürlichem Sonnenlicht. In Deutschland ist Rachitis selten geworden, dennoch treten jährlich schätzungsweise 400 Fälle auf. Es ist wahr, dass zu viel Sonne schädlich sein kann und dass Schübe von Sonnenbrand besonders in jungen Jahren das Risiko erhöhen können, Hautkrebs zu bekommen. Aber ungefähr 90 Prozent unseres Vitamins D kommen von der Wirkung des Sonnenlichts auf unsere Haut, selbst wenn die Dauer der Einwirkung ziemlich minimal sein sollte. Auch bei Poppys dunkler Haut genügen gerade mal 10–15 Minuten direktes Sonnenlicht jeden Tag auf ungeschützte Bereiche wie Gesicht, Arme und Beine, und das reicht sicherlich nicht aus, um einen Sonnenbrand oder Hautschädigungen zu verursachen.

Lässt sich der Bedarf einer Durchschnittsperson quantitativ bestimmen? Die Meinungen schwanken, aber Vitamin-D-Spiegel können im Blut gemessen werden, und man ist sich allgemein einig, dass ein Mangel besteht, wenn 25-Hydroxy-Vitamin D unter 30 Nanogramm pro Milliliter (ng/ml) fällt. Derzeit gibt es jedoch keine Standarddefinition des optimalen Spiegels von Vitamin D, und er schwankt sowieso von Person zu Person. Eve, die während ihrer Schwangerschaft auf gesunde Ernährung fixiert ist, hat zehn Mikrogramm Ergänzung genommen, seit ihr Schwangerschaftstest positiv war. Sie besteht auch darauf, dass ihre Eltern täglich eine Ergänzung nehmen, weil sie weiß, dass ältere Menschen ein besonderes Risiko des Mangels haben.

Vitamin D kann auch durch unsere Kost aufgenommen werden. Gute Quellen sind Fettfische wie Sardinen und Lachs, Eier, angereicherte Brotaufstriche und Margarinen, angereicherte Getreideflocken und Milchpulver. Vitamin D ist nicht nur für gesunde Knochen und Zähne unverzichtbar, und Eve weiß das. Sie las mit großem Interesse, dass die größte Häufigkeit von multipler Sklerose in Ländern angetroffen wird, die am weitesten vom Äquator entfernt liegen, wo das Klima kühler und die Sonneneinwirkung minimal ist. Zum Beispiel erkranken im Norden der USA mehr Menschen daran als im Süden, am häufigsten ist sie in Nordamerika und Skandinavien, selten dagegen in Japan und den meisten Ländern Asiens und Afrikas.

Eve hat ihre Nachforschungen sorgfältig betrieben, zum Teil wegen der Art ihrer Fernseharbeit, sie verrennt sich nicht aufgrund erschreckender Schlagzeilen in etwas. Sie weiß, dass der genaue Zusammenhang zwischen Vitamin D und multipler Sklerose noch nicht enträtselt ist, aber es handelt sich um eine interessante Theorie. Vielleicht wird ein für multiple Sklerose verantwortliches Gen eher durch den Vitamin-D-Spiegel beeinträchtigt als durch Vitamin D an sich. Wenigstens war das der Vorschlag, den eine der neuesten wissenschaftlichen Studien machte. Aber sie wird keine Risiken mit ihrem Baby eingehen, und falls es auch nur eine entfernte Möglichkeit gibt, dass ein Mangel an dem Sonnenvitamin in der frühen Kindheit und in der Gebärmutter das Risiko für das Kind erhöhen könnte, multiple Sklerose zu bekommen, wird sie gewissenhaft ihre Ergänzungsmittel nehmen. Besonders seit andere Studien thematisiert haben, dass Vitamin D das Immunsystem anregt und aufrüstet, indem es allgemein die sogenannten »Killerzellen« oder T-Zellen verstärkt, die auf krankheitserregende schädliche Bakterien und jene lästigeren Viren, die Erkältungen verursachen, reagieren und sie bekämpfen.

Während Eve eine dünne Schicht der Neurodermitis-Salbe auf die Beugen von Rubys Knien, Ellbogen und Handgelenken einreibt, plaudern sie über den vor ihnen liegenden Tag. Was wird Ruby zum Mittagessen bekommen? Wo wird sie heute in der Schule sitzen? Der Hautkontakt ist schön, das Band zwischen ihnen beruhigend und liebevoll.

Es ist unglaublich, wie unsere Körper sich verändern und anpassen können. Poppy wird aus ihrer Akne herauswachsen. Bens Haar wird weniger fettig werden. Eves Dehnungsstreifen werden sich allmählich vergrößern, während die senkrechte pigmentierte Linie zwischen ihrem Nabel und dem Schambein und die Warzenhöfe um ihre Brustwarzen während der Schwangerschaft wieder dunkler werden. Adams Haut wird beneidenswert bräunen, wenn er im Sommer im Garten arbeitet, und sich an den Handflächen verdicken und Schwielen bilden, wenn er umgräbt. Haar und Haut von Eves Eltern werden noch trockener und dünner als jetzt, sie werden also zunehmend die Kälte spüren und leichter Prellungen bekommen, auch wenn sie sich nur ein wenig stoßen, weil sie allmählich das Kollagen und andere stützende Strukturen in ihrer Haut infolge des Alterungsprozesses verlieren.

Die Haut als Organ ist absolut adaptogen. Wir Menschen bemühen uns, sie noch weiter anzupassen. Unsere Haut ist nach unseren Augen vielleicht das Erste, was andere Leute an uns bemerken. Sieht sie klar, gesund und strahlend aus? Wenn nicht, warum nicht? Kosmetisch ist gute Haut in der heutigen Zeit alles. Das Interesse an Botox-Injektionen und ihre Inanspruchnahme und die Anwendung von Kollagen und Hautfüllern florieren. Chemische Peelings, Hautabschleifung und Facelifts sind nie populärer gewesen. Im Streben nach perfekter Haut geben die Leute ein Vermögen aus.

Und eines Tages, hofft Eve, wird auch Ruby eine perfekte Haut haben. Jetzt ist es nicht mehr so schlimm, aber als die Neurodermitis auf ihrem Höhepunkt war, starrten die Leute sie im Supermarkt oder auf der Straße oft unverständig an. Offenbar sind Hautleiden immer noch mit einem Stigma behaftet. Schlimm genug für einen selbst, wenn man von roter, schuppiger, juckender Haut geplagt wird, schlimmer noch, wenn sich andere über einen lustig machen. Eve musste sich oft zurückhalten, um nicht öffentlich auf diese taktlosen, voreingenommenen Leute zu reagieren.

Wie kommen Menschen mit sichtbareren Hautleiden zurecht, wenn sie unterwegs sind und einem kritischen Publikum ausgesetzt sind? Menschen mit Alopecia areata (kreisrunder Haarausfall), die ganze Haarbüschel aufgrund einer Autoimmunkrankheit verloren haben? Menschen mir Rosacea (»Kupferrose«), mit einer fleckigen Verteilung eines roten Ausschlags auf ihren Wangen und Nasen? Menschen mit Vitiligo (»Scheckhaut«), wo deutlich abgegrenzte Bereiche ihrer Haut jede Pigmentierung verloren haben und weiß geworden sind? Menschen mit Keloid, wodurch ihr Narbengewebe infolge eines übertriebenen Heilungsprozesses klumpig, hart und rot geworden ist? Leute mit Talgzysten, Geschwüren oder Impetigo (Eiterflechte), einer häufigen, durch eine einfache Bakterie verursachten Infektion im Kindesalter? Leute mit dunkelroten Muttermalen oder Sommersprossen? Wie viel Misstrauen kann immer noch durch dermatologische Symptome von Tinea, Warzen, Krätze oder Fieberblasen geweckt werden? Die Leute würden immer noch entsetzt zurückschrecken, wie sie es jahrhundertelang getan haben, gegenüber dem Elefantenmann, Leprakranken oder Pestopfern, weil sie denken, sie könnten sich selbst leicht anstecken. Wie also lernen Menschen, die an Verbrennungen dritten Grades im Gesicht oder an anderen sichtbaren Körperteilen leiden, mit der ungewollten Aufmerksamkeit fertig zu werden? Es kann außerordentlich schwierig sein, und dennoch gelingt es ihnen. Sie müssen glauben, dass sie tief im Innern genauso schön und stark sind, wie sie es immer gewesen waren. Und dass diejenigen, die bestürzt, schockiert und kritisch sind, innerlich nie genauso stark und gut angepasst sind wie sie. Sie müssen sich, wie man so schön sagt, in ihrer Haut wohlfühlen.

Eves Gedanken kehren noch einmal zu Ruby und ihrer sich bessernden Neurodermitis zurück. Man kann sicherlich schlimmere Allergien haben. Eines von Michelles Kindern nebenan hat eine Erdnussallergie und das andere eine Allergie gegen Sesamkörner. Beide sind schon mit anaphylaktischem Schock ins Krankenhaus gebracht worden. Michelle hat immer ein adrenalinhaltiges Mittel dabei, aber sie kann sich nicht ganz sicher sein, wann es vielleicht wieder passiert, und nicht jede Minute jedes Tages bei ihren Kindern sein, um sie zu beschützen. Was verursacht diese potenziell ernsten Lebensmittelallergien, und warum scheinen sie häufiger zu werden? Wie viele Menschen, die behaupten, Lebensmittelallergien zu haben, sind *wirklich* allergisch, und was ist der Unterschied zwischen echter Lebensmittelallergie und Lebensmittelunverträglichkeit? Existiert Lebensmittelallergie tatsächlich, oder ist es bloß eine passende und modische Klage für Hypochonder, Menschen, die nicht genügend Aufmerksamkeit erhalten? Für andere ist es leicht, so zu denken.

Essen ist etwas, das wir alle brauchen und genießen, und meistens ist es eine unserer größten Freuden im Leben. Der Abwechslungsreichtum unserer Gerichte und die mit der Zubereitung und dem Anrichten verbundene Kreativität scheinen unendlich, die Vielfalt der Texturen und Geschmacksrichtungen eine ewige Freude. Also betrachten wir das, was wir essen, selten als potenzielle Gefahr. Gewiss, wir haben vom Grünen Knollenblätterpilz (Amanita phalloides) gehört, und wir wissen, dass eine versehentliche Aufnahme der giftigen tödlichen Beeren des Nachtschattengewächses Schwarze Tollkirsche (Atropa belladonna) oder von nicht eingeweichten, ungekochten Kidneybohnen oder Grünen Bohnen uns schwer schädigen kann. Aber wenige Leute haben sich Gedanken darüber gemacht, dass bei einer schweren allergischen Empfindlichkeit gegen gewisse Proteine in Lebensmitteln ein einziger Bissen ihrer harmlos aussehenden Apfelbaiser-Torte oder eines Hamburgers sich als tödlich erweisen könnte.

In der Natur haben Pflanzen und Tiere Möglichkeiten, sich selbst zu schützen. Der australische Steinfisch und Stachelrochen von der Art, die den berühmten Krokodiljäger Steve Irwin tötete, schützen sich mit einem unglaublich starken Neurotoxin, das einen Menschen, der damit in Kontakt kommt, in Minutenschnelle töten kann. Giftschlangen und stechende Insekten sind fähig, ähnlichen Schaden zuzufügen. Pflanzen sind keine Ausnahme. Viele Arten enthalten Chemikalien, dazu gedacht, als Form der Selbsterhaltung potenzielle Esser abzuwehren. Diese Chemikalien gibt es heute noch, sogar in verbreitet angebauten Kulturpflanzen. In mancher Hinsicht ist es angesichts der ungeheuren Anzahl fremder Proteine, die wir in unserer Kost konsumieren, unglaublich, dass nicht *mehr* allergische Reaktionen vorkommen. Es macht unserem Immunsystem alle Ehre, dass dies nicht geschieht. Eine besonders clevere Art von Chemikalie jedoch ist fähig, die Kraft unseres Immunsystems gegen es selbst zu wenden. Sie verleitet normalerweise schützende Immunzellen in unserem Körper, die Mastzellen, zur Degranulation. Das bedeutet, die Zelle bricht in Anwesenheit dieser Chemikalie auf und gibt schädliche entzündliche Mediatoren wie das Histamin frei. Es ist dieses Histamin, das in der Regel eine allergische Reaktion auf Insektenstiche, Pollen oder Lebensmittel auslöst. Und deshalb sind Medikamente mit dem Namen Antihistamine die üblicherweise gewählte Arznei.

Eine echte Allergie auf Lebensmittel ist tatsächlich relativ selten. Bis zu 20 Prozent der Bevölkerung glauben und behaupten, sie hätten eine Lebensmittelallergie, aber nach wissenschaftlichen diagnostischen Tests ist es weniger als einer von zehn, bei dem dies wirklich zutrifft. Das soll nicht heißen, dass alle anderen es vortäuschen. Ihre Symptome sind echt. Es verhält sich nur so, dass die Lebensmittel, die sie aus dem Gleichgewicht bringen, nicht als echtes Allergen wirken. Sie mögen diese Lebensmittel nicht vertragen und empfindlich gegen sie sein, aber laut Definition sind sie nicht »allergisch«.

Eine Gruppe von Forschern befragte bekanntlich 7500 Haushalte, von denen 20 Prozent angaben, dass mindestens ein Familienmitglied eine Lebensmittelallergie habe. Sie testeten sie mithilfe eines doppelblinden, placebokontrollierten Provokationstests. Dieser umfasste einen absichtlichen Versuch, auf vorsichtige und kontrollierte Weise eine allergische Reaktion zu provozieren, indem man sie zuerst ein echtes Lebensmittelallergen und dann ein Placebo essen ließ, ohne dass die Testperson oder der Tester wussten, welches was war. Es stellte sich heraus, dass nur etwa 1,6 Prozent der Erwachsenen tatsächlich eine echte Lebensmittelallergie hatten. Der Rest erlebte offenbar etwas anderes, etwa eine Lebensmittelunverträglichkeit, eine Lebensmittelempfindlichkeit oder möglicherweise sogar eine Lebensmittelaversion.

Eine Menge Leute, die sagen, sie seien allergisch gegen Eier oder geschmolzenen Käse, mögen sie einfach nicht. Es ist ein Trick, den viele Eltern immer noch anwenden, um ihren Kindern zu erlauben, bestimmte Dinge, die sie nicht mögen, in der Schule nicht essen zu müssen. Aber wenn wir dic Entschuldigung lange genug benutzen, könnte es gut sein, dass wir sie am Ende selbst glauben. Manche Menschen jedoch, wie Phoebe und Megan nebenan, sind *wirklich* allergisch gegen bestimmte Lebensmittel. Äußerst allergisch.

Viele verschiedene Lebensmittel können als Allergene wirken, von denen die häufigsten für Kinder unter fünf Kuhmilch und Eier sind. Nach dem Alter von fünf sind Erdnüsse, Baumnüsse wie Haselnüsse, Walnüsse oder Mandeln, Fisch und Meeresfrüchte häufiger. Phoebes Erdnussallergie ist potenziell lebensgefährlich. Sie leidet nicht nur unter einem fleckig-roten, juckenden Hautausschlag, wenn sie welche isst; ihr Immunsystem ist selbst für winzige Spuren von Erdnussproteinen so sensibilisiert, dass ihre Lippen und Zunge schwellen, ihre Atemwege sich verschließen, sodass sie keine Luft bekommt, ihr Herz rast und sie zusammenbricht und blau wird. Zwei Mal bis jetzt hat ihr die Adrenalin-Spritze das Leben gerettet.

Warum aber kann etwas so Banales wie eine Erdnuss solch eine beängstigende Reaktion hervorrufen? Und warum tritt diese spezielle Allergie immer häufiger auf? Erdnüsse sind eine billige Proteinquelle, und deshalb werden sie in der ganzen Welt verbreitet genutzt, nicht nur als Lebensmittel, sondern auch als Speiseöl. Dieses Öl wird zum Kochen wie auch in einer Fülle kosmetischer Präparate genutzt, zum Beispiel in Shampoos und Seifen. In der Vergangenheit wurde es auch in Muttermilchersatz und in medizinischen Cremes und Salben verwendet. Die in Erdnüssen enthaltenen Allergene sind hitzebeständig und werden durch Kochen nicht inaktiviert, obgleich hochwertiges Erdnussöl frei von allergenen Proteinen und daher kein Risiko ist. Kalt gepresste Öle können jedoch erhebliche Mengen des Proteins enthalten. Die allgegenwärtige Natur des Erdnussproteins bedeutet, dass eine Sensibilisierung oft sehr früh im Leben auftreten kann. Wie Eve nur zu gut weiß, könnte sie sogar in der Gebärmutter auftreten.

Mit Megans Sesamkörnerallergie verhält es sich ähnlich. Auch Sesam wird umfangreich in der Lebensmittel-, pharmazeutischen und kosmetischen Industrie verwendet. Im Vereinigten Königreich beispielsweise ist ungefähr einer von 2000 Menschen betroffen, und wie Megan müssen sie versuchen, Lebensmittel zu meiden, die Sesam enthalten. Ihre Mutter muss äußerst vorsichtig sein und alle Pflanzenöle meiden, die Sesam enthalten können, und all die tollen Brotaufstriche, die Megan sonst genießen würde, etwa Hummus und Tahina. Aber wie wirkstark können Erdnuss- und Sesamproteine eigentlich sein?

Erdnüsse enthalten sehr hohe Konzentrationen komplexer Proteine namens Lektine, die auch in anderen Hülsenfrüchten wie Bohnen und Erbsen vorkommen. Man findet sie gleichfalls in essbaren Schnecken und Weizen. Das Hauptmerkmal der Lektine ist, dass sie mit Kohlenhydratmolekülen an der Oberfläche aller menschlichen Zellen reagieren und sie verändern. Rote Blutkörperchen zum Beispiel verklumpen in Anwesenheit von Lektinen, und auf diese Weise werden Lektine im Labor identifiziert. Sie können auch die Aufspaltung von Mastzellen verursachen, was eine verhängnisvolle Ausschüttung von Histamin und eine anaphylaktische Reaktion bei sensibilisierten Menschen auslöst. Für manche Menschen sind Lektine in der Tat Hiobsbotschaften. Ein Typ der Lektine, Rizin, ist ein so tödliches Gift, dass es bei dem berüchtigten Mord an dem bulgarischen Dissidenten Georgi Markow durch den KGB verwendet wurde. Die Agenten hatten die Spitze eines Regenschirms mit einer kleinen Menge Rizin präpariert und ihn damit angestoßen. Es hatte ausgereicht, um ihn zu töten. Das war 1978. In jüngerer Zeit, 2003, führte die Polizei eine Razzia gegen eine Terroristenzelle in einem Wohnschlafzimmer über einem Laden in London durch, wo alle Materialien zur Herstellung von Rizin in großem Maßstab entdeckt wurden, einschließlich der Bohnen, aus denen das Gift gewonnen wurde.

Phoebes und Megans Eltern versuchen, sie vor einem Gift zu schützen, das überall ist, eine Substanz, die so viele ihrer kleinen Freundinnen ungestraft genießen können, sogar in großen täglichen Mengen. Es ist ein besonders selektives Gift. Noch dazu hat man ihnen wegen der Schwere ihrer Allergie und in Anbetracht ihres Alters gesagt, dass sie wahrscheinlich auch in der Zukunft nicht aus ihr herauswachsen werden. Es ist unangenehm, es ist grausam, und es ist ungerecht. Soweit Phoebes und Megans Eltern betroffen sind, ist es auch persönlich.

Es ist leicht irritierend für sie, dass andere Leute, die eindeutig nicht in gleicher Weise wie ihre Töchter betroffen sind, einer »Allergie« viel weniger schwerwiegende Symptome zuschreiben. Manche haben sogar unterstellt, dass Phoebe und Megan bloß wählerische Esser seien. Es gibt so viel Verwirrung und Fehleinschätzung bei diesem Thema. Sie haben über die Jahre erfahren, dass inmitten all der Scharlatane, die unbegründete Behauptungen über den Wert unbewiesener Therapien wie angewandte Kinesiologie, zytotoxische Tests, Vegatests und Haaranalyse aufstellen, echte Allergien zu den Krankheiten gehören, deren Bekämpfung von den wenigsten Fachärzten innerhalb der gesamten Ärzteschaft zu ihrem Tätigkeitsgebiet erkoren wird. Nur wenige Menschen verstehen, wie ernst Phoebes und Megans Krankheiten sind und welche einschränkende Wirkung sie auf ihren Alltag haben. Entgegen verbreiteter Ansicht lieben sie es, zum Essen in Restaurants auszugehen und mit ihren Freundinnen zu feiern, sie müssen nur äußerst vorsichtig sein.

Wie es sich trifft, verträgt Eve selbst fast sicher keine Laktose, den Zucker in Milch und anderen Molkereiprodukten. Laktose ist ein natürlicher Zucker, der in jeder Milch von Säugetieren vorkommt, und um ihn zu verdauen, wird von unserem Körper das Enzym Laktase erzeugt. Ungenügende Produktion von Laktase kann dazu führen, dass Menschen eine

Laktoseunverträglichkeit haben. Sie ist weniger verbreitet unter Weißen und stark verbreitet unter Völkern im Fernen Osten und in Afrika. Symptome sind Magenkrämpfe, Blähungen und manchmal Durchfall. Wann immer Eve unter Verstopfung litt, wie jetzt in der frühen Schwangerschaft, hat sie oft gedacht, dass jeder durch Laktoseunverträglichkeit verursachte Durchfall eher willkommen wäre. Je mehr Eve über ihren Reizmagen und ihre Lebensmittelunverträglichkeiten redete, desto mehr entdeckte sie, dass auch andere Menschen darunter litten. Eine ihrer Freundinnen hat sogar eine Alkoholunverträglichkeit.

Echte Allergie gegen Alkohol ist in der Tat sehr selten, obwohl Reaktionen mit Hautausschlag durchaus belegt sind. Sie kann entstehen, wenn dem Körper ein Enzym namens Alkoholdehydrogenase fehlt, das gebraucht wird, um den Alkohol selbst ordentlich abzubauen. Häufiger werden Symptome durch eine Unverträglichkeit gegenüber einer Zutat oder mehreren Zutaten, auf denen das Getränk beruht, verursacht, zum Beispiel Trauben für Wein, Getreide für Whisky oder chemische Zusatzstoffe wie Sulfite. Alkohol erhöht auch die Durchlässigkeit des Darms, wodurch mehr unverdaute Nahrungsmoleküle in den Körper gelangen. Dies könnte die Reaktionen von leicht lebensmittelempfindlichen Menschen erklären, die möglicherweise nicht auf die Lebensmittel allein reagieren, wohl aber in Verbindung mit Alkohol. Eve ist davon überzeugt, dass Adam keine Unverträglichkeit gegenüber Alkohol hat. Ganz im Gegenteil, in Eves Augen scheint er ihn überaus gut zu vertragen.

Eine Art der Lebensmittelreaktion, von der *viele* Menschen wissen, ist die Zöliakie. Sie schwankt allerdings stark von Land zu Land. Während in England ungefähr ein Prozent der Bevölkerung eine Unverträglichkeit gegenüber Gliadin hat, Teil des Glutenproteins, das sich hauptsächlich in Weizen, Roggen und Gerste findet, sind es in Deutschland 0,2 Prozent. Die Zöliakie scheint erblich zu sein und verursacht Schaden im Dünndarm. Strikte Beachtung einer glutenfreien Kost führt zu einem vollkommenen Rückgang der Symptome, und diese Meidung muss lebenslang sein. Obwohl Zöliakie das Immunsystem einbezieht, wird sie als Unverträglichkeit anstatt als Allergie eingestuft, da IgE-Antikörper, die im Blut leicht messbar sind und die heftig und spezifisch auf echte Allergene reagieren, am Gegenangriff des Körpers nicht beteiligt sind. Interessanterweise sind Weizen- oder Glutenunverträglichkeit nicht das Gleiche wie Zöliakie. Zum Beispiel können Sie eine Unverträglichkeit gegen Weizen oder Gluten haben und dennoch keine Zöliakie. Studien haben ergeben, dass die Anwesenheit von IgG-Antikörpern im Blut zur Diagnose einer Nicht-Zöliakie-Glutensensitivität führen kann.

Dann gibt es die chemischen Empfindlichkeiten. Diese sind Reaktionen auf Chemikalien in Lebensmitteln aufgrund von Farb- und Aromastoffen wie Mononatriumglutamat und Sunsetgelb, Coffein, Sulfiten und Tyramin. Diese Reaktionen können ziemlich schnell nach jeder Aufnahme auftreten, da kleine Moleküle direkt durch die Magenwand in die Blutbahn und dann ins Gehirn gelangen können. Das wird für den Grund gehalten, warum Kleinkinder sich hyperaktiv verhalten können, nachdem sie farbenfrohe Süßigkeiten oder Brausen bekommen haben. Aber auch solche Reaktionen werden nicht streng als »Allergien« eingestuft, da das Immunsystem und IgE-Antikörper nicht beteiligt sind. Eve war überrascht zu lesen, dass Menschen auch allergisch gegen Histamin sein können. Die Chemikalie, die vom Körper natürlich ausgeschüttet wird, wenn man eine allergische Reaktion hat, kann auch in Lebensmitteln wie Fisch, Hefeextrakt, gegorenen Lebensmitteln und Getränken, Tomaten, Käse und sogar einigen Früchten und Gemüsen vorkommen. Alle Menschen haben ein Enzym namens Diaminoxidase, das Histamin aus der histaminhaltigen Nahrung abbaut, aber manche haben einen niedrigen Spiegel dieses Enzyms. Wenn sie zu viel histaminreiche Lebensmittel essen, können sie an allergieartigen Symptomen wie Kopfschmerzen, Ausschlägen, Jucken, Durchfall, Erbrechen oder Bauchschmerzen leiden.

Die diagnostische Herausforderung bei Lebensmittelunverträglichkeit liegt darin, dass es viele und vielfältige Symptome geben kann, die sich zudem möglicherweise erst mehrere Tage nach Aufnahme der Nahrung entwickeln. Das macht die Identifizierung des schuldigen Lebensmittels und seine Eliminierung aus der Kost sehr schwierig. Das erklärt zum Teil, warum so viele Menschen Vermutungen anstellen, was ihre Symptome verursachen könnte, und Lebensmittel meiden, die ihnen überhaupt nicht schaden. Manche Leute treiben dies bis zum Äußersten und leiden daher am Ende unter Mangelernährung. Das ist einer der Gründe, warum jeder bei dem Verdacht einer Lebensmittelunverträglichkeit immer einen qualifizierten Ernährungstherapeuten konsultieren sollte.

Aber warum hat sich die Lebensmittelunverträglichkeit in den letzten Jahren so sehr verbreitet? Warum reagieren 45 Prozent der Bevölkerung auf Lebensmittel, die ihre Großeltern anscheinend ohne Probleme essen konnten? Es gibt viele verschiedene Theorien, aber die wichtigste ist, dass wir weniger von den Dingen essen, auf die hin wir angelegt sind. Über die letzten 20 000 Jahre haben sich die Menschen sehr wenig verändert, besonders genetisch, aber unsere Umwelt und unsere Nahrungsaufnahme haben sich maßgeblich verändert. Es ist wahrscheinlich, dass die Lebensmittelunverträglichkeit zugenommen hat wegen der schlechten Qualität des Bodens, wegen der Verwendung von chemischen Düngemitteln und Insektiziden, wegen der intensiveren Tierhaltung, weil wir mehr industriell verarbeitete Lebensmittel und weniger Obst und Gemüse, Nüsse und Körner essen. Dazu kommen die Umweltverschmutzung und die gestiegene Einnahme von Medikamenten wie Schmerzmittel und Antibiotika, alles gepaart mit einem stressigen Lebensstil.

Der Schlüssel zum Verständnis der Lebensmittelunverträglichkeit liegt wahrscheinlich im Darm. Schließlich beherbergt der Darm 70 Prozent unseres Immunsystems und dient als äußerst selektive Sperre gegen potenziell allergene Lebensmittelkomponenten und Infektionen. Gleichzeitig erlaubt die Darmauskleidung selektiv den Durchgang wichtiger Vitamine, Mineralien, ordentlich aufgeschlossener Nahrungsproteine, Kohlenhydrate und Fette in die Blutbahn. Das Problem beginnt, wenn die Darmwand belastet oder beschädigt wird, wodurch sie durchlässiger werden kann, besonders wenn gleichzeitig Alkohol konsumiert wird. Manche Wissenschaftler haben dies als »Leaky-Gut-Syndrom« (durchlässiger Darm) oder Darm-Dysbiose bezeichnet, wo die Zellen, die den Darm auskleiden, Substanzen in die Blutbahn durchlassen, wenn sie es nicht sollten. In dieser Situation kann es geschehen, dass unser Körper auf manche der verzehrten Lebensmittel zu reagieren beginnt.

Eve hat sich jedenfalls über Lebensmittelunverträglichkeit kundig gemacht. Ihre eigene Laktoseintoleranz hatte bereits ihr großes Interesse daran geweckt, doch ein Dokumentarfilm, den sie zu dem Thema gemacht hat, fesselte sie noch mehr. Sie war erstaunt, wie wenig Wissen über die neue Wissenschaft der Lebensmittelallergie und -unverträglichkeit es eigentlich innerhalb der orthodoxen Ärzteschaft gibt und wie misstrauisch diese selbst betrachtet wurde. Es war klar, dass tausende Menschen einfach nicht die notwendige Hilfe und Beratung bekamen. Neben anderen Dingen, die Eves Dokumentation beleuchtete, beeindruckte sie eine spezielle Strategie zur Beschleunigung des Ausschlussdiätprozesses.

Die Methode war ein einfacher Bluttest, darauf angelegt,

IgG-Antikörper gegen eine Vielzahl von Lebensmitteln zu entdecken. Der Test war mehr veröffentlichten klinischen Studien unterzogen worden als jeder andere Test auf unspezifische, potenziell umkehrbare Lebensmittelunverträglichkeit. Es war klar, dass diese IgG-Antikörper biologische Marker waren, die anzeigen konnten, dass eine Reaktion auf eine spezifische Lebensmittelart aufgetreten war. Erhöhte Spiegel dieser lebensmittelspezifischen Antikörper standen in Beziehung mit Darmdurchlässigkeit und -entzündung, die dann zu Symptomen überall im Körper führen können. Das erklärte die große Breite der Symptome einer Lebensmittelunverträglichkeit, die in der Gesamtbevölkerung zu sehen sind.

Die beste Nachricht, so die Schlussfolgerung von Eves Dokumentation, war, dass die Mehrheit der Lebensmittelunverträglichkeiten nicht auf Lebenszeit galt. Nach einer Ausschlussphase konnten die schuldigen Lebensmittel oft ohne schlimme Auswirkungen wieder eingeführt werden. Wenn das nur auch auf die bedauernswerten Nachbarskinder Phoebe und Megan mit ihren Erdnuss- und Sesamallergien zuträfe. Wenigstens litten sie aber nicht an einer der verrückteren und exotischeren Allergien, die Eves Dokumentation beleuchtet hatte, zum Beispiel aquagene Urtikaria oder Wassernesselsucht – Allergie gegen Wasser, die allerdings weltweit nur einen von 23 Millionen Menschen betrifft. Die Opfer sind auf ihre eigenen Wohnungen beschränkt und reagieren nicht nur auf Lebensmittel und Getränke, die Wasser enthalten, sondern auch auf den eigenen Schweiß und eigene Tränen. Für sie ist Baden und Duschen fast unmöglich, und sie können nur destilliertes Wasser zu sich nehmen, das frei von Ionen ist, den elektrisch geladenen Teilchen, gegen die sie empfindlich sind. Einige hundert Menschen auf der Welt sind mit einer Allergie gegen die Sonne diagnostiziert worden. Solare Urtikaria ist eine milde Form, aber es gibt ein viel schwereres Leiden, die erythropoetische Protoporphyrie, wo das Immunsystem der Betroffenen Entzündungszellen in ihrer Haut aktiviert, wenn sie direktem Sonnenlicht ausgesetzt sind, was zu diffusen und starken Schwellungen führt.

Andere Menschen sind ernsthaft allergisch gegen Anstrengung. Nicht so, wie Poppy *sagt*, sie sei es, wenn sie am liebsten auf dem Bett liegen und Musik hören würde, sondern in dem Sinn, dass die Betätigung im Fitnessstudio eine lebensgefährliche anaphylaktische Reaktion herbeiführen könnte. Bekannt als anstrengungsinduzierte Anaphylaxie, tritt sie nur auf, wenn jemand zuvor eine bestimmte Art von Nahrungsmittel wie zum Beispiel Erdnüsse gegessen hat. Die Erdnüsse an sich verursachen kein Problem. Aber kommt die körperliche Anstrengung dazu, wird die Person sich schwach und übel fühlen und Atemnot bekommen. Dann gibt es Allergien gegen niedrige Temperaturen, Coffein, Plastik und Holz. Eine Chemikalie namens Triphenylphosphat, die als Flammschutzmittel in Computern verwendet wird, kann elektromagnetische Überempfindlichkeit fördern, und das Leder oder für Schuhe benutzte Färbemittel können Kontaktdermatitis erzeugen. Allergien gegen die Metallverschlüsse in Unterwäsche, gegen Schmucksachen, gegen Papiergeld oder Nickelmünzen sind ebenfalls nicht ungewöhnlich.

Aber die Punkte in Eves Dokumentation, die am meisten Aufmerksamkeit weckten und die zwangsläufig für Werbezwecke genutzt wurden, betrafen Allergien gegen Küsse und Sex. Keine Ausreden, hatte das Programm betont, um Kontakt mit einem Partner bzw. einer Partnerin zu meiden, die Sie nicht attraktiv finden, sondern eine wirkliche und echte Reaktion auf Chemikalien und Verbindungen, die dabei übertragen werden. Bei jemandem, der eine schwere Lebens- oder Arzneimittelallergie hat, erklärte die Dokumentation, könnte das Küssen einer anderen Person, die mit diesen Dingen Kontakt hatte, und die Übertragung auch nur kleinster Spuren ihres Speichels eine übermächtige negative Reaktion auslösen. Anders ausgedrückt den Todeskuss, der eindeutig der Behandlung mit dem Kuss des Lebens bzw. der Mund-zu-Mund-Beatmung bedarf. Selbst körperliche Liebe könnte ihre Risiken haben, hatte das Programm erklärt. Eine von Kondomen herrührende Latexallergie zum Beispiel könnte sehr unangenehme Reaktionen für jedes verliebte Paar verursachen. Und selbst wenn man sie nicht benutzt, kann eine Überempfindlichkeit gegen menschliches Samenplasma eine Frau allergisch auf das Sperma ihres Partners reagieren lassen. Aber jedes Unglück hat auch sein Gutes, und Eve hat entdeckt, dass Empfindlichkeit gegen menschliches Samenplasma keine Ausnahme ist. Die Behandlung besteht in allmählicher Desensibilisierung. Diese verlangt von dem betroffenen Paar häufigen Sex. Da überrascht es nicht, dass Eves Dokumentarfilm zu Allergien überwältigenden Erfolg gehabt hatte.

Kapitel 21

Noch vier Wochen, denkt Eve, während sie Ruby im Kindersitz auf der Rückbank ihres Autos anschnallt und sich bereitmacht, sie zur Kindertagesstätte zu bringen. 16 Wochen sind angeblich jener magische Meilenstein in der Schwangerschaft, wenn alle diese unerfreulichen Symptome wie anhaltende Kopfschmerzen, Müdigkeit, verstopfte Nase, Übelkeit, häufiger Harndrang und Schmerzempfindlichkeit der Brust plötzlich verschwinden, um von der »schläfrigen Beschaulichkeit der Mitte der Schwangerschaft« ersetzt zu werden, wie Eves Arzt es auf skurrile Weise beschrieben hat. Als ob *er* das wüsste, überlegt sie, während sie in die belebte Straße einbiegt. Da gibt es nicht viel, was an ihrem Leben beschaulich wäre, in keinem Stadium der Schwangerschaft. Oder schläfrig, was das betrifft. Einmal eine ganze Nacht durchzuschlafen wäre eine schöne Sache. Unter dem waagrechten Band des Sicherheitsgurts streicht sie über die kleine Wölbung, die gegen ihr weites Kleid drückt, und weiß, dass sie in nur acht weiteren Wochen ihren Nabel erreichen wird. Ihre Brüste sind schon druckempfindlicher und fester wegen der zunehmenden Zahl der Drüsen, die Milch erzeugen werden, wenn die Zeit kommt. Zu Adams großer Freude hat sich ihre Brust von 75B auf 80B vergrößert.

Bis zum Ende der Schwangerschaft wird ihr Blutkreislauf um bis zu 25 Prozent an Volumen zunehmen. Sie sieht schon gerötet aus, und ihr Herz arbeitet schwerer, um mehr Blut zu ihrem wachsenden Baby zu pumpen. Doch während das Volumen ihres Blutes und die Gesamtmenge der zirkulierenden Flüssigkeit erheblich zunehmen, halten die Zahlen der Sauerstoff transportierenden roten Blutkörperchen mit dieser Zunahme nicht mit. Folglich werden, obwohl es mehr von ihnen gibt, die Blutproben, die Eve machen lässt, genauso wie die Tests jeder anderen Schwangeren einen leichten Grad von Anämie anzeigen. Die Pränatalmedizin hat dies nie angemessen erklärt, wir wissen aber so viel, dass die Zunahme der Infektionen abwehrenden weißen Blutkörperchen sich während der Wehen und in den ersten Tagen nach der Entbindung zunächst leicht, dann dramatisch beschleunigt. Dies geschieht, um mögliche mikrobiologische Gefahren für die Mutter und das Baby zu eliminieren und das Risiko einer Kindbettinfektion zu verringern.

Die Menge des von Eves Herzen ausgepumpten Blutes wird um 30–50 Prozent steigen, und zum Zeitpunkt der Geburt wird ihre Gebärmutter ein Fünftel ihrer gesamten Blutversorgung erhalten. Ihr Puls wird sich von seinen normalen 70 Schlägen pro Minute auf an die 90 beschleunigen, und wenn sie dann tatsächlich in den Wehen ist, wird ihre Herzleistung um weitere zehn Prozent steigen. Zweifellos, denkt sie, werden zu diesem Zeitpunkt die Ärzte über das Herzgeräusch, das sie beim letzten Mal bekommen hat, wieder sehr aufgeregt sein. Was ist das, hatten sie wissen wollen, als die ganze Gruppe der Reihe nach die kalten Stethoskope auf ihre wogende Brust drückte, nur um Ausdrücke wie »hämodynamisches Fließgeräusch«, »systolisches Auswurfphänomen« und »Aortastenose« zu murmeln. Wovon redeten sie? Was meinten sie alle? Warum konnten sie nicht vorher die Stethoskope anwärmen?

Wieso konnte sie sich so lebhaft an die Unterhaltung erinnern, die sie über die Bauteile eines Stethoskops geführt hatten, wo sie doch, soviel sie wusste, an der Schwelle des Todes hätte stehen können? Wie ging noch ihr medizinisches Geplänkel?

»Was ist der wichtigste Teil Ihres Stethoskops?«, hatte der Facharzt die Studenten gefragt. Der Erste hatte vorgeschlagen, dass es das glockenförmige Gerät sei, das auf die Brust gesetzt werde. Ein anderer hatte darauf bestanden, dass es der Durchmesser des Schlauchs sei, der den Schall zu den Ohrstöpseln leite. Ein Dritter hatte sich für die zwei Ohrstöpsel entschieden, da diese die Teile seien, die den Schall zu den Ohren übertragen würden.

»Falsch in allen Punkten«, hatte der Facharzt mit einem Ausdruck erfahrener Selbstgefälligkeit gesagt. »Der wichtigste Teil des Stethoskops ist das Stück zwischen Ihren Ohren. Es ist die Interpretation der Geräusche, die Sie hören, was wirklich zählt. Die eigentliche Frage ist, was bedeutet das?«

Und er hatte geredet und geredet, während Eve nur geduldig warten konnte, um herauszufinden, worüber sie in aller Welt sprachen. Was um Himmels willen *bedeutete* das alles? Sie hatten von systolischen Geräuschen geredet, die aufträten, wenn das Herz sich zusammenziehe und das Blut aus den Herzkammern ausgestoßen werde, entweder wieder aufwärts in die kleineren Vorhöfe infolge einer Insuffizienz der Mitralklappe oder Trikuspidalklappe oder möglicherweise wegen einer Verengung der Aortenklappe am Ausgang des Herzens. Oder war es ein diastolisches Geräusch, das zwischen Herzschlägen auftrat, wenn die Herzkammern sich eigentlich füllten? Schränkte eine Trikuspidal- oder Mitralstenose den Blutfluss aus den Vorhöfen in die muskelstärkeren Herzkammern ein? Rückblickend erinnerte sich Eve, dass sie sich binnen fünf Minuten der Unterhaltung davon überzeugt hatte, dass ihr Baby bald eine Waise sein würde. Doch was immer ihr Herzgeräusch auch tatsächlich bedeutete, es konnte letztlich nichts Schlimmes gewesen sein, weil alle Echokardiogramme und anderen Untersuchungen, für die sie nach der Entlassung aus dem Krankenhaus vorgemerkt worden war, gestrichen wurden, als das Geräusch innerhalb weniger Tage nach der Entbindung plötzlich verschwand. Ohne ein Geräusch, dem sie lauschen konnten, hatten die Ärzte einfach das Interesse an ihr verloren. Komisch, wie so ungefähr jeder, Freundinnen und Familie eingeschlossen, überhaupt bald das Interesse an ihrer Schwangerschaft verlor, sobald das Baby geboren war, dachte Eve. Aber war das nicht immer so?

Ein Herzgeräusch, hatte sie später selbst herausgefunden, ist einfach der Klang des turbulenten Blutflusses. Es ist ein brausender Klang, der gewöhnlich nur durch das Stethoskop eines Arztes zu hören ist und dem Geräusch von Wasser ähnelt, das bei hohem Druck durch einen abgeknickten Wasserschlauch fließt. Bei manchen Menschen ist es ein Hinweis auf eine verengte Herzklappe (Herzklappenstenose) oder eine krankhafte Arterie. Bei Kindern kann es ein Anzeichen eines angeborenen Lochs im Herzen oder einfach eines robusten Kreislaufs sein. In der Schwangerschaft, wie in Eves Fall, ist es oft nur Ausdruck der stärkeren Durchblutung und des erhöhten Volumens. Es kann auch ältere Menschen betreffen. Eves Mutter Grace hatte vor einigen Jahren eine Verengung der Aortenklappe am Ausgang des Herzens und war müde, lustlos und kurzatmig geworden. Früher aktiv und voller Energie, war sie nur noch ein Schatten ihres alten Ichs, war sichtlich gealtert und hatte ihr ganzes Selbstvertrauen verloren. Für einen Eingriff am offenen Herzen war sie nicht gesund genug gewesen, aber sie hatte tapfer in das TAVI-Verfahren eingewilligt, was für Transkatheter-Aortenklappenimplantation steht. Hierbei wird eine künstliche bioprothetische Klappe durch einen in ihrer Leiste eingeführten Katheter in die vom Herzen wegführende Hauptschlagader eingesetzt. Fest zusammengefaltet auf der Spitze des Katheters wird die künstliche Klappe an einer Metallspule befestigt, sorgfältig über der kranken Klappe positioniert und mit ausreichender Kraft aufgefaltet, um die alte Klappe gegen die Arterienwand zu drücken, damit die neue Klappe ihre Funktion übernehmen kann. Für Grace war das Ergebnis erstaunlich gewesen. Ein richtiger Neuanfang. Mehr Energie. Besserer Appetit. Lust auf Reisen und Gartenarbeit. Und ein Artikel mit Foto in der Lokalzeitung, der die Vorzüge von TAVI und die Arbeit des örtlichen Krankenhauses pries. Joe, Eves Vater, meinte, es habe die Uhr für sie um zehn Jahre zurückgedreht. Eves Herzgeräusch war verglichen damit nicht der Rede wert.

Die Durchblutung in ihrer wachsenden Gebärmutter verändert sich ebenfalls. Ihre zunehmende Größe erschwert den Rückfluss des venösen Blutes aus ihren Beinen und dem Beckenbereich zum Herzen, und ihr ist klar, dass zusammen mit der Schwellung ihrer Fesseln und Füße ihre Krampfadern sich nur verschlimmern werden. Ob sie sich überwinden kann, diese scheußlichen fleischfarbenen medizinischen Stützstrümpfe von der Zehe bis zur Leiste zu tragen, um die Flüssigkeitsansammlung zu minimieren? Vorerst jedenfalls noch nicht. Sieht nicht gerade gut aus, wie Adam ihr häufig sagte.

Wenigstens hatte sie bisher keinerlei Probleme mit Blaseninfektionen bemerkt. Erhöhte Östrogenspiegel, die so viele Teile ihres Körpers auf so viele unterschiedliche Weisen verändern, entspannen die Gewebe um ihre Harnröhre und erleichtern es Keimen, von unten in ihre Blase zu gelangen. Adam würde vermutlich nichts verstehen: Im Großen und Ganzen kennen Männer dieses Problem nicht. Die Harnröhre einer Frau ist relativ kurz, nur etwa vier cm lang, sodass Mikroorganismen leicht aufsteigen und die Blasenwand infizieren können, was zu einer Zystitis führt. Die reichliche Menge Tee, die sie trinkt, hilft jedoch zweifelsohne, da häufiges Entleeren der Blase vorhandene Keime gleichzeitig verdünnt und ausspült. Außerdem arbeiten Eves Nieren härter als normal, jetzt wo sie schwanger ist. Genau wie ihr Herz und ihr Kreislauf tun sie mehr und filtern ein erhöhtes Blutvolumen. Zwischen der 16. und 24. Schwangerschaftswoche werden ihre Nieren auf Hochtouren arbeiten, und erst kurz vor und während der Geburt werden sie herunterschalten, wenn der Druck von der sich vergrößernden Gebärmutter ihre Blutzufuhr senkt. In wenigen Monaten wird Eves Nierenaktivität vorübergehend zunehmen, wenn sie auf der linken Seite statt auf der rechten schläft. Der Grund dafür ist, dass so der Druck durch die sich vergrößernde Gebärmutter von der Hauptvene, die venöses Blut von den Beinen zurück zum Herzen führt, der Vena cava inferior (untere Hohlvene), genommen wird. Also erhöht sich der Blutfluss, und die Nieren können unbehindert arbeiten. Diese bedeutende Vene liegt gewöhnlich etwas weiter zur rechten Seite hin als zur linken. Doch gleichzeitig drückt die vergrößerte Gebärmutter die Blase zusammen, die sich wegen ihrer verringerten Kapazität viel schneller mit Urin füllt und dafür sorgt, dass Eve häufiger und dringender das Bedürfnis fühlt, sie zu leeren.

In der Gebärmutter bewegt und dreht sich Eves Baby, obwohl sie es noch nicht spüren kann, wobei sein winziges Herz mindestens doppelt so schnell wie ihr eigenes schlägt. Nur noch wenige Tage mehr, und die Hebamme wird seine Töne mit einem Ultraschalldetektor hörbar machen können. Das Baby ist jetzt wohlgeformt, mit Fingern und Zehen, den Ansätzen von Nägeln und einer großen Stirn und kleinen Stupsnase. Das Skelett ist vollständig, doch hauptsächlich noch in Form von Knorpelgewebe. Ein Teil wird sich bis zum Zeitpunkt der Geburt in Knochen verwandelt haben, aber andere Teile werden bis zur Pubertät nicht vollständig ossifizieren oder zu Knochen werden. Die Plazenta gehört weder ihr noch dem Baby, sondern beiden gemeinsam. Einst umgab sie vollständig den Embryo und die Fruchtblase, aber jetzt sitzt sie fest an einem Teil der Gebärmutterwand, während die Chorionmembran nun die Gebärmutterhöhle auskleidet und das Fruchtwasser umschließt.

Weder Eve noch Adam haben bisher vielen Leuten von der Schwangerschaft erzählt. Die Kinder wissen Bescheid und sind insgeheim begeistert, aber ansonsten ist es noch zu früh. Während Eves frühere Schwangerschaften ohne ernste Probleme verliefen, weiß sie, dass sie nichts für selbstverständlich nehmen kann, vor allem, da Fehlgeburten in den ersten 16 Wochen bei »älteren Müttern« wahrscheinlicher seien, wie ihr Arzt sich ziemlich taktlos ausgedrückt hatte. Eine ältere »Multigravida« klang brutal, auch wenn es medizinisch korrekt war. Der günstige Verlauf ihrer früheren Geburten lässt sie jedoch ernsthaft über die Aussicht auf eine wunderbar abgestimmte Hausgeburt durch Mia nachdenken, eine langjährige Freundin von ihr, die Gemeinde-Hebamme mit einer Vorliebe für Hausentbindungen ist.

Es wäre natürlich verlockend gewesen, es aller Welt mitzuteilen, sobald der Schwangerschaftstest positiv gewesen war. Eve! Schwanger! Wieder! In ihrem Alter? Was hat sie sich dabei gedacht? Wie wunderbar! Sie konnte sich die Reaktionen ausmalen. Und den Klatsch. Allein aus diesem Grund hatte sie beschlossen, die Neuigkeit noch etwas länger für sich zu behalten. Sie würde den ersten Scan abwarten, die ersten 16 Wochen verstreichen lassen und abwarten und die Lage am Arbeitsplatz peilen, ehe sie den Chef informierte. Eine ganze Menge andere Frauen im Büro waren in letzter Zeit in Mutterschaftsurlaub verschwunden, und sie war sich nicht sicher, wie seine Reaktion ausfiele. Es würde ein Schock für die Leute sein, die Neuigkeit zu hören, aber in mancher Hinsicht hätte Eve es ihnen allzu gern schon erzählt. Sie war überrascht, wie ruhig sie selbst es aufgenommen hatte. Es war nicht geplant, und sie hatte immer gewusst, dass die Pille versagen könnte, doch tief im Innern war sie überglücklich, noch ein Baby zu erwarten. Sie liebt ihre Arbeit und macht sie gut, aber sie ist auch gern Mutter, und jetzt, wo Ben und Poppy fast erwachsen sind, wird es nicht mehr lange dauern, bis sie ausziehen und sich ihr eigenes Leben aufbauen. Nein. Eve ist glücklich, noch ein Baby zu erwarten, trotz der Übelkeit und der Schmerzempfindlichkeit der Brust. Mag sein, dass die schläfrige Beschaulichkeit der Schwangerschaft gerade doch noch anfängt zu wirken.

Kapitel 22

»Papa, kannst du noch ein Stückchen weiterfahren und uns um die Ecke rauslassen?«, fragt Poppy. Wie die meisten ihrer Freundinnen möchte sie nicht gesehen werden, wenn sie von ihren Eltern abgesetzt wird. Sie weiß, dass die Gleichaltrigen, von denen viele allein in die Schule gehen, zuschauen werden. Dann fühlt sie sich unreif und unselbständig. Ein bisschen wie Ruby, die, an der Hand geführt, in die Kindertagesstätte gebracht wird. Mit 15 ist das einfach nicht cool.

Adam dagegen ist ohnehin gestresst und dazu noch ein bisschen verkatert, und diese zusätzliche unnötige Bitte verstärkt das noch. Er tut ihr den Gefallen, aber als er sich ohne einen Blick nach hinten wieder in den Verkehr einreiht, macht ein Kleintransporter, der sich zu schnell von hinten nähert, eine Vollbremsung und schleudert dramatisch, als er ihm ausweicht. Er muss einiges über dem Tempolimit von 30 Stundenkilometern gefahren sein, das bewusst in dem belebten Bereich vor der Schule festgelegt worden ist, aber für den Fahrer waren seine Unaufmerksamkeit und sein rücksichtsloses Tempo belanglos. Hupend und mit rotem Gesicht hält er an, gestikuliert unverschämt und lässt eine Tirade von Flüchen los. Ohne an die Teenager und Kinder um ihn herum zu denken, steigert er sich in eine Rage aus vulgären Schimpfwörtern hinein. Unbeeindruckt tut Adam so, als ginge ihn alles nichts an, sehr wohl wissend, dass seine gespielte Unbekümmertheit den Zorn und das Rachebedürfnis des Fahrers noch verschlimmert. Ben zahlt dem Fahrer des Transporters mit gleicher Münze zurück, wenn er ihn auch an der Fluch- und

Gestenfront nicht wirklich überbietet, und Poppy schämt sich noch mehr, weil jetzt jeder im Umkreis von 50 Metern mitbekommen hat, dass sie morgens vom Papa abgesetzt wird. Der offensichtlich fährt wie ein Idiot.

Erst als ein Verkehrspolizist mit seiner wichtigtuerischen Miene und sichtbaren uniformierten Präsenz auftaucht, hält der Fahrer die Luft an und versucht, höflich zu sein. Am Ende löst sich alles in Wohlgefallen auf, und Poppy und Ben schlendern los, um sich ihren jeweiligen Freunden bzw. Freundinnen anzuschließen, die vor der Schule rumhängen, während Adam seine Fahrt zur Arbeit fortsetzt und sich dabei fragt, was wirklich hinter dieser Gewalt im Straßenverkehr steckt.

Persönlich hatte er nie ein Problem gehabt, damit umzugehen. Sie ist häufiger geworden, dessen ist er sich sicher, aber obwohl er zugegebenermaßen versäumte, in den Rückspiegel zu blicken, ehe er sich in den fließenden Verkehr einreihte, war die Reaktion des Transporter-Fahrers völlig übertrieben. Hätte er Adam die Gelegenheit gegeben, hätte der die Hand als Eingeständnis seines Fehlers hochgehalten und sich entschuldigt. Unter den gegebenen Umständen hatten die Anpöbelei, die Gesten und Drohungen des Mannes Adam jedoch nur dazu gebracht, seinen Mann zu stehen. Das ist in aller Kürze die Basis für Gewalt im Straßenverkehr.

Definiert als »aggressives oder zorniges Verhalten durch einen Fahrer eines Kraftfahrzeugs«, kann es zu Streitereien, Kämpfen und Zusammenstößen führen, die ernsthafte Verletzungen und sogar den Tod zur Folge haben. Die Definition wurde in Kalifornien in den 1980ern formuliert, als eine wachsende Flut von Schießereien auf Straßen eine Antwort von den Autoclubs notwendig machte, die Autofahrer informierten, wie sie sich gegenüber aggressiven Fahrern verhalten sollten. Übliche Erscheinungsformen wurden dokumentiert als plötzliches Beschleunigen, Bremsen und Drängeln; Verfolgen anderer Fahrer und Schneiden beim Spurwechsel sowie Betätigen der Lichthupe und Hupe. Gleichzeitig wurden obszöne Gesten noch eindeutiger und kreativer. »Mord durch Fahrzeug« wurde unweigerlich ein eigener Straftatbestand. Psychologen, die sich bemüht hatten, eine aggressive Fahrweise förmlich als erkennbare psychische Störung zu registrieren, beschrieben sie 1997 gleichwohl als typischen Ausdruck einer »intermittent explosive disorder« (IED). Diese »periodische Störung der Impulskontrolle« grassiert nun, wie Adam weiß, auch diesseits des Atlantiks. Für gewöhnlich verübt von Monstern in Kleintransportern, denkt er.

Aber der Polizist ist jetzt in seinem Element. Er erwärmt sich für seine Aufgabe und genießt seine Macht, die Wut zu dämpfen, die immer noch in dem Pick-up-Fahrer kocht, indem er ihn auf die strafrechtlichen Folgen seines Verhaltens aufmerksam macht. »Wer die Ehre eines anderen durch die Kundgabe von Missachtung oder Nichtachtung angreift, macht sich wegen Beleidigung strafbar.« Er scheint alles auswendig zu wissen. »Wer einen anderen rechtswidrig mit Gewalt oder Drohung dazu zwingen will, etwas zu tun oder zu unterlassen, macht sich wegen Nötigung strafbar.«

Der Pick-up-Fahrer ist jetzt bis zur Weißglut gereizt, aber seine Wut richtet sich nun gegen die Behörden, gegen die Paragrafenreiter. Der Fahrer reißt sich indes zusammen. Er kann es sich nicht leisten. Der Verkehrspolizist weiß es nicht, aber sein Konto in der Verkehrssünderkartei verbietet ihm, weitere Risiken einzugehen. Mit enormer und lobenswerter Selbstbeherrschung hält er seine Wut vorübergehend unter Kontrolle und wahrt einen passiven, reuigen Gesichtsausdruck, während er diese lange, ermüdende Kritik an seinem Benehmen am Steuer erträgt. Während er das alles über sich ergehen lässt, lenkt Adam mit einem breiten, deutlich falschen Grinsen im Gesicht geschickt um den stehenden Transporter herum, zwinkert dem wütenden Fahrer zu und verschwindet die Straße hinunter.

Emotionen sind allerdings eine komische Sache. In der Regel sind sie kurzlebige Antworten auf Handlungen, Gedanken oder soziale Situationen, die wir täglich erleben. Sie sind hauptsächlich unbewusste Reaktionen auf günstige Gelegenheiten oder auf Bedrohungen, können aber auch bewusst als starke und überwältigende Gefühle erlebt werden, die unser Leben bereichern und ihm Wert und Sinn geben. Sie werden von einem Teil des Gehirns erzeugt, der als limbisches System bezeichnet wird, das selbst nichts mit dem Bewusstsein zu tun hat. Starke Emotionen lösen eine begleitende Aktivität in der Großhirnrinde aus, besonders in den Stirnlappen, die wir als bewusste Empfindung oder Stimmung erleben. Manchmal sind unsere Emotionen offensichtlich mit etwas verknüpft, mit dem wir zu tun haben, und manchmal sind sie es nicht. Aber unsere Emotionen wahrzunehmen, zu bemerken, sagen wir, dass wir Traurigkeit oder Zorn oder Mitleid empfinden, lässt uns leichter verstehen, was um uns herum vor sich geht.

Als Adam zum Beispiel am Schauplatz von Tobys Unfall

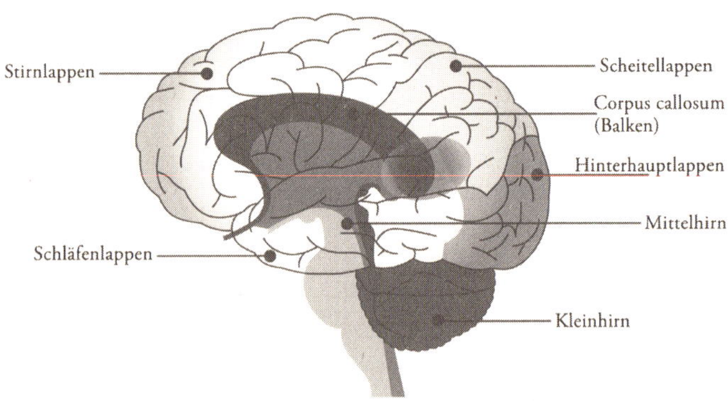

Das Gehirn

vorbeifuhr, verspürte er ganz unterschiedliche Emotionen. Einen Anflug von Angst. Ein wenig Traurigkeit. Ein Gefühl der Erleichterung. Und als der Idiot im Pick-up ihn vor all diesen Leuten lauthals anpöbelte, fühlte er Verlegenheit, Zorn und, jedenfalls vorübergehend, Demütigung. Alle aus seiner Umwelt hereinkommenden Signale wurden in sein Gehirn eingespeist und nach ihrem emotionalen Inhalt eingeordnet. Ein ganz bestimmter Bereich war beteiligt, die Amygdala oder der Mandelkern. Die Amygdala absorbiert Daten von den Sinnesorganen und sensiblen Rindenzentren und erzeugt einen neurologischen Schaltkreis durch die Rinde und den Hypothalamus. Während seine Amygdala betriebsbereit wurde, liefen Nervenimpulse durch seinen Hypothalamus, die eine Vielzahl von körperlichen Veränderungen bewirkten und ein bewusstes Erkennen seiner Emotionen förderten, während sie durch seinen Stirnlappen strömten. Negative Emotionen laufen über eine Bahn und positive über eine andere. Auf der rechten Seite seiner Großhirnhälfte werden vorwiegend negative Emotionen erzeugt, gefolgt von der Wahrnehmung von Gefühlen wie Furcht oder Mitleid zum Beispiel, die registriert werden, sobald Signale zur linken Hälfte durchgelaufen und von dieser verarbeitet worden sind. Falls diese Signale in der rechten Seite von Adams Gehirn nicht tatsächlich die gegenüberliegende Hälfte erreicht hätten, wäre sein Verhalten vielleicht dennoch von seinen Emotionen beeinflusst gewesen, aber er wäre sich dessen vielleicht nie bewusst gewesen.

Stimmungen sind ähnlich. Stimmungen können sehr plötzlich von Dingen ausgelöst werden, die uns vielleicht gar nicht bewusst sind. Und Stimmungen, im Unterschied zu Emotionen, die kurzlebig und flüchtig sind, können Stunden, Tage oder sogar Monate anhalten. Es ist in gewisser Weise der Unterschied zwischen Traurigkeit und Depression, zwischen Fröhlichkeit und Wahn und zwischen einem Gefühl des Verlusts und pathologischer Trauer. Was Emotionen und Stimmungen miteinander gemein haben, ist das Vermögen, ein sich anpassendes Verhalten zu bewirken. Adams Mitgefühl für Toby ließ ihn unterbewusst das Tempo drosseln, als er an dem verhängnisvollen Baum vorbeifuhr, und versetzte ihn in eine introspektive und nachdenkliche Gemütsverfassung. Sein Zorn und Ärger darüber, von dem Proleten im Pick-up angebrüllt zu werden, machte ihn bereit für eine schonungslose Konfrontation oder einen Kampf. Rational wusste Adam sehr wohl, wie er mit dieser Aggressivität umgehen musste. Er hatte die Methode viele Male zuvor geübt. Er wusste, dass es weitere Aggression bei dem Verursacher mindern und die Situation eher deeskalieren würde, wenn er sich nicht körperlich gegen die Herausforderung oder Drohung wandte. Ihm war auch klar, dass eine verbale Provokation oder ein Scherz über das Ganze das Gegenteil bewirken könnte. Doch er fühlte sich außerstande, der Versuchung zu widerstehen. Es war seine Art, keinen Rückzieher zu machen und das Gesicht nicht zu verlieren. Es war die menschliche Entsprechung tierischen Verhaltens: die Geweihe zu verhaken, die Zähne zu fletschen und Territorium zu verteidigen. Es war die geringste Aggression, die er demonstrieren konnte, um zu vermeiden, ein Opfer zu werden.

In seinem Verstand hatte Adam einfach gelernt, den unnötig aggressiven Pick-up-Fahrer als Idioten zu betrachten. Jemand, der einem leidtun musste. Ein verwirrter und aufgeregter kleiner Mann mit einem Hirn von der Größe einer Walnuss, der außerdem vermutlich an erektiler Dysfunktion und Hämorrhoiden litt. Kein Wunder, dass er total genervt und ausfällig war. Wer wäre das nicht? Dies war die Technik, die Adam anwandte, um seinen eigenen Zorn zu unterdrücken. Das war so erfolgreich, dass er tatsächlich merkte, dass der Typ ihm leidtat. Nicht so leid, dass er hoffte, er würde keine Punkte in der

Verkehrssünderkartei bekommen, aber doch ein kleines bisschen. Und während er weiterfuhr und sich seinem Ziel näherte, wurde ihm klar, dass es bald an der Zeit wäre, sich die Stressquellen in seinem eigenen Leben vor Augen zu führen, und seien sie auch von völlig anderer Art.

Kapitel 23

Ben hat sich jetzt seiner üblichen Freundesgruppe angeschlossen, während Poppy die Straße ein Stück weiter hochgeschlendert ist, um ihre eigene Gruppe bei der Schule nebenan zu finden. Keiner der Schüler darf die Schulgebäude vor 8.30 Uhr betreten, was bedeutet, dass sie auf dem Schulhof herumhängen und plaudern, bis sich die Türen öffnen. Ben hat notgedrungen die Sticheleien ertragen, die er nach dem ungehörigen Aufruhr auf der Straße erwartet hatte.

»Hat dein Papa wirklich die Fahrprüfung bestanden?«, fragt einer von seinen Freunden zynisch.

»Hätte mal zum Optiker gehen sollen, wenn du mich fragst«, sagt ein anderer zur allgemeinen Belustigung.

Zufällig weiß Ben, dass sein Vater heute einen Termin beim Augenarzt hat, aber das wird er gerade jetzt nicht zugeben.

»Vielleicht könntest du Toby bitten, ihm ein paar Fahrstunden zu geben«, worauf sogar Johno, der meist merkwürdig still und introvertiert ist, das Gesicht zu einem kaum verhüllten Lachen verzieht. Das Geplänkel ist hitzig, mit Sticheleien, Spott und Nachäffen, aber alles auch mit Elementen der Bewunderung und sozialen Solidarität vermischt. Da ist aber auch eine Vorsicht, ein Bewusstsein, wie weit genau ein Gedanke oder ein Gespräch getrieben werden kann, ein Ausloten der sozialen Stellung und Hierarchie innerhalb der Gruppe, da jeder Junge »fühlt«, wie die andern auf ihn reagieren und eingehen. Ein wenig gut gelaunte Frotzeleien allgemeiner Art können die ganze Gruppe zusammenbringen. Zu viel persönliche Kritik dagegen kann zu einem schonungslosen Kampf führen.

»Stimmt es, dass dein Vater Adam heißt?«, fragt Joel Ben.

»Und deine Mutter Eve?«, ergänzt Paul.

»Adam und Eve!«, zwitschern sie alle mit breitem Grinsen im Gesicht und genießen den Vortrag aus einem Textbuch, nach dem sie offenbar seit einiger Zeit geprobt haben.

»Wieso haben deine Eltern dich dann nicht Abel genannt?«, sagt Joel wieder. »Kain Gedanke daran?«

Worauf Ben, echt belustigt, obwohl er alles schon mehrfach gehört hat, lächelt und wiederholt nickt, während er auf den Boden starrt.

»Was hast du denn heute in deinem Rucksack?«, fährt Tom fort.

»Ist es die verbotene Frucht? Aus dem Garten deiner Mama?«

»Sehr witzig, Jungs«, sagt Ben schließlich, der zum Schein mit den zwei Jungen neben ihm ringt, aber gleichzeitig den Spaß mitmacht. Diese physische Reaktion hilft Ben, sein zunehmendes Unbehagen und seine Verlegenheit zu überbrücken, und erlaubt es ihm, die Späße von sich auf das allgemeinere Thema komischer Namen abzulenken.

»Wenigstens heiße ich nicht Joe King«, witzelt er.

»Oder Ellen Lang«, wirft Joel ein, der mit den Späßen über die Namen angefangen hat. Worauf Ben sich nun auf ihn stürzt und ihn zu Boden wirft.

Es dauert ein paar Sekunden, bevor sie es alle mitbekommen und laut lachen. Johno braucht ein bisschen länger und kann es immer noch nicht wirklich komisch finden.

Ben und seine Freunde sind, wie alle Menschen, äußerst gesellige Wesen, die einander zur gegenseitigen Unterstützung, Interaktion und zum Schutz brauchen. Das menschliche Gehirn hat sich in dieser Weise entwickelt und angepasst, um uns einfühlsamer und zugänglicher für gegenseitige Bedürfnisse zu machen. Um in einer integrierten Gruppe oder Gemeinschaft leben zu können, brauchen wir die Fähigkeit, mit anderen Menschen zu kommunizieren und sie zu verstehen und uns ständig unserer sozialen Stellung im Verhältnis zu ihnen bewusst zu sein. Zu diesem Zweck müssen wir auch in uns selbst ein ausgeprägtes Bewusstsein davon haben, wer wir sind.

Eines der bemerkenswertesten Merkmale des menschlichen Gehirns ist seine sehr gut entwickelte äußere Schicht der Großhirnrinde, der Neocortex. Dieser ist beteiligt an der Verarbeitung bewussten Denkens, von Emotion, Überlegung, Organisation und Planung. Er ist auch unerlässlich für die Anforderungen des Lernens, wie man in großen, eng verbundenen Gruppen funktioniert. Wenn Ben mit seinen Kumpeln auf dem Schulhof herumalbert, muss er sich in gleicher Weise anpassen, wie Adam und Eve es bei der Arbeit tun müssen. Bezogen auf das Verhalten anderer Menschen formulieren sie angemessene Reaktionen, sie mäßigen ihr eigenes Verhalten, sie kooperieren und reagieren auf Herausforderungen. Von Natur aus bemerken wir, dass andere Menschen Überzeugungen und Ideen haben, die sich von unseren unterscheiden, und dass sie uns in einem bestimmten Licht sehen, das von der Art und Weise abhängt, wie wir uns benehmen und wie wir handeln. Die große Bandbreite und Vielfältigkeit solcher sozialer Fähigkeiten bedeuten, dass viele verschiedene Teile des Gehirns beteiligt sind.

Die Amygdala zum Beispiel verarbeitet unbewusst die Bedeutung des Mienenspiels anderer Menschen. Wenn uns jemand anlächelt, lächeln wir zurück. Wenn jemand die Arme verschränkt oder gähnt, neigen wir dazu, das Gleiche zu tun. Wie immer der Ausdruck im Gesicht eines anderen auch sein mag, die Amygdala analysiert ihn auf seine Bedeutung hin. Wenn ein Gesicht Angst zeigt, fühlen wir uns wahrscheinlich ebenfalls ängstlich. Wenn es Zufriedenheit und Freude zeigt, erleben wir ein ähnliches Gefühl und lächeln zurück. Unsere natürliche Neigung, die Bewegungen anderer Menschen zu spiegeln, ist angeboren. Dieses Spiegelneuronensystem, wie es genannt wird, ist automatisch. Wenn die Person, die mit uns spricht, sich an der Nase kratzt, machen wir oft das Gleiche. Wenn sie auf ihrem Stuhl vorrutscht oder die Hände in die Taschen steckt, tun wir es ihr gleich. Und wenn die andere Person es unterlässt, uns zu spiegeln, wie wir es von ihr vielleicht erwarten, fühlen wir uns seltsamerweise unwohl, beinahe zurückgewiesen. Bei Menschen durchgeführte Gehirnscans können sogar den genauen Bereich des Gehirns, der dafür verantwortlich ist, markieren. Es ist der anteriore cinguläre Cortex, ein Bereich, der, wenn aktiviert, physischen Schmerz aus dem Körper wie auch den emotionalen Schmerz der Zurückweisung registrieren kann. Dann gibt es noch die Insula. Dies ist eine Gehirnregion, die sich auf unsere Fähigkeit konzentriert, uns von anderen Menschen abzugrenzen, den Unterschied zwischen »wir« und »sie« zu erkennen, und der Bereich, der das Bewusstsein unauflösbar mit Emotionen verknüpft.

Bens Unbehagen über die Verspottung durch eine große Gruppe von Jungen bekommen sicherlich die meisten von ihnen mit. Diese Reaktion gehört einfach zum Spaß dazu. Gäbe es keine erkennbare Resonanz, würde sich das Spiel nicht lohnen. Aber jeder der Jungen weiß genau, wann es aufzuhören gilt. Wann genug genug ist. Wann übertriebenes Necken zum Tyrannisieren wird. Als Theory of Mind oder auch native Theorie bezeichnet, ist die Fähigkeit zu verstehen, dass andere Menschen anders denken als wir und andere Überzeugungen haben und anders reagieren, grundlegend für sie alle. Das heißt, für alle bis auf Bens Freund Johno.

Johno findet es schwer, wenn nicht unmöglich, zu verstehen, dass andere Menschen anders als er empfinden, und darüber hinaus hat er überhaupt Probleme mit sozialen Fähigkeiten und mit Kommunikation. Johno hat in der Tat das Asperger-Syndrom, und die Theory of Mind gibt es bei ihm nicht. Johno sieht hauptsächlich die Fakten jeder gegebenen Situation, nicht die Reaktion darauf oder ihre Interpretation bei seinen Freunden. Er kommt damit klar und ist in fast jeder anderen Hinsicht genauso intelligent wie die anderen Jungen, aber es fällt ihm schwer, Blickkontakt zu halten, er kann außerordentlich unverblümt und schroff sein, ohne es zu wollen, und die meisten Scherze der anderen Burschen gehen völlig an ihm vorbei. Für diejenigen, die ihn zum ersten Mal treffen, ist er schwierig, humorlos und ausdruckslos. Doch für seine Freunde ist er einfach Johno. Er kennt den Stundenplan auswendig, nicht nur für dieses Schuljahr, sondern auch für das nächste und das übernächste Jahr. Der einzige Grund, warum er nicht den Stundenplan von in vier Jahren kennt, ist, dass er noch nicht entworfen ist. Wie viele Menschen mit Asperger-Syndrom hat er eine Vorliebe für Fakten und Zahlen und besitzt ein wunderbares Wahrnehmungsvermögen für Details. Ben hat bereits beschlossen, dass er ihn eines Tages als seinen Buchhalter einstellen wird.

Bens andere Freunde zeigen eine Bandbreite verschiedener Gesichtsausdrücke und Körperhaltungen, während er im Augenblick mit ihnen interagiert. Und seine Fähigkeit, ihre unterschiedlichen Emotionen zu deuten, ermöglicht ihm, bis zu einem gewissen Grad vorauszusagen, was sie als Nächstes tun werden. Es klingt kompliziert, eine Meisterleistung der Interpretation, die zu vervollkommnen Jahre dauern könnte, wenn jedes Individuum verschiedene Ausdrücke zeigte, aber die Analyse hat ergeben, dass sie es nicht tun. Wenn Menschen eine Emotion spüren, wird automatisch ein bestimmtes Muster von Nervensignalen ausgelöst, das charakteristische Muskelbewegungen in unserem Gesicht und Körper herbeiführt, Ausdrücke und Gesten in anderen Worten, falls wir sie nicht bewusst unterdrücken. Erstaunlicherweise gibt es jedoch kein unendliches Repertoire dieser Ausdrücke bei verschiedenen Menschen. Es scheint nur etwa ein halbes Dutzend Hauptausdrücke zu geben, die unter verschiedenen Rassen und Kulturen mehr oder weniger identisch sind und die auch gleich sind bei Menschen, die von Geburt an blind sind. Sie kopieren nicht die Gesichtsausdrücke anderer Menschen, sie geben sie von Natur aus wieder.

Ausdrücke sind Signale, die wir bei anderen deuten können und die es Ben ermöglichen, zu bemerken, dass seine Freunde ihn liebevoll necken und nicht aus Bosheit. Aber dieselben Ausdrücke können auch gebraucht werden, um andere Menschen zu manipulieren. Bens augenblicklicher Ausdruck hilflosen Alleinseins als Ziel des Spottes wird bald von seinen Freunden (außer von Johno) aufgegriffen, die dann schnell von ihm ablassen. Und auf ihrem Weg mit Ruby zur Kindertagesstätte sendet Eves Ausdruck der Neugier und Begeisterung eine starke Botschaft an ihre Tochter, dass heute ein wunderschöner Tag auf sie wartet. Was also ist das halbe Dutzend elementarer Ausdrücke, die anscheinend der ganzen Weltbevölkerung gemeinsam sind? Fröhlichkeit, Traurigkeit, Angst, Abscheu, Zorn und Überraschung. Diese alle hat Ben gerade deutlich in schneller Folge vorgeführt, aber nicht unbedingt in dieser Reihenfolge. Zu diesem Zeitpunkt lächelt er. Genauso seine Freunde. Aber woraus besteht ein Lächeln im Kern, und wie wissen wir, ob es echt ist?

Lächeln hat sich wahrscheinlich über Zigmillionen Jahre entwickelt. Ursprünglich war es ein Zeichen der Angst. Aber jetzt gebrauchen selbst Affen, Menschenaffen und andere Primaten einen Gesichtsausdruck von teilweise zusammengebissenen Zähnen, um möglichen Aggressoren anzuzeigen, dass sie in Wirklichkeit harmlos sind und sich vielleicht sogar freuen.

Wenn Eves sich entwickelndes Baby geboren ist, wird es fast sicher in den ersten drei Tagen seines Lebens die Spur eines Lächelns zeigen, besonders im Schlaf. Doch dieses frühe Lächeln ist ein spontanes Reflexlächeln und keine Reaktion auf irgendetwas, das Eve oder sonst jemand in der Familie tut. Das erste *soziale* Lächeln des Babys wird erst nach etwa zwei Monaten auftreten, wenn es in Eves Augen blickt und den Klang ihrer vertrauten Stimme hört. Weitere zwei Monate später wird es sein erstes echtes Lachen zeigen.

Wie wir alle wissen, ist ein Lächeln ein Gesichtsausdruck, der gebildet wird, wenn sich die Muskeln nahe den Mundwinkeln zusammenziehen. Aber wenn jemand lächelt, sind dann auch seine Augen beteiligt, oder ist das Lächeln ausschließlich auf die untere Partie des Gesichts beschränkt? Die Unterscheidung ist wichtig, da das eine viel mehr Bedeutung vermittelt als das andere. Jeder kann leicht ein soziales Lächeln bewerkstelligen, wenn er bewusst daran denkt. Wir verwenden ein solches Lächeln, um unsere Liebenswürdigkeit, Attraktivität und Freundlichkeit gegenüber anderen zu steigern. Wir tun es in gesellschaftlichem Kontext bei Essenseinladungen und anderen Zusammenkünften, und wir tun es auch bei der Arbeit. Aber ein ungezwungenes Lächeln verwendet anatomisch eine zusätzliche Muskelgruppe, die um die Augen liegt.

Erstmals von dem französischen Neurologen Guillaume Duchenne beschrieben, signalisiert dieses Lächeln die echten Emotionen dahinter und kommt wirklich von Herzen ebenso wie vom Kopf. Schwer auf Abruf zu erzeugen, weil es Emotion als Nahrung braucht, ist es eine ehrliche spontane Bekundung einer fröhlichen Stimmung und eine herzliche einladende Reaktion auf ein Ereignis oder eine andere Person. Wenn es kommt, ist es strahlend. Die unteren Augenlider bauschen sich und die Haut an den äußeren Augenwinkeln kräuselt sich zu Krähenfüßen. Die Augen selbst funkeln und glänzen. Fast unmerklich erweitern sich auch die Pupillen. Hier, beim Duchenne-Lächeln, entspringen die vom Gehirn kommenden Signale unbewusst aus der Amygdala und durchlaufen das motorische Rindenzentrum, von wo Botschaften an die

Musculi orbicularis oculi (Augenringmuskeln) und die Musculi zygomatici minores und maiores (kleine und große Jochbeinmuskeln) an den Seiten des Mundes gesendet werden. Beim sozialen Lächeln, erlernt als Teil der Anstandsregeln, gehen die Signale von den bewussten Bereichen des Gehirns zu dem prämotorischen und motorischen Rindenzentrum, von wo die Botschaften die Augen völlig umgehen und nur die Mundmuskeln beeinflussen. Genau wie Gesichtsausdrücke wird ein Lächeln fast durchgängig von Menschen auf der ganzen Welt als etwas erkannt, das Zuneigung, Wärme und sogar Sex-Appeal kommunizieren kann. Fast überall positiv gesehen, wird es oft als Vorspiel zum Lachen oder als Reaktion auf das Lachen eines anderen betrachtet. Forschungen haben gezeigt, dass Lächeln ein stärkeres Vertrauen und ein verbessertes Gefühl zwischenmenschlicher Zusammenarbeit hervorbringt. Selbst das Lächeln eines Fremden kann »gute Samariter«-Wirkungen beim Adressaten begünstigen.

Aber ein Lächeln kann auch übertrieben und deutungsoffen sein, und es existieren kleine, aber subtile kulturelle Unterschiede. Viele Frauen sehen einen ihnen unbekannten Mann, der sie beharrlich anlächelt, vielleicht als bedrohlich. Übermäßiges Lächeln kann auch als Zeichen von Seichtheit oder Unehrlichkeit wahrgenommen werden. Ein falsches Lächeln kann Verachtung oder Spott bedeuten, ein echtes Stolz oder Liebe. Manche Rassen lächeln, wenn sie zornig oder verwirrt sind, andere gebrauchen ein Lächeln, um emotionalen Schmerz oder Verlegenheit zu kaschieren.

Wie Shakespeare sagte: »Kein Wissen gibt's, der Seele Bildung im Gesicht zu lesen«, und das ist sicherlich wahr, wenn es um das soziale Lächeln geht. Man kann ein Buch wirklich nicht nach dem Umschlag oder eine Wurst an der Pelle beurteilen. Das echte Duchenne-Lächeln jedoch erzählt eine andere Geschichte. Dieses ist wahr und kommt direkt von Herzen. Und das ist das Lächeln, das Ben jetzt zeigt, als er Joel vom Boden aufhilft und ihm den Sand abklopft. Auch Johno lächelt. Aber er weiß eigentlich nicht, warum er es tut. Und seine Augen haben sich kein bisschen verändert, weil es Johno schwerfällt, die Emotionen der Leute überhaupt zu verstehen.

Kapitel 24

Nicht mehr als 300 Meter weiter die Straße runter ist auch Poppy von ihrer eigenen Freundesgruppe umgeben. Da sie plötzlich alle zu reden aufhören, als sie zu ihnen tritt, vermutet sie, dass sie wohl über sie gesprochen haben, und sie fragt sich, ob sie die anderen eher als zeitweilige Bekannte denn als wahre Freundinnen betrachten soll. Richtige Freundinnen reden nicht hinter deinem Rücken. Mädchen interagieren allerdings anders als Jungen. Jungen können Späße machen, etwas zu weit treiben, sich aufregen, kämpfen, sich gegenseitig heftig verprügeln und dann alles vergessen und sich ein paar Minuten später wieder vertragen. Mädchen sind im Allgemeinen schlauer und intriganter. Sie setzen eher List und Raffinesse ein als Kraft und Muskeln. Wer immer den Spruch »Stock und Stein brechen mein Gebein, doch Worte bringen keine Pein« geprägt hat, lag völlig daneben. Andauernd grausame Beleidigungen von einer Anzahl von Mädchen können eine Qual sein. Besonders für sensible, unsichere Seelen wie Poppy. Besonders ihre spitzen, kaum verhüllten herabsetzenden Bemerkungen und ihr Lästern können scharf und verletzend wie die Guillotine sein. Ob direkt ins Gesicht, durch Stille Post oder indirekt über Facebook und Twitter, Mädchen sind fähig, andere Mädchen auf alle möglichen rücksichtslosen Arten zu tyrannisieren, und viele scheinen daran großen Gefallen zu finden.

Wie viele Fälle von Selbstverletzung, Essstörungen oder sogar Selbstmord können realistischerweise dem ständigen Tyrannisieren durch die eigene Bezugsgruppe eines Mädchens zugeschrieben werden? Poppy kann nur raten. Wenigstens kann sie sich immer auf Anna und Kirsten verlassen, ihre besten und ältesten Freundinnen. Sie hatten schon ihre vorige Schule gemeinsam besucht, und sie waren durch allerlei Widrigkeiten zusammengekommen. Sie hatten sich auch in die gegenwärtige Gruppe der Mädchen integrieren müssen, von denen die Mehrheit aus der zum College führenden Schule gekommen war und Poppy, Anna und Kirsten immer noch als Außenseiter betrachteten. Dieses Gefühl der Ausgrenzung hatte das Trio sozial zusammengeschweißt. Sie waren verschwiegen, hilfsbereit, loyal und mochten sich wirklich sehr. Nichts konnte zwischen sie kommen, und es war eine Verbundenheit, auf die die anderen Mädchen eindeutig neidisch waren.

Sie waren eine merkwürdige Clique. Da war Carly mit ihrer wachsenden Sammlung von kitschig aussehenden Tattoos, Peta, die mit immer neuen Körper-Piercings angab, und Sinead, die so dick war, dass sie aussah, als wäre sie in ihre Schuluniform gegossen worden und hätte vergessen »stopp« zu sagen. Da war Darvina mit der behaarten Oberlippe und den Koteletten, Tess mit ihrer unglücklichen Gluteushypertrophie (die anderen sagten einfach, sie habe einen fetten Hintern) und Maggie mit ihrem besonders vorstehenden Kinn. Und dann waren da all die anderen hässlichen gemeinen Typen, die geflissentlich auf den Boden schauten und in gespielter Unschuld Däumchen drehten, sobald sie Poppy kommen sahen.

»Sieh an, sieh an«, sagt Poppy plötzlich laut vor sich hin, »ich habe mir anscheinend auch den Meckervirus zugezogen.« Komisch, denkt sie, wie nett Personen Gruppen bilden und die Mentalität einer Hundemeute annehmen können. Wenn sie nicht aufpasste, würde sie sich einer Bande anschließen. So lange es allerdings Kirstens, Annas und *ihre* Bande wäre, würde sie sich eigentlich keine Sorgen machen. Soweit sie betroffen war, ging es allein ums Überleben.

Was veranlasst Menschen, sich auf so unterschiedliche Art

und Weise zu verhalten, fragt sich Poppy. Warum sind manche Menschen lieb und nett und bleiben so ihr ganzes Leben, während andere grob und aggressiv sind? Warum sind manche Menschen total extrovertiert und herausragend, während andere Mauerblümchen und so gut wie unsichtbar sind? Warum gehen manche Menschen Risiken ein oder geben sich einem Suchtverhalten hin? Warum sind andere kooperativ und hilfsbereit, altruistisch und freundlich? Was lässt eine Person stets auf die Sonnenseite des Lebens schauen, während andere ewige Pessimisten sind?

Zum Beispiel Peta. Sie ist genauso alt wie Poppy, gerade 15. Doch sie raucht Zigaretten, seit sie 11 war, steht ständig unter Alkoholeinfluss, hat mit den verschiedensten Partydrogen experimentiert und möchte einfach so bald wie möglich die Schule hinschmeißen. Lesley schläft wahllos mit Jungen, weil sie kein Selbstwertgefühl hat, Billie leidet offensichtlich an Bulimie, Sasha redet kaum ein Wort, wird aber die Mittelstufe mit einem Einser-Zeugnis abschließen, und Fran ist einfach Fran. Sie ist die Verantwortungslose, die alles mitmacht, jederzeit, überall, die Stimmungskanone auf jeder Party. Poppy fällt es schwer zu sagen, ob irgendjemand in ihrer Gruppe eigentlich normal ist. Aber was heißt normal, wenn es um Persönlichkeit geht? Und wie werden unsere Persönlichkeiten entwickelt und gebildet?

Poppys Persönlichkeit ist gesellig, aber befangen. Fantasievoll, aber ein wenig unsicher. Aufgeweckt und neugierig, aber realistisch, und sie mag Routine. Ruhig, aber etwas desorganisiert. Lebenslustig, aber nicht übermäßig extrovertiert. Wie wir alle hat sie nicht nur ein Persönlichkeitsmerkmal, eine Verhaltenseigenschaft, die alles andere dominiert. Ihr Charakter ist facettenreich und fähig, zu verschiedenen Zeiten und in unterschiedlichen Situationen verschiedene Züge zu zeigen. Da ist die mitfühlende, besorgte Poppy, wenn sie sich um eine aus dem Gleichgewicht gebrachte Freundin kümmert. Da ist die traurige, sich hassende Poppy, wenn ihre Pickel schlimm sind. Da ist die lachende, lausbübische Poppy, wenn sich auf Partys die Jungen für sie interessieren. Und da ist die nachdenkliche, ängstliche Poppy, wenn ihre Prüfungen bevorstehen und der Stoff wiederholt werden muss. Keiner unter uns ist nur ein Ganzes. Und unsere Persönlichkeiten können sich gemäß sich wandelnden Umständen verändern. Die Persönlichkeiten mancher Menschen verändern sich regelmäßig erheblich. Andere verändern sich sehr wenig.

Bis zu einem gewissen Grad sind wir alle in Bezug darauf, wer wir sind und wer wir sein werden, genetisch vorprogrammiert. Organisch sind einzelne Teile unseres Gehirns für unser Verhalten verantwortlich. Eines Tages könnte es möglich werden, jede Zelle in unserem Gehirn zu kartieren und genau vorauszusagen, wie wir uns in jeder gegebenen Situation verhalten werden. Die Neurologen wissen heute schon sehr viel darüber. Optimisten zum Beispiel zeigen im Vergleich zu anderen Menschen viel größere Erregung im anterioren cingulären Cortex und der Amygdala des Gehirns, wenn sie über positive zukünftige Ereignisse nachdenken. Gesellige Menschen erleben verstärkte Reaktionen in der Striatumregion des Gehirns, die mit Belohnung und Vergnügen verknüpft ist. Aggressive Menschen haben einen kleineren und weniger aktiven cingulären Cortex, ein weiterer Bereich des Gehirns, der normalerweise mit der Kontrolle und Mäßigung des impulsiven Verhaltens betraut ist.

Dies könnte erklären, warum Menschen, die außergewöhnliches Verhalten zeigen oder die in einer weit entfernt von der für normal gehaltenen Weise handeln, tun, was sie tun. Einsteins Gehirn zum Beispiel, das nach seinem Tod untersucht wurde, war ausladender als der Durchschnitt, und die Furche, die üblicherweise einen Abschnitt des Scheitellappens teilt, war nicht vorhanden. Da die betroffene Region mit mathematischem Denken und räumlichem Vorstellungsvermögen verknüpft wird, könnte es durchaus sein, dass dort Nervenzellen in der Lage waren, sich effektiver miteinander zu verknüpfen, was ihn mit seinem mathematischen Genie ausstattete. Umgekehrt können bestimmte Mörder und Serienkiller, die durch ihre Erziehung oder Umwelt nie nachweislich emotional oder sozial geschädigt wurden, ihre Verbrechen durchaus als Folge einer geringfügigen anatomischen Abweichung in ihrem Gehirn begangen haben.

Auch Tumoren im Stirnlappen können definitiv die Persönlichkeit und das Verhalten von Personen verändern, und es trifft zweifellos zu, dass subtilere neurologische Eigentümlichkeiten in gleicher Weise wirken können. Neueste Forschungen haben die Hirnscans von asozialen Menschen sehr detailliert untersucht. Verglichen mit einer Kontrollgruppe zeigten sie eine 18-prozentige Abnahme im Volumen des mittleren frontalen Gyrus ihres Gehirns und eine 9-prozentige Verringerung im Volumen des orbitalen frontalen Gyrus, zwei Abschnitten des Stirnlappens des Gehirns. Andere Hirnstudien, durchgeführt an Psychopathen, die mit Manipulation, Gewalt und Einschüchterung andere kontrollieren und ihre eigenen egozentrischen Bedürfnisse befriedigen, haben eine 18-prozentige Abnahme im Volumen der Amygdala gezeigt, was gut ihre totale Unfähigkeit erklärt, Mitgefühl, Reue und Schuld zu empfinden. Ist es möglich, dass die Taten des Massenmörders Fred West mit der Metallplatte, die ihm nach einem Motorradunfall im Alter von 17 Jahren in den Kopf eingesetzt wurde, erklärt werden könnten? Ist es möglich, dass die RAF-Terroristin Ulrike Meinhof sich infolge einer Operation wegen einer geschwollenen Ader im Gehirn mehrere Jahre zuvor so verhielt? Alles, was wir sagen können, ist, dass kleine Abweichungen vom Normalen manchmal zu tiefgreifenden Veränderungen im Verhalten und in der Persönlichkeit führen können. Aber das ist nur die halbe Geschichte. Unsere Gene geben uns das

Rohmaterial, aus dem sich unser zentrales Nervensystem entwickelt, aber es sind unsere Erziehung und Umwelt, die uns den Rest lehren.

Persönlichkeit kann auch als Serie von familiären Rückmeldungen betrachtet werden. Diese Reaktionen können durch das Nachahmen des Verhaltens unserer Eltern oder unserer Alterskameraden oder Geschwister erlernt werden. Auch durch einflussreiche Medien wie Fernsehen und Filme können sie verändert und manipuliert und, je nachdem wie leicht zu beeindrucken wir sind, erheblich beeinflusst werden. Warum sonst würde das Betrachten eines Gewaltfilms oder das Spielen elektronischer Kriegsspiele manche Leute geneigter machen, selbst Gewaltdelikte zu begehen? Die Fernseh- und Filmbranche gibt das nicht gern zu, aber wir wissen, dass es geschieht.

Die Persönlichkeiten der Mädchengruppe um Poppy sind sehr unterschiedlich. Das ist, was Menschen faszinierend macht. Die verschiedenen familiären Gegebenheiten, Kulturen und Umfelder werden sie zu dem gemacht haben, was sie sind, und zu großen Teilen entwickeln und verändern sie sich noch. Eines Tages in der Zukunft müssen sich vielleicht viele von ihnen einem psychometrischen Test im Zusammenhang mit Vorstellungsgesprächen oder möglichen Beförderungen unterziehen. Diese Persönlichkeitstests versuchen, Menschen in Gruppen mit einer Vorherrschaft bestimmter Verhaltensmerkmale zu kategorisieren oder aufgrund ihres Standorts in einem Spektrum verschiedener Charakteristika ihr Profil zu erstellen. Poppy macht das jedoch selbst gern. Sie weiß sehr wohl, wen in dieser Mädchengruppe sie am meisten mag und warum, und kein Blatt Papier mit Kästchen zum Ankreuzen wird an ihrer Überzeugung etwas ändern. Glücklicherweise macht ihre eigene Persönlichkeit sie sehr tolerant gegenüber anderen. Was geht es sie an, dass Peta jetzt 16 Körper-Piercings hat und dass Carlys Tattoos sie immer mehr wie eine Spitzengardine aussehen lassen?

Piercings und Tattoos sind Körperschmuck, dessen Auftreten Jahrhunderte zurückreicht. Sie sind dafür gedacht, eine Aussage zu machen, Interesse und Aufmerksamkeit zu wecken, Menschen von der Menge abzusetzen und eine Reaktion zu bewirken. Sie funktionieren, aber zu welchem Preis? Poppy kann die Schönheit eines feinen, dezenten Symbols an einer diskreten Stelle und allein für den privaten Anblick verstehen. Aber sie spürt, dass ihre Freundinnen sich von dem Rebellischen daran haben hinreißen lassen. Es wird von ihren Lehrern und ihren Eltern gleichermaßen missbilligt, es bricht die Schulregeln, und es gibt den Angehörigen des anderen Geschlechts ein gewisses Signal über Einstellungen. Für Peta und Carly ist es eine Art von Obsession geworden, ein Verhalten, das sie verzehrt und definiert, ein Interesse, das nach Poppys Ansicht aus dem Ruder gelaufen ist und Poppy selbst noch entschlossener gemacht hat, niemals den gleichen Weg zu gehen. Und das ganz abgesehen von der Angst vor Komplikationen.

Peta hat eine Anzahl von roten, böse aussehenden Fleischwülsten, die um ihren Körperschmuck wachsen. Da ist ein glänzender Auswuchs roher Haut, ähnlich winzigen Weintrauben, um den Ring in ihrer Augenbraue und die Verzierung ihres Bauchnabels. Dies ist eine Granulombildung, die auftritt, wenn der Körper versucht, sich übereifrig in Anwesenheit eines Fremdkörpers selbst zu heilen. Peta hat mehrere Behandlungen mit einem Silbernitratkauter gehabt, um es wegzubrennen, aber da der Schmuck immer noch da ist und sie es kategorisch ablehnt, ihn herauszunehmen, wird es sich wieder neu bilden. Sie hat auch Keloidnarben – erhabene und klumpige violette Reaktionen auf eine Infektion, die auftrat, nachdem sie »Dermals« in ihre Pobacken und über dem Brustansatz hatte anbringen lassen. Diese Pseudodiamanten werden durch die Haut in eine Art Druckknöpfe gestochen, aber es sind keine richtigen Diamanten, sondern einfach eine viel billigere Alternative. Dummerweise gilt jedoch, je billiger das Material, desto größer das Potenzial für Allergie und Abstoßung.

Poppy meint, die Qual, sich mit diesen Reaktionen auf ein Körper-Piercing abfinden zu müssen, wäre schlimm genug, aber der Haupteinwand für sie ist die Schändung der natürlichen Schönheit des menschlichen Körpers. Von der eigenen pubertären Akne abgesehen, warum würde jemand seine Haut dauerhaft mit Narben, Verfärbung oder Flecken verunstalten wollen? Oder mit allen dreien? Warum würde jemand das Risiko eingehen wollen, sich unter den Händen von unqualifizierten Tätowierern, die unsterile Nadeln in schmutzigen Räumlichkeiten verwenden, mit Hepatitis oder AIDS anzustecken? Oder eine bleibende Sensibilisierung gegen Chemikalien in den Farbstoffen, die in manchen Ländern für Tattoos verwendet werden, riskieren, sodass jede Anwendung von üblichen Haarfärbemitteln zu schlimmen allergischen Reaktionen mit Blasen bildenden und nässenden Hautentzündungen auf der Kopfhaut und im Gesicht führen kann? Warum würde jemand sich mit billig aussehenden, massenproduzierten Mustern, die man schnell satt haben könnte, aber nie mehr entfernen kann, verunstalten wollen? Wie werden sie mit 40 aussehen, wenn ihre Haut schlaff zu werden beginnt, wenn sich die Mode verändert hat und jeder, der auf sich hält, sie als hässlich und geschmacklos betrachten wird?

Peta und Carly haben alle Antworten. Je mehr kritische Fragen sie gestellt bekommen, desto mehr rebellieren sie. Poppy meint, wenn sie halb so viel über ihre Schulfächer wüssten, wie sie über Tätowieren und Piercing wissen, würden beide nur Einser bekommen und die Abschlussprüfung mit Auszeichnung bestehen. Was hat ihr Carly gestern erst erzählt? Zwischen 73 und 82 Prozent der Frauen in den USA haben sich die Ohren durchstechen lassen. Die Zahl der Frauen mit Tattoos hat sich zwischen 1960 und 1980 vervierfacht. Und ja, es ist zwingend, zu einem anerkannten Fachmann in einem freiwilligen Verzeichnis zu gehen, der sich an ordentliche Vorgaben zur Infektionskontrolle hält. Und so weiter und so fort. Poppy gibt zu, dass sie sich auskennen, aber zumindest nach ihrer Meinung sind sie dennoch schlecht beraten.

Besonders Peta sieht allmählich aus wie jemand, der sogar viel zu verrückt und schräg aussieht, um in *The Jeremy Kyle Show* aufzutreten. Poppy kann nichts dagegen machen, dass sie so über Carlys und Petas Entscheidungen mit Blick auf ihr Äußeres denkt, doch sie weiß nur zu gut, wie sie sich ärgern kann, wenn ihre Mutter sich herabsetzend über ihre eigenen äußert. Sie erkennt auch an, dass Peta trotz ihrer äußeren Erscheinung einer der nettesten und großzügigsten Menschen sein kann, die sie kennt, und selten lästert und hinter jemandes Rücken redet wie manche von den anderen Mädchen. Die unterschiedlichen Charaktereigenschaften und Persönlichkeiten in der Gruppe der Mädchen um Poppy sind teilweise durch Genetik und Vererbung bestimmt und vorprogrammiert, teilweise aber auch zufällig und von Umgebung, Mode und Popkultur beeinflusst. So verschieden sie als Individuen sind, so homogen werden sie als Gruppe von Schülerinnen, sobald die Glocke den Beginn des Unterrichts anzeigt und sie gemeinsam ins Schulgebäude gehen.

Kapitel 25

Genau zur selben Zeit, als Eve ihr Auto in die letzte verbliebene Parklücke auf dem Parkplatz vor Rubys Vorschule quetscht, nähert sich Adam dem Büro, wo er als Geschäftsführer einer Wohlfahrtseinrichtung für Partnerschaftsberatung arbeitet. Er ist untypisch nervös und sich gleichzeitig ungewöhnlich bewusst, dass er sich ziemlich gestresst fühlt. Der Kater macht es nicht besser, und er bereut bitter die vor mehreren Monaten erklärte Bereitschaft, vor einer Gruppe ausgewählter Schüler der Oberstufe einer örtlichen Schule zu sprechen. Er wird dort später am Tag erwartet, um über Sexualerziehung und Partnerschaftsprobleme zu referieren. Es handelt sich um ein Versuchsprojekt, veranlasst durch eine Anfrage von den Schülern selbst mit dem Ziel ihrer seelsorgerischen und moralischen Entwicklung und unterstützt vom Schuldirektor, den Elternbeiräten und der Lehrerschaft sowie den Schulbeiräten. Adam hatte sich durch die Einladung geschmeichelt gefühlt. Wer wäre das nicht gewesen? Es war eine Anerkennung der Bedeutung seiner Einrichtung, eine Wertschätzung seiner eigenen Kommunikationsfähigkeiten und eine interessante Herausforderung.

Sein Auftrag war, über die Bedeutung von Beziehungen, Gefühlen und Sex zu sprechen, und das Format sollte eine wegweisende Veranstaltung sein, kompromisslos, für alle Fragen offen, zugänglich für alle, im Versammlungssaal der Schule mit 200 Schülern und nur zwei anderen Erwachsenen, die beide keine regulären Lehrkräfte waren. Einer war der Schulgeistliche einer anderen Einrichtung, die andere eine in Familienplanung geschulte Krankenschwester, die gegenwärtig in einem regierungsgestützten Pilotprojekt arbeitete, das Schulmädchen, nicht älter als 13, mit empfängnisverhütenden Implantaten und intrauterinen Verhütungsmitteln (Spiralen) versorgte.

Was in aller Welt hatte er sich nur dabei gedacht, als er dem zustimmte, fragt sich Adam. Dies musste eines der kniffligsten und sensibelsten Themen sein, das er sich überhaupt vorstellen konnte, um vor irgendjemandem darüber zu sprechen, geschweige denn vor einem zynischen Haufen von pickligen Heranwachsenden mit tobenden Hormonen und ungezügeltem Geschlechtstrieb, die vermutlich nichts anderes wollten, als zum ersten Mal Sex zu haben, und keine Rücksicht auf die Gefühle anderer nahmen. Er denkt zwischenzeitlich, dass er seinen Kopf womöglich in eine sehr enge Schlinge gesteckt hat. Plötzlich wird ihm ganz übel, und er hält an, öffnet die Tür, steigt aus und atmet tief durch in der kühlen frischen Luft. Sein Puls rast, sein Herz hämmert, und er fühlt einen kalten Schweißausbruch am ganzen Körper. Nie wieder, sagt er sich, wird er sich auf solche Herausforderungen einlassen. Nie wieder wird er sich in die Schusslinie begeben, nur weil kein anderer Trottel so dumm war, es auf sich zu nehmen, und er sich noch geschmeichelt fühlte, darum gebeten zu werden.

Inzwischen führt Eve, in Luftlinie gar nicht weit von ihrem aschfahlen, gereizten, schwitzenden Mann entfernt, Ruby in die Schule. Sie war gerade noch rechtzeitig angekommen, bevor sich ihre neuerdings auftretende Übelkeit beim Autofahren bemerkbar machte, und die eingeübten Ablenkungstechniken, die sie unterwegs anwandte, hatten sich eindeutig ausgezahlt. Dass Ruby ihr gerade verzehrtes Porridge *nicht* erbrochen hatte, war in Verbindung mit ihrer eigenen Übelkeit ein Segen. Was hat es mit dem Fahren auf sich, dass es solche Übelkeit bewirkt, fragt sie sich, und warum leiden Kinder anscheinend mehr darunter als Erwachsene? Sie hatte Leute vage über Reisekrankheit reden hören, über etwas namens Labyrinth und das Brechzentrum, aber sie hatte immer geglaubt, Labyrinth sei ein patentiertes Koordinationsspiel aus Holz für Kinder, und Brechzentrum hörte sich an wie ein Ort, den man gern aufsuchte, nachdem man zu viel Schokolade gegessen oder jemanden beim Nasebohren beobachtet hatte.

Die meisten Menschen leiden in irgendeiner Phase ihres Lebens an Reisekrankheit, aber wenn Sie kein regelmäßiger Seefahrer auf besonders herausfordernden Reisen sind, werden Sie vermutlich bis zu den Zehnerjahren herausgewachsen sein. Sie tritt auf, wenn das Gehirn Botschaften von den Gleichgewichtsorganen im Innenohr, dem Labyrinth, und den Augen gleichzeitig empfängt. Wenn die Botschaften einander widersprechen, wenn Sie zum Beispiel auf das Innere eines Autos schauen, das sich in Bezug auf Sie nicht bewegt, während Ihre anderen Sinne Ihnen sagen, dass Sie sich *doch* bewegen, kommt ein Gefühl der Übelkeit auf. Kinder sind von Natur aus sowieso anfälliger dafür, und ihre geringe Körpergröße bedeutet oft, dass sie den Horizont außerhalb des Autofensters nicht sehen und deshalb die widersprüchlichen Botschaften nicht kompensieren können.

Eve hatte versucht, Ruby auf einen höheren Kindersitz zu setzen und zu verhindern, dass sie während der Fahrt Bilder in Büchern betrachtete, aber beides hatte eigentlich nicht geholfen. Auch nicht, dass sie die Fenster öffnete, ihr Akupressurbänder um die Handgelenke legte oder Ingwer-Plätzchen, ein viel gepriesenes natürliches Mittel gegen Reisekrankheit, zu essen gab. Der Partner ihrer Nachbarin, Colin, ein Segler, hatte – ziemlich erfolglos – vorgeschlagen, Eve solle Ruby Ananas zum Frühstück geben. Er hatte vor Kurzem einen Artikel in einer Segler-Zeitschrift gelesen, worin Forschungstests verschiedene Medikamente gegen Übelkeit mit einer Reihe natürlicher Alternativen verglichen hatten. Ausgerechnet Ananas hatte am besten abgeschnitten. Sie beuge zwar nicht der Übelkeit vor, hatte er gesagt, sei aber das Einzige, was man essen könne, das genauso schmecke, wenn es hochkäme, wie wenn man es geschluckt habe. Das konnte Eve, so sehr sie sich auch bemühte, einfach nicht vergessen …

Einmal im Klassenzimmer und in das Papier und die Buntstifte auf ihrem Pult vertieft, hatte sich Ruby nicht einmal mehr umgesehen. Seltsamerweise war heute Eve diejenige, die einen Anfall von Trennungsangst verspürte, als sie dachte, wie schnell doch Rubys erste fünf Lebensjahre vorbeigerauscht waren. Wohin sind sie entschwunden, fragt sie sich. Es scheint erst gestern gewesen zu sein, dass Ruby zu laufen begann, doch das war vor vier Jahren, als sie ein Jahr alt war. Mit zwei kannte sie verschiedene Teile ihres Körpers, aß ordentlich mit Löffel und Gabel und war tagsüber trocken. Ein weiteres Jahr später sprach sie in ganzen Sätzen, benannte Farben und zog sich ohne Hilfe an. Ihr Wachstum war bemerkenswert gewesen. Zwischen dem Alter von eins und drei hatte Ruby erstaunliche 40 Prozent an Größe und Gewicht zugelegt, war schneller gewachsen, als sie in jedem späteren Stadium ihres Lebens wachsen würde. Das entspräche, wusste Eve, einem 76 Kilo schweren und 1,83 großen Erwachsenen, der in nur zwei kurzen Jahren zu einem 106 Kilo schweren und 2,30 großen Mann würde. Unglaublich. Während dieser Zeit fand eine wichtige Entwicklung von Gehirn, Leber, Herz und anderen Organen statt. Eve war sich all dessen bewusst, und wie jede gute Mutter hatte sie ihr Möglichstes getan, um die denkbar beste Ernährung für ihre Tochter zu garantieren.

Der Nahrungsbedarf eines Kleinkinds dieses Alters unterscheidet sich stark von dem älterer Kinder und Erwachsener. Ein Kleinkind benötigt die 4,7-fache Menge an Eisen pro Kilo Körpergewicht verglichen mit einem Erwachsenen, die 2,8-fache Menge energiezuführender Speisen, die 2,9-fache Menge an Kalzium und die 4,4-fache Menge an Vitamin C. Eve hatte Ruby damals bewusst keine Magermilch oder teilentrahmte Milch oder irgendein anderes fettarmes Molkereiprodukt gegeben, wie es für einen Erwachsenen geeigneter wäre. Sie hatte dafür gesorgt, dass sie alle fünf Lebensmittelgruppen in den richtigen Mengen einbezog, und darauf geachtet, dass Ruby sie jeden Tag auf drei Mahlzeiten verteilt aß, ergänzt durch zwei sättigende und erfrischende Zwischenmahlzeiten. Sie hatte ihr Brot, Reis, Pasta, Kartoffeln und andere stärkehaltige Lebensmittel zu jeder Mahlzeit gegeben, dazu eine Vielfalt an Obst und Gemüse. Ruby hatte drei Portionen Milch am Tag gehabt, einschließlich Käse oder Joghurt, und zwei oder drei Portionen Fisch, Eier, Nüsse oder Hülsenfrüchte, mit nur kleinen Mengen der Speisen und Getränke, die so viele andere Kinder in ihrer Klasse anscheinend bekamen und die viel Fett und Zucker enthielten. Eve war klargeworden, wie schwierig es war, dafür zu sorgen, dass Kleinkinder alle Nährstoffe bekamen, die sie brauchten. Sie hatte gewusst, wie viele Dinge dem in die Quere kommen konnten. Nahrungsverweigerung, wählerisches Essen, Zahnen, Krankheit, Müdigkeit, der Beginn des Kindergartens und Kinderpartys. Eve weiß, dass viele Kleinkinder heute Anämie oder einen Mangel an Vitamin D und den essenziellen Fettsäuren Omega-3 und Omega-6 in ihrer Kost haben. Sie weiß auch, dass dies zum Teil die Ursache so vieler Verhaltens- und Lernprobleme wie Legasthenie, Dyspraxie, Aufmerksamkeitsdefizit-/Hyperaktivitätsstörung und Autismus ist.

Deshalb besteht sie zurzeit darauf, dass die ganze Familie mehr Zeit am Tisch verbringt, um gemeinsam zu essen. Sie kocht möglichst viel von Grund auf und versucht, sich nicht zu sehr auf für Erwachsene gedachte Fertiggerichte zu verlassen, die oft sehr viel Salz und Zucker enthalten. Sie hat Schokolade und andere Süßigkeiten als gelegentliche Leckereien im Haus und nicht als gewohnheitsmäßige Naschereien, und genauso hält sie es mit Chips und Brausen. Eve ermuntert ihre Kinder immer, viel grüne Blattgemüse und Obst zu essen. Sie hat versucht, sie früh daran zu gewöhnen, und geduldig die Dinge wieder eingeführt, die sie zunächst nicht zu mögen schienen. Sie ist entschlossen, es bei dem nächsten Baby genauso zu machen. Eve hat ihr Bestes getan, doch auch sie merkt, dass es mit dem besten Willen auf der Welt und wahrscheinlich einer Bestnote in Kleinkindernährung unmöglich ist, immer eine perfekte Kost zu garantieren.

Mit vier Jahren konnte Ruby Bälle vom Boden abspringen lassen und auffangen. Sie konnte auf einem Bein hüpfen und beeindruckend lebensnahe Bilder ihrer älteren Geschwister zeichnen. Jetzt, mit fünf Jahren, wird sie zunehmend »erwachsen« und selbständig.

Im Auto auf dem Weg zur Schule hat Eve Ruby dazu gebracht, »Was ist das?« zu spielen. Was hat schwarze und weiße Streifen und vier Beine, hatte sie gefragt. »Zebra« kam sofort von Ruby zurück. Sie hatte ihr eine Reihe von Befehlen gegeben. Fasse an deine Wange. Jetzt an deine Nase. Jetzt an dein Kinn. Ruby hatte sie alle befolgt. Eve hatte Ruby Dinge verschiedenen Kategorien zuordnen lassen, und Ruby hatte gewusst, dass Teddybär, Puppe und Dominosteine alles verschiedene Arten von Spielsachen sind. Sie konnte zehn Gegenstände benennen, die mit R beginnen, natürlich angefangen bei Rufus, und zehn weitere R-Dinge, die sie mit Rufus tun konnte, rennen mit Rufus, rasen mit Rufus und raufen mit Rufus. Eve hatte Ruby ermuntert, mehr von jenen unbeantwortbaren Fragen zu stellen, die anscheinend nur Kinder mit einer hochentwickelten Wissbegier stellen. Und Ruby hatte mit Interesse reagiert.

Warum lässt Papa sein teures Auto in der Einfahrt vor dem Haus stehen und schließt sein ganzes Gerümpel in der Garage ein? Warum gewinnen Hellseher nie im Lotto? Wenn Moskitos so schrecklich sind und so entsetzliche Krankheiten verbreiten, warum hat Noah sie dann nicht totgeschlagen, bevor sie in die Arche kamen? Und zu guter Letzt und einigermaßen politisch unkorrekt, dachte Eve, warum essen sehr dicke Leute doppelte Cheeseburger mit Riesenportionen Chips und frittierte Marsriegel und bestellen dann ein Cola light? Rubys Fragen waren nachdenklich und aufschlussreich, was Eve erstaunte und ihr bewies, dass ihre Tochter aufgeweckt und fantasievoll ist. Ihre kognitive Entwicklung vollzieht sich rasant, und ihr Verhalten und ihr tägliches Leben verändern sich schnell. Sie erweitert ständig ihren Horizont und verbringt zwangsläufig mehr Zeit außerhalb der Vertrautheit und Geborgenheit der Familie.

Ja, sie braucht immer noch die Umarmungen von Eve und Adam, und sie zeigt gelegentlich noch emotionale Extreme mit Wutanfällen, Schmollen und Launenhaftigkeit. Doch zunehmend bildet sie Beziehungen mit ihrer eigenen kleinen Clique von Freundinnen und Freunden und wird von anderen Kindern desselben Alters angezogen. Sie entwickelt auch eine sehr gute Vorstellung vom moralischen Unterschied zwischen richtig und falsch. Sie versteht jetzt das Prinzip von Regeln und Vorschriften, trotz des Wunsches, sie infrage zu stellen und die Grenzen zu sprengen, wann immer ihr danach zumute ist. Sie ist neugierig geworden hinsichtlich der Beziehungen zwischen Erwachsenen, denen sie begegnet, und sie genießt Geben, Teilen und Empfangen gleichermaßen. Mehr und mehr, gesteht Eve wehmütig ein, entwickelt sie eine Tendenz, Zeit für sich zu verbringen. In ihrem Kopf weiß Eve, dass es normal und sogar gesund ist, doch sie kann nichts gegen jenen plötzlichen Schmerz machen, sich als Mutter überflüssig zu fühlen.

Kapitel 26

Unterdessen lehnt Adam immer noch an seinem Auto und atmet tief durch, allzu vertraut mit den Zeichen und Symptomen eines Katers. Sein Kopf pocht, er fühlt sich schwach und elend, aber am meisten spürt er einfach, dass er eine Woche nicht geschlafen hat. Jedes helle Licht tut seinen Augen weh, alles erscheint seinen Ohren lauter und aufdringlicher, seine Muskeln schmerzen, seine Augenlider sind gerötet, und er kann diesen unstillbaren Durst nicht loswerden. Noch dazu hört sein Herz nicht auf zu rasen, er fühlt sich schwindlig, als würde sich die Welt um ihn drehen, und seine Hände sind klamm und ein wenig zittrig.

Wie um alles in der Welt soll er diesen Tag durchstehen, wenn er eigentlich nichts anderes tun möchte, als seinen Kopf hinzulegen und seinen Rausch auszuschlafen? Ausgerechnet heute, denkt er. Tag des Jüngsten Gerichts, wenn 200 Teenager in einem ersten Meisterkurs seiner Art über alles, was entfernt mit Sex zu tun hat, an seinen Lippen hängen werden. Vielleicht wird es sich nicht als Auftakt zu einer Reihe weiterer Veranstaltungen herausstellen. Vielleicht wird es eine einmalige Sache bleiben. Vielleicht wird er einen solchen Mist verzapfen, dass weder er noch sonst jemand jemals wieder eingeladen wird zu sprechen. Vielleicht wird die Abhaltung einer so offenen und ehrlichen öffentlichen Diskussion zum Thema der sexuellen Erziehung ein Echo haben, das seinen eigenen Ruf und den der Schule für Jahre trüben und unabsichtlich sogar der Zielsetzung schaden wird, den Anstieg ungewollter Schwangerschaften bei Teenagern, sexuell übertragener Infektionen und sexuellen Verkehrs Minderjähriger einzudämmen?

Allein der Gedanke daran lässt seinen Kopf noch heftiger pochen. Hoffentlich wird sein Katermittel, das er über die Jahre perfektioniert hat, bald zu wirken beginnen und ihn wiederbeleben. Er hat schon seine zwei Ibuprofen/Paracetamol-Tabletten mit einem hastig zusammengebrauten Bananen-Milchshake aus Vollfettmilch, Sahne und Honig zur Frühstückszeit geschluckt. Das Koffein in dem Energy-Drink, den er gerade trinkt, und der große, stark gesüßte Latte, den er gleich kaufen wird, sollten den Rest schaffen. Über die Jahre hat Adam viele wissenschaftliche Artikel über das Thema der Katerbekämpfung gelesen, und nur zwei andere Lösungen haben sich wenigstens entfernt als wirksam erwiesen: ein Konterdrink oder sich mit dem Gesicht in eine Schneewehe legen. Keines von beiden wäre jedoch heute praktikabel.

Die physiologischen Wirkungen des Alkoholexzesses sind gut dokumentiert. Zu den direkten Auswirkungen zählen Dehydrierung, gestörter Elektrolythaushalt, Magen-Darm-Störung, niedriger Blutzucker und biologische Rhythmusänderung. Dazu kommen die Auswirkungen des Alkoholentzugs, des Alkoholstoffwechsels und der nichtalkoholischen Wirkungen von anderen Verbindungen als Alkohol in Getränken, zum Beispiel Methanol, sowie aller ungesunden Lebensmittel, die oft gleichzeitig verzehrt werden.

Alkohol lässt auch die Nieren mehr Urin produzieren. Er ist ein Diuretikum. Adam dürfte das am vergangenen Abend gemerkt haben, als er mehrere Halbe Bier trank und alle 15 Minuten zur Toilette eilte, um seine Blase zu leeren. Diese Tätigkeit, die viele Leute einer Überhydrierung zuschreiben, ist paradoxerweise eine Funktion, die einen letztlich austrocknet wie eine Dörrpflaume. Diurese bedeutet, dass man mehr Harn ausscheidet, als man gleichzeitig trinkt, wodurch mehr Wasser als gewöhnlich verlorengeht, was zu Dehydrierung führt, wenn man kein Wasser zum Ausgleich trinkt. Die Wirkung ist messbar. 50 Gramm Alkohol, die gleiche Menge, die zum Beispiel vier Drinks enthalten, verursacht die Ausscheidung von 600 bis 1000 ml Wasser über mehrere Stunden hinweg. Alkohol bewirkt dies, indem er die Ausschüttung des antidiuretischen Hormons (ADH), auch als Vasopressin bekannt, aus der Hypophyse an der Basis des Gehirns hemmt. Verminderte ADH-Spiegel hindern die Nieren daran, Wasser zurückzuhalten, und erhöhen somit die Urinproduktion. Weitere Dehydrierung kann durch Schwitzen, Erbrechen oder Durchfall auftreten, aber Adam ist zum Glück davon verschont geblieben. Nicht entgangen ist er jedoch der Reizwirkung des Alkohols auf die Magenschleimhaut. Gastritis, wie es heißt, ist besonders häufig, wenn starke Drinks mit hoher Alkoholkonzentration konsumiert werden, weil diese die Magenentleerung verzögern. Demnach waren die Single Malt Whiskys, die er gegen Ende des Abends hinuntergeschüttet hat, ein Fehler. Außerdem können erhöhte Sekretion von Darm- und Bauchspeicheldrüsensäften zu den stechenden Schmerzen im Oberbauch beitragen, die an Kater Leidende oft am Morgen nach dem Abend davor erleben.

Adams Blutzucker ist immer noch niedrig, als er übermäßig lange, wie ihm scheint, für seinen Kaffee ansteht. Warum ist da nur ein Bursche, der jeden einzelnen Kaffee von null an bereitet, um 9 Uhr, wenn Gott und die Welt den Tag mit einem koffeingeladenen Muntermacher beginnen wollen, denkt er. Vielleicht sollte er dem Betreiber-Team des Cafés einen Brief mit Vorschlägen schicken. Vielleicht bedeutet sein augenblickliches Gefühl der Erschöpfung aber, dass er sich doch nicht die Mühe machen wird. Wegen seines niedrigen Blutzuckerspiegels fühlt er sich sowohl hungrig als auch erschöpft. Mehrere Veränderungen im Stoffwechsel seiner Leber haben das bewirkt. Fettige Veränderungen in den Zellen seiner Leber, kombiniert mit einer Ansammlung von Milchsäure, verhindern die Produktion von Glukose in seinem Körper. Glukose ist jedoch die vorrangige Energiequelle für Adams Gehirn. Er wird diese Glukose heute brauchen, doch ihr momentaner Mangel macht ihn schwach, verdrossen und müde. Genau genommen fühlt er sich wie gelähmt und überwältigend müde. Wie kann es sein, dass einige Drinks auf einer Party Sie so schläfrig machen, wenn Sie zu Bett gehen, und Sie für den Rest der Nacht in ein tiefes Koma versetzen, Sie dann aber mit einem Gefühl aufwachen, als hätten Sie überhaupt nicht geschlafen?

Trotz der kurzfristig beruhigenden Wirkung von Alkohol ist er in Wirklichkeit sehr störend für normale Schlafmuster. Die anfänglich beruhigende Wirkung der kleinen Menge Alkohol in einem Schlummertrunk klingt bald ab, was zu einer Rebound-Wachheit des Gehirns bald nach dem Einschlafen führt und Schlaflosigkeit verursacht. Größere Mengen Alkohol können jemanden für Stunden komatös machen, doch den ganzen folgenden Tag verschlafen und müde lassen. Das liegt daran, dass das normale Schlafmuster auf den Kopf gestellt wird, sodass weniger Zeit im REM-Schlaf und viel mehr Zeit im Tiefschlaf verbracht wird. Weil Alkohol ein starkes Muskelrelaxans ist, entspannen sich die Muskeln an der Rückseite der Kehle viel stärker, weshalb der Atemweg leichter blockiert werden kann, was zu übermäßigem Schnarchen und Schlafapnoe führt. Letztere, die gelegentliches völliges Aussetzen des Atmens bedeutet, wenn der Atemweg komplett blockiert ist, weckt die Person, die es regelmäßig die Nacht hindurch erlebt, und beeinträchtigt gravierend sowohl die Qualität als auch die Quantität ihrer Ruhe. Alkohol stört auch die normalen biologischen oder zirkadianen 24-Stunden-Rhythmen. Die Körpertemperatur zum Beispiel wird niedriger während des Rauschs und unnormal hoch während eines Katers. Die nächtliche Sekretion des Wachstumshormons wird unterbrochen, was die Proteinsynthese und das Knochenwachstum beeinträchtigt. Normale

Schwankungen im Spiegel des Stresshormons Kortisol werden ebenfalls beobachtet.

Wenn alle diese Veränderungen nicht schon genug »Kopfschmerzen« bereiten, setzen bei Adam die physischen Kopfschmerzen allem die Krone auf. Der Alkohol in seiner Blutbahn hat die Blutgefäße auf der Oberfläche seines Gehirns erweitert, die gedehnt worden sind, während sein dehydriertes Hirngewebe geschrumpft ist. Das Gehirn selbst ist empfindungslos, ohne eigene Schmerzrezeptoren, es sind also nur die Schmerzrezeptoren in den Wänden dieser mechanisch unterbrochenen Blutgefäße, die die Zeichen des Kopfschmerzes übermitteln können. Diese also und dazu die Veränderungen in verschiedenen Neurotransmittern wie Prostaglandinen, Histamin und Serotonin.

Einige von Adams Symptomen sind direkt der Tatsache, dass er mehrere Stunden keinen Drink gehabt hat, zuzuschreiben und nicht dem Alkohol selbst. Diese Symptome haben einen von Adams härter trinkenden Freunden veranlasst zu behaupten, die beste Art, einem Kater vorzubeugen, sei die, einfach weiterzutrinken. Aber Adam weiß, dass das keine vernünftige Option ist; es ist ein sicherer Weg in den Alkoholismus. Also entscheidet er sich, wenn er daran denkt, stattdessen vor dem Schlafengehen für ein oder zwei große Gläser Wasser zum Rehydrieren.

Zum Glück leidet Adam nicht am Alkoholentzugssyndrom, das normalerweise nur bei Personen auftritt, die regelmäßig im Übermaß trinken. Das zentrale Nervensystem kompensiert die ständige Anwesenheit hoher Alkoholspiegel durch Hoch- oder Herabstufen verschiedener Neurotransmitter, um die sedierenden Wirkungen auszugleichen. Grundsätzlich ist Alkohol ein Sedativum für das Nervensystem, in der Vorstellung vieler Menschen ein paradoxer Gedanke, weil Trinken sie in der Regel sozial selbstbewusster, physisch aktiver und allgemein enthemmter macht. Es ist die kompensatorische Reaktion des Gehirns auf diese sedative Wirkung, die zum Zittern, Schwitzen und Herzklopfen führt, die bei chronischen Trinkern beobachtet werden. Die sedative Wirkung des Alkohols kann vielleicht besser verstanden werden, wenn man zur Kenntnis nimmt, welche Aspekte der Hirnaktivität verringert werden. Es ist gerade das System der sozialen Interaktion, das unser Verhalten in Bezug auf andere Menschen reguliert und leitet, welches belastet wird. Wir werden deshalb weniger selbstkritisch und kontrolliert. Wir verlieren unsere schützende Hemmung. Unsere natürlichen hemmenden Mechanismen werden unterdrückt. Adam ist eher ein Gesellschaftstrinker als ein starker Gewohnheitstrinker, er trinkt also im Allgemeinen nur gelegentlich, wenn er in Gesellschaft ist, und nicht täglich allein, doch alle Anzeichen deuten darauf hin, dass sein Kater tatsächlich eine milde Ausprägung der gleichen physiologischen Veränderungen ist, die beim Alkoholentzugssyndrom schwer alkoholabhängiger Trinker auftreten. Wie steht es also um alle die Toxine und anderen Chemikalien, die infolge des Exzesses von letzter Nacht durch seine Blutbahn strömen?

Wenn Alkohol vom Körper umgesetzt und abgebaut wird, findet dies in zwei Schritten statt. Zuerst wandelt ein Enzym namens Alkoholdehydrogenase den Alkohol in Acetaldehyd um, dann wandelt ein zweites Enzym jenes in Acetat um. Höhere Konzentrationen von Acetaldehyd verursachen unangenehme Symptome wie schnellen Puls, Hautrötung, Übelkeit und Schwitzen, aber gewöhnlich wird es effizient und schnell abgebaut. Manche Menschen sind jedoch genetisch weniger in der Lage, dies zu tun, und fühlen sich schon nach dem Konsum relativ maßvoller Mengen Alkohol unwohl.

Alkoholische Getränke enthalten natürlich nicht nur Äthanol. Andere biologisch aktive Verbindungen, die sogenannten Kongenere (»von der gleichen Art«), können während der Gärung erzeugt werden, und diese beeinflussen Geschmack, Geruch und Aussehen der Drinks. Die Katerwirkungen von Kongeneren sollten nicht unterschätzt werden. Drinks wie Wodka und Gin, die mehr reines Äthanol enthalten, verursachen tendenziell weniger Katersymptome als Drinks, die große Mengen Kongenere enthalten wie Rotwein, Brandy und Whisky. Methanol ist eines der Kongenere, das am meisten in die Ursache des Katers verwickelt ist, da es besonders toxisch ist, wenn es in Formaldehyd und Ameisensäure umgewandelt worden ist. Schließlich ist Formaldehyd das, worin tote menschliche Körper eingelegt werden, nachdem ihre früheren Besitzer sie der Wissenschaft zum Sezieren gespendet haben.

Adam hat gehört, dass manche Leute behaupten, Rotwein zu trinken mache ihnen Probleme, Weißwein dagegen nicht. Woran könnte das liegen? Von Kongeneren abgesehen, hat die neuere Forschung eine Erhöhung der Spiegel von Plasmaserotonin und dem Allergievermittler Histamin nach dem Konsum selbst der edelsten Rotweine nachgewiesen. Anscheinend können die Antikörper zu dem Protein in bestimmten Trauben, genau wie zum Protein in Kiwis oder Weizen, zu einer verzögerten Überempfindlichkeit und unangenehmen Symptomen bei anfälligen Personen führen. Adams Probleme haben jedoch nichts mit Allergie oder Lebensmittelempfindlichkeit oder Mangel an Alkoholdehydrogenase zu tun. Kongenere spielen eine Rolle, hauptsächlich wegen der etlichen strammen Whiskys, die er am vorigen Abend hastig hinuntergeschüttet hat, aber die wichtigste Ursache seines Katers ist einfach die Menge Äthanol, die er konsumiert hat. Es ist ganz und gar selbst verschuldet, wie er nur allzu gut weiß.

Hoffentlich, denkt er jetzt, wird seine selbstverabreichte, gründlich recherchierte Katerkur seine Symptome bald beseitigen. Sie muss, weil Adam nur noch Stunden von seiner Verabredung mit dem Schicksal und seinem heiß ersehnten Sex-Vortrag trennen.

Kapitel 27

Die Glocke hat den Beginn des Schultags an Bens College angekündigt, und während er zur Haupteingangshalle trottet, bemerkt er, wie abgelaufen Pauls Schuhe an der Innenseite des Absatzes sind. Er wirft einen Blick auf Toms Schuhe, die aber anders aussehen. Sie sind abgewetzt, schmutzig und vorne aufgeplatzt, mit einem kleinen Loch über seinem großen Zehennagel, aber die Absätze sind flach und symmetrisch. Ben interessiert sich für Füße, weil seine oft wehtun, und die Warzen, die er an beiden Fußsohlen hat, sorgen noch mehr dafür, dass es sich oft anfühlt, als träte er auf winzige Kiesel, wenn er läuft, wie beim Schulsportfest an diesem Nachmittag, wo er über die Meile antritt.

Ben ist ein guter Läufer, mit einem natürlichen Talent für die Mittelstrecke. Er hat das feste Ziel, den begehrten Cup, den er letztes Jahr mit einer Rekordzeit gewonnen hat, zu behalten. Aber seine Füße, macht er sich jetzt klar, werden hinterher schmerzen. Allein der Gedanke an die Veranstaltung sendet eine kleine Welle Adrenalin durch ihn. Er fühlt es körperlich im Magen und in der Brust. Einige Hundert Moleküle Noradrenalin, ausgeschüttet von den Nebennieren über seinen Nieren, strömen zu seinem Darm, zum Herzen und Gehirn. Da ist ein physischer Schub, den er im Zwerchfell spürt, das Flattern von Schmetterlingen irgendwo unter dem Brustkorb, und alle Haare an seinem Körper sträuben sich. Augenblicklich spürt er Herzklopfen und eine deutliche Hitzewallung seiner Haut, und dann ist es vorbei. Er kennt diese Nervosität vor dem Rennen, und er kann damit umgehen. Es ist normal, und er weiß, dass er es zu seinem Vorteil nutzen kann. Aber es ist jetzt noch zu früh, also wendet er seine Aufmerksamkeit wieder Pauls Schuhen zu. Der ist ein »Einwärtsdreher«. Wenn er geht oder rennt, rotiert sein Fuß nach außen um sein Sprunggelenk, und seine Ferse setzt nach innen auf, daher der abgelaufene Absatz. Die Einwärtsdrehung oder Pronation kann sehr früh in der Entwicklung auftreten. Sie kann auch die Folge der Belastung durch Übergewicht auf dem Fußgewölbe oder durch geschwächte Bänder im selben Bereich im Alter sein. Das Gleiche kann auch auftreten, wenn man über lange Zeit hohe Absätze trägt, aber dies hält Ben, jedenfalls in Pauls Fall, für unwahrscheinlich. Paul kann manchmal schon ein bisschen wie eine alte Frau sein, denkt er, aber wenn er die Wahrscheinlichkeiten abwägt, ist er keiner, den Ben sich in Frauenkleidern vorstellen kann. Tom vielleicht. Aber Paul, nein.

Pronator, ja. Frauenimitator, nein. Podologen und die Berater in dem Sportgeschäft, wo Ben seine Sportschuhe kauft, würden Paul raten, Schuhe zu kaufen, die die Pronation kompensieren, oder Einlagen zu tragen, um Probleme mit Füßen, Knien, Hüften und Rücken im späteren Leben zu vermeiden. Aber sie würden auch zustimmen, dass vermutlich drei Viertel der Menschen sowieso die falsche Schuhgröße tragen. Die meisten Menschen tragen weiterhin dieselbe Schuhgröße, die vor vielen Jahren einmal für sie gemessen wurde, ohne sich klarzumachen, dass ihre Fußgröße und -form sich mit der Zeit erheblich verändern kann. Tatsächlich verändert sich die Größe unserer Füße beträchtlich zu verschiedenen Zeiten jedes Tages. Wenn Sie auf ihnen stehen, vergrößern und dehnen sie sich, und nach einigen Stunden in dieser aufrechten Haltung schwellen sie infolge des normalen schwerkraftbedingten Flüssigkeitsaustritts aus den Blutkapillaren ein wenig an. Deshalb tätigt man Schuhkäufe am besten immer am späten Nachmittag. Jede Zeit ist eine gute Zeit, was die meisten Frauen betrifft, aber die beste Zeit in physiologischer Hinsicht ist jedenfalls der Abend.

Auch ist niemand von uns symmetrisch. Fast alle haben einen Fuß, der größer oder breiter ist als der andere. Folglich sollten wir alle Schuhe kaufen, die an den größeren Fuß passen, da Schuhe nur in paarigen Größen verkauft werden, und Schuhe zu kaufen, die zu klein sind, mag modisch sein, wird aber wahrscheinlich zu lähmenden Schmerzen führen. Füße insgesamt sind ein recht vernachlässigter Teil des menschlichen Körpers. Am weitesten von unserem Verstand – sowohl im körperlichen als auch im fürsorglichen Sinn – entfernt, sind sie dennoch unerlässlich für unsere Mobilität und Unabhängigkeit und sagen sehr viel über unseren allgemeinen Gesundheitszustand aus. Es sind unsere Füße, die oft die frühesten Anzeichen von Arthritis zeigen, einschließlich der systemischen Stoffwechselstörung, die als Gicht bekannt ist. Es sind unsere Füße, die verräterische Hinweise auf Diabetes oder schlechte Durchblutung geben. Ein Drittel aller Knochen im menschlichen Körper befinden sich in unseren Füßen, 26 in jedem, zusammen mit 33 Gelenken, 19 Muskeln, 10 Sehnen und 107 Bändern.

Von allen Sehnen im Fuß ist die Achillessehne unbestritten die wichtigste. Nach dem antiken griechischen Helden des Trojanischen Krieges benannt, ist dieses zähe, faserige Gewebeband das dickste und stärkste im Körper. Nach der Legende war Achilles unverletzlich bis auf diesen einen Bereich an der Rückseite seiner Ferse. Bei Ovid versuchte Achilles' Mutter Thetis, ihren Sohn unsterblich zu machen, indem sie ihn in den Fluss Styx tauchte. Dabei hielt sie ihn nur an der Ferse, machte diese aber dabei zu seinem einzigen Körperteil, der anfällig für eine tödliche Wunde blieb. Die Sehne verbindet den zweiköpfigen Wadenmuskel an der Rückseite des Unterschenkels mit der Ferse und erlaubt so dem Vorderfuß, kräftig nach unten zu stoßen, wenn sich der Wadenmuskel zusammenzieht.

Sie ermöglicht Stehen, Gehen, Rennen und Springen, wobei jede Achillessehne bei jedem Schritt dem gesamten Körpergewicht einer Person standhält. Während des Abstoßens bei einem Sprint kann sich diese Last auf das Drei- bis Zwölffache erhöhen. Da überrascht es nicht, dass ein Riss der Achillessehne eine häufige und sehr hinderliche Verletzung ist, alltäglich bei Mittelstreckenläufern wie Ben oder auch bei Sprintern wie Usain Bolt. Sie tritt auch oft im Zusammenhang mit Sportarten auf, bei denen ein Schläger mit im Spiel ist. Die Sehne kann plötzlich mit dem Knall eines Schusses reißen, wonach der Fuß unfähig ist, sich vom Boden abzustoßen, und der Wadenmuskel wie eine geballte Faust zusammengezogen wird und unnormal hoch hinter der Rückseite des Knies sitzt.

Eine Entzündung der Achillessehne ist schon schlimm genug. Letztes Jahr hatte Ben selbst für einige Wochen darunter gelitten. Die Sehne war steif und schmerzte, wenn er morgens aus dem Bett aufstand, und quietschte beim Gehen wie nicht geölte Türangeln. Es waren zwei Monate schmerzhafter, tiefer Quermassage von der Physio-Terroristin, wie Ben sie nannte, und nur widerwillig akzeptierter, aber unabdingbarer Ruhe nötig gewesen, um es wieder in Ordnung zu bringen. Sie habe nicht viel Blutversorgung, hatte die Therapeutin vorsorglich erklärt, deshalb heile sie langsam, und es brauche viel Zeit und erhebliche mechanische Bearbeitung, um die Kalkeinlagerung, die sich darin bilde, aufzulösen.

Achillessehnenprobleme kommen oft, wie so viele andere die Füße betreffende Probleme, durch Vernachlässigung zustande. Frauen, die ein Vermögen für modische Schuhe ausgeben und nichts mehr lieben, als ihre Füße in mörderisch hohe, spitz zulaufende Stöckelschuhe zu zwängen, vernachlässigen ihre Füße auf hunderterlei Weise. Aber während sie hohe Absätze tragen, sind ihre Achillessehnen wegen der Wirkung der Schuhe, die die Ferse heben und die Sehne entspannen, wenigstens weitgehend sicher. Das gilt jedoch nicht für die Wurzeln ihrer großen Zehen, die äußerst anfällig für Ballenentzündungen sind, und ihre anderen Zehen, die häufig das Phänomen des »Überlappens« zeigen, wo ein Zeh unter oder über seinen Nachbarn gleitet. Schwielen und Hühneraugen sind ebenfalls verbreitet, zusammen mit eingewachsenen Zehennägeln, abgeflachten Gewölben und Pilzinfektionen. Aber was sind diese verschiedenen Leiden? Warum sind sie so verbreitet und was verursacht sie? Warum riechen unsere Füße auch so übel? Und ist es wahr, wie Ben seinen Freunden gerade scherzhaft andeutet, dass die Jungen mit den größten Füßen auch die größten Penisse haben? Tom, der Schuhgröße 12 hat, glaubt das durchaus. Joel in einem eng anliegenden Schuh Größe 7 ist gerade merkwürdig still geworden.

Die Durchschnittsperson macht täglich rund 10 000 Schritte und geht im ganzen Leben vermutlich 160 000 Kilometer. Das entspricht einer viermaligen Umrundung der Erde. Normalerweise fangen wir etwa im Alter von einem Jahr an, umherzutappen, einige schaffen es etwas früher, andere brauchen ein paar Monate länger. Aber die Füße eines neugeborenen Babys sind unverhältnismäßig lang. Nicht nur das, sondern im ersten Lebensjahr eines Kindes wachsen seine Füße schnell und erreichen fast die Hälfte ihrer ausgewachsenen Größe in jenen ersten zwölf Monaten. Bis zum Alter von zwölf werden seine Füße ungefähr 90 Prozent ihrer endgültigen Länge haben. Mit der Zeit werden sie rund 250 000 Schweißdrüsen beherbergen, die zusammen täglich ungefähr 500 ml Schweiß absondern können. Und die Haut unter der Sohle wird 20 Mal dicker werden als die Haut anderswo. Diese feuchte Fläche dicker Schichten toter Hautzellen ist Manna vom Himmel, soweit es pilzartige Mikroorganismen betrifft. Sobald sie und die Millionen Bakterien, die auf unseren Füßen leben, sich an dem Schweiß zu schaffen machen und ihn in aromatische Aminoverbindungen, die jenen von überreifem Käse ähneln, abbauen, kann der abgegebene Geruch grauenhaft sein.

In evolutionären Begriffen sind Menschen Zweibeiner und Sohlengänger. Das heißt, wir gehen auf zwei Füßen und benutzen die ganze Unterseite unserer Füße, nicht nur unsere Zehen, wie Hunde, Katzen und Vögel es tun. In dieser Hinsicht sind wir den Primaten, Bären und Fröschen ähnlich. Vor Millionen von Jahren gingen wir barfuß, nur mit primitiven Tierhäuten als Bedeckung zum Wärmen. In mancher Hinsicht waren unsere Füße dafür umso gesünder. Forschungen, die die Füße von 2000 Jahre alten Skeletten mit ihren heutigen Gegenstücken vergleichen, weisen für damals viel gesündere Füße als heute nach. Und Zulu, die heute noch meist ohne Schuhe unterwegs sind, haben die gesündesten Füße der Welt.

Zum Thema Skelette kann man sagen, dass der Zusammenhang zwischen Fußgröße und Beckengröße sicherlich in der Geburtskunde gilt. Eine schwangere Frau wie Eve mit Schuhgröße 7, also relativ großen Füßen, hat wirklich mit größerer Wahrscheinlichkeit ein breiteres Becken und deshalb einen Geburtskanal, der günstiger für eine leichte Geburt geformt ist. Aber Tom wäre enttäuscht zu erfahren, dass ein ähnlicher Zusammenhang zwischen Schuh- und Penisgröße ein Märchen ist. Und noch enttäuschter, wenn er erführe, dass eine Umfrage bei 104 Männern, 2002 von Schwestern am St Mary's Hospital und University College Hospital in London durchgeführt, diese Theorie tatsächlich widerlegt hat. Gewöhnliche mechanische Probleme der Füße sind hingegen leider äußerst real. Und schrecklich unangenehm und schmerzhaft. Schon der griechische Philosoph Sokrates bemerkte bekanntlich einmal: »Wenn unsere Füße schmerzen, schmerzt es uns überall.«

Eves Mutter Grace würde ihm zustimmen. Sie leidet an ständigen Fußschmerzen wegen Ballenzehen. Ein Ballenzeh ist eine Knochenmissbildung an der Wurzel des großen Zehs, bekannt auch als Metatarsophalangealgelenk. Es entsteht hier eine Schwellung, wenn der große Zeh allmählich von der Mittellinie des Körpers zum zweiten Zeh hin wandert, was schließlich zu Beschwerden und Schmerzen führt. Die Haut darüber wird rot, blasig und infiziert, und oft bildet sich darunter eine Bursa, ein mit Flüssigkeit gefüllter Sack, was zu einer Schwellung führt. Die eigentliche Missbildung wird als Hallus valgus bezeichnet, und bis zu einem gewissen Grad ist die Ursache dafür eine erbliche Veranlagung. Frauen leiden häufiger darunter als Männer, und ein Teil des Problems sind die engen Schuhe mit hohen Absätzen, die sie gern tragen. Doch Schuhe allein können keine Ballen verursachen, sie verschlimmern nur ein bereits bestehendes Problem. Haben Sie erst einmal Ballen bekommen, sind die therapeutischen Optionen nicht sonderlich attraktiv. Sie können weite flache Schuhe tragen mit Schnürsenkeln oder verstellbaren Laschen, die eben wie orthopädische Schuhe aussehen, oder Sie können ein Ballenpflaster über dem vorstehenden Knochen anbringen, um den Druck der Schuhe zu lindern. Da Schmerzmittel die Beschwerden nur teilweise lindern, ist die einzige dauerhafte Lösung des Problems eine Operation. Bei einer Exostosektomie wird der vorstehende Teil des Knochens abgeschabt, aber nicht das zugrunde liegende Stellungsproblem des Zehs korrigiert. Nur eine metatarsale Osteotomie erreicht dies. Und das ist schmerzhaft. Der Chirurg zerschneidet einen oder mehrere Knochen im Zeh und richtet sie in eine begradigte Position mithilfe eines stabilen Drahtes neu aus, der nach mehreren Wochen, wenn die Knochen verheilt sind, entfernt wird.

Bens Großmutter Grace hat das Angebot der Fußchirurgie für ihre Ballen abgelehnt, aber wenigstens ist ihr das Mitgefühl ihres Enkels sicher, der seine eigenen Fußschmerzen hat. Bens Fußprobleme sind viel männlicherer Natur und insgesamt von anderer Art.

Neben seinen schmerzhaften Warzen hat Ben einen eingewachsenen Zehennagel auf der linken Seite und Tinea pedis, anders bekannt als Fußpilz. Diese sind vor allem, aber nicht ausschließlich, ein Männerproblem, weil Männer im Allgemeinen weniger penibel auf ihre Füße achten, weniger gründlich mit ihrer Hygiene sind, mehr schwitzen und häufig Schuhe tragen, die entweder stark von oben auf die großen Zehen drücken oder aus synthetischen Materialien sind, die die Haut der Füße nicht atmen lassen.

Aber warum brauchen wir überhaupt Zehennägel und Fingernägel? Wie schnell wachsen sie, und was können sie uns, wenn überhaupt, über unsere allgemeine Gesundheit verraten? Nägel sind im Grunde die menschliche Version von Krallen. Bestehend aus toten Zellen, die aus einer lebenden Wurzel oder Matrix wachsen, haben sie drei Hauptfunktionen. Zuallererst schützen sie das weiche, empfindliche Fleisch an der Finger- oder Zehenspitze vor Verletzungen, während sie gleichzeitig die Empfindlichkeit der Spitze erhöhen, indem sie einen festen Gegendruck für die Nervenrezeptoren unter der Haut darunter abgeben. Fingerspitzen erlauben auch einen erweiterten Präzisionsgriff. Die Fähigkeit, Zeigefinger und Daumen gegeneinanderzustellen, hilft uns, kleine Gegenstände aufzuheben und zu handhaben, aber der erweiterte Präzisionsgriff unserer Nägel erlaubt uns, noch kompliziertere Aufgaben auszuführen, etwa Splitter zu entfernen.

Die Geschwindigkeit, mit der Nägel wachsen, wird weitgehend von der Länge der Endphalanx bestimmt, dem Knochen im letzten Teil des Fingers oder Zehs. Deshalb wächst der Nagel am Zeigefinger ein wenig schneller als der Nagel am kleinen Finger. Das durchschnittliche Wachstumstempo der Nägel beträgt etwa drei Millimeter pro Monat, aber die Fingernägel wachsen viermal schneller als die Zehennägel. Folglich braucht ein Fingernagel etwa 3–6 Monate, um komplett neu zu wachsen, ein Zehennagel dagegen 12–18 Monate. Bei Individuen verändert sich das Wachstumstempo außerdem je nach Alter, Geschlecht, Bewegungsgrad, Ernährung und genetischer Ausstattung. Nägel wachsen auch schneller während der Sommermonate, weil die Durchblutung in den Fingern und Zehen bei warmem Wetter besser ist. Viele Menschen glauben, dass die Nägel sogar nach dem Tod weiterwachsen. So scheint es vielleicht, aber in Wirklichkeit ist das eine optische Täuschung. Nach dem Tod dehydriert der Körper, und die Haut um die Nägel schrumpft und zieht sich zurück, so wie auch überall sonst, weshalb die Nägel aussehen, als wären sie gewachsen, während sie sich tatsächlich überhaupt nicht verändert haben.

Ben hat die Schmerzen von dem eingewachsenen Zehennagel satt und weiß, dass die Teilnahme am Meilenlauf nicht helfen wird. Aber Nägel selbst sind empfindungslos. Das feste Protein namens Keratin in den toten Zellen, aus denen der Nagel besteht, hat keine Nervenversorgung. Der Schmerz, den Ben spürt, kommt allein von der weichen empfindlichen Haut am Rand seines großen Zehennagels, in den die harte Kante des Nagels drückt. Hier und unter dem Nagel in der Nagelbettmatrix gibt es keinen Mangel an empfindlichen Nervenenden neben Blut- und Lymphgefäßen. Die Matrix wird vom Nagel geschützt, und von hier aus werden neue Nagelplattenzellen gebildet, wobei sie allmählich die älteren toten vorschieben, sodass sie verdichtet, flach und durchscheinend werden. Diese Lichtdurchlässigkeit erlaubt Ärzten neben anderen Merkmalen der Nägel, Einsicht in den allgemeinen Gesundheitszustand einer Person zu gewinnen.

Wenn die Nägel blau aussehen, liegt das an einer Zyanose der Gewebe darunter, einem Sauerstoffmangel im Blut, manchmal verursacht von schlechter Durchblutung in den Fingern selbst, aber oft bei Personen mit einer chronischen Lungenkrankheit wie chronisch obstruktiver Lungenerkrankung oder

Lungenkrebs beobachtet. Es ist auch ein häufiges Merkmal von Herzkrankheit. Besteht dieser Verdacht, werden die Ärzte auch genau nach Anzeichen verbreiterter Fingerspitzen mit entsprechend verbreiterten keulenförmigen Fingernägeln suchen. Es ist ein weiterer Hinweis auf eine zugrunde liegende ernste Erkrankung der Lunge oder des Herzens oder eine chronische Entzündung des Darms. Tatsächlich können die Nägel eine Reihe verschiedener Färbungen zeigen. Grün, wenn der Nagel infiziert ist und sich vom Nagelbett gelöst und abgehoben hat. Gelb und krümelig bei einer vorliegenden Pilzinfektion. Braun bei starken Rauchern infolge von Nikotinverfärbung. Weiß gesprenkelt aufgrund einer früheren kleineren Verletzung oder infolge von Fehlernährung wie Kalziummangel.

Die Form und Textur kann ebenfalls aufschlussreich sein. Bei Längsrillen, die von der Lunula (dem blasseren Halbmond am Nagelansatz) zur Spitze führen, kann es sich einfach um ein typisches Zeichen fortgeschrittenen Alters handeln. Das gilt auch für Onychogrypose (Krallennagel), wo die Nägel verdickt, deformiert und hornartig werden. Doch Rillen können sich auch bei Menschen mit Gelenkrheumatismus, Ekzem oder einer anderen chronischen Hauterkrankung, dem Lichen planus (Knötchenflechte), bilden. Winzige gestreute Grübchen in den Nägeln sind eng mit Psoriasis (Schuppenflechte) verknüpft. Konkave löffelförmige Nägel, auch unter dem Namen Koilonychie bekannt, werden bei chronischer Eisenmangelanämie beobachtet.

Unter Bens Freunden und überhaupt unter Jugendlichen wird nach Schätzungen bei bis zu 44 Prozent Nägelkauen, in anderen Worten Onychophagie, festgestellt. Als stereotype Bewegungsstörung steht dies auf einer Stufe mit Spielen mit dem Haar, Daumenlutschen, dem die Faust Ballen und zwanghaftem Kratzen und ist häufig einfach eine körperliche Äußerung von Stress. Angesichts aller Schäden, die wir unseren Nägeln entweder absichtlich oder versehentlich zufügen, und allen medizinischen Leiden, die ihnen zusetzen können, überrascht es kaum, dass Nägel oft sichtlich unattraktiv und angegriffen aussehen. Besonders Frauen wissen, wie auffallend Nägel sind, und möchten verständlicherweise das Beste daraus machen. Sie schneiden, formen und glätten sie. Sie bearbeiten sie mit Sandblattfeilen, schieben die Nagelhaut zurück und malen sie an. Studios, die nichts anderes als Nagelpflege anbieten, sind aus dem Boden geschossen und machen gute Geschäfte, und der Markt für falsche Nägel und Nagelkunst war nie größer, wobei er seinen Umsatz in den letzten 20 Jahren verdreifacht hat. Kaum verwunderlich, dass die Maniküre-Branche insgesamt gigantische 20 Milliarden Dollar allein in den USA umsetzt.

Anders als Ärzte, die sich mehr mit einem der häufigsten Leiden auf dieser Welt befassen, dem Fußpilz oder Tinea pedis, beschäftigen sich Kosmetiker mehr mit Nagelschönheit. Mit der Verwendung von bis zu 10 000 verschiedenen Chemikalien in ihren Produkten (von denen rund 90 Prozent nie von einer unabhängigen Instanz auf ihre Unbedenklichkeit geprüft wurden) können sie Nägeln sicherlich ein interessantes und attraktives Aussehen geben. Doch es gibt Bedenken, dass unkontrollierte Nagelprodukte das Potenzial haben könnten, Schaden zu verursachen. Entgegen verbreiteter Ansicht sind unsere Nägel nicht so unempfindlich gegenüber der Außenwelt, wie wir gern glauben. Unsere Nägel können bestimmte Substanzen absorbieren, darunter Chemikalien wie den Unkrautvernichter Paraquat, der potenziell tödlich ist (und daher 2007 in der EU verboten wurde). Das Streben nach Schönheit ist jedoch gewöhnlich wichtiger als kleine Sorgen um die Gesundheit, und manche Leute haben es auf die Spitze getrieben. Laut *Guinness-Buch der Rekorde* hatte Shridhar Chillal aus Indien 1998 an seiner linken Hand Nägel, die zusammen 615 cm maßen, davon allein am Daumen 1,5 Meter. Sein weibliches Gegenstück in den USA, Lee Redmond, hatte 2008 Nägel an beiden Händen, die zusammen 8,5 Meter maßen.

Ben, der leicht humpelnd in seine erste Stunde am Morgen geht und versucht, nicht an die für den Nachmittag angesetzte Leichtathletik zu denken, würde liebend gern ganz auf den großen Zehennagel verzichten. Nichts Lebensgefährliches, das ist ihm klar, aber er *tut* weh. Er hat versucht, ihn in warmem Salzwasser weich zu machen und dann ein winziges Wattekügelchen unter die Nagelseite zu schieben, um ihn vom Fleisch abzuheben, aber es hilft einfach nicht. Er hat allerdings auch eigentlich keine Lust auf den anderen Vorschlag des Arztes: den Zeh zu betäuben, ein Drittel davon längs aufzuschneiden und dann mit der chirurgischen Pinzette bis zum Nagelbett abzuschälen, wie man die Deckel von Sardinendosen abrollt. Das hörte sich wie Folter an. Es würde unter örtlicher Betäubung stattfinden, sodass er nichts spüren dürfte, aber lieber will Ben überhaupt nicht darüber nachdenken. Nein. Ben hat beschlossen, dass er zuerst diese lästigen Warzen aus der Welt schaffen muss, wenn er etwas für seine Füße tun will. Es sind schließlich Warzen. Und Ben gefällt der Gedanke, dass irgendwo an seinem Körper Warzen wachsen, überhaupt nicht.

Verursacht vom humanen Papillomvirus, werden die Warzen an der Fußsohle medizinisch als Plantarwarzen bezeichnet. Genau diese Stelle ist dafür verantwortlich, dass sie sehr schmerzhaft sein können. Tief in der dicken toten Hautschicht unter den Füßen verborgen, können Warzen steinhart und kieselartig werden. Es kann sich anfühlen, als ginge man auf einer Murmel. Oft ist in der Mitte einer Warze ein schwarzer Punkt sichtbar, bei dem es sich um das Ende eines kleinen Blutgefäßes handelt, und normalerweise ist sie von einem blassen abgeflachten Bereich umgeben. Da die äußere Hautschicht ständig abgestoßen wird wie die überflüssige Haut einer sich häutenden Schlange, kann das Virus sich auf andere Bereiche der Füße oder natürlich auf andere Menschen ausbreiten. Das humane Papillomvirus kommt überall in der Natur vor, und während es sicherlich nicht sehr ansteckend ist, kann es doch an andere weitergegeben werden, wenn sie den kleinsten Schnitt oder aufgerauten Bereich in irgendeinem Teil ihrer Haut haben und in direkten Kontakt damit kommen. Es ist auch viel wahrscheinlicher, dass sich Menschen damit anstecken, deren Immunsystem aus irgendeinem Grund beeinträchtigt und geschwächt ist.

Ben weiß von seiner heimlichen Beobachtung in den Umkleideräumen, dass mindestens drei andere Schüler im Leichtathletik-Team Warzen haben. Das stimmt mit der anerkannten Zahl von zehn Prozent der Bevölkerung überein, die zu irgendeiner Zeit an Warzen leiden. Ein Junge hat flache Warzen wie Ben und behandelt sie mit Salizylsäurepflastern. Ein anderer hat filiforme, das heißt fadenförmig verlängerte und fingerartige Warzen, und dieser Junge trägt regelmäßig Glutaraldehydlösung auf und reibt sie jeden Morgen mit einem Bimsstein ab. Ben hat ein Stück Isolierband auf seine Warzen geklebt, weil er gelesen hat, dass diese Methode genauso wirksam ist wie diese unschönen chemischen Behandlungen, und weil sie, noch wichtiger, sehr billig ist. Derselbe Arzt, der angeboten hat, seinen Zehennagel zu verstümmeln, hatte dann großzügig die alternative Methode der Anwendung von Flüssigstickstoff vorgeschlagen. Je mehr Ben darüber nachdachte, desto mehr meinte er, dass der Arzt sich allmählich wie ein Sadist anhörte. Ein bisschen wie ein angehender Harold Shipman, der britische Arzt, der mindestens 218 Patienten ermordete, ging ihm durch den Kopf. In anderen Worten, er meinte, es sei besser, die Behandlung zu vermeiden.

In gewisser Hinsicht hatte Ben recht. Nicht was den Arzt anging, der nur die beste verfügbare Behandlung anbot, aber über die Vermeidung einer Behandlung überhaupt. Der Warzenvirus ist einfach ein infektiöser Organismus, der früher oder später das Immunsystem dafür sensibilisiert, zu reagieren. Folglich werden drei von zehn Warzen spontan ohne Behandlung innerhalb von zehn Wochen und fast 100 Prozent innerhalb von einem oder zwei Jahren verschwinden. Warzen an anderen Stellen können ein bisschen länger brauchen, denn ohne das Gewicht des Körpers, das sie in die darunterliegende Haut stößt und diese traumatisiert, ist die Immunreaktion etwas träger. Der Haken ist, dass eine Behandlung manchmal erforderlich ist, wenn sie schmerzen oder sich schnell ausbreiten. Behandlungen mit Salizylsäure sollen 70 Prozent innerhalb von drei Monaten beseitigen, andere Behandlungen rühmen sich ähnlicher Erfolgsquoten. Die chemische Behandlung kann allerdings knifflig und schmutzig sein, sodass die Anwendung von Flüssigstickstoff, die vom Hausarzt oder ambulant in der Klinik unter Einsatz eines Zylinders des flüssigen Gases vorgenommen wird, die kürzere und klügere Option sein kann. Diese Kältetherapiemethode friert die Warze und den umgebenden Bereich ein und treibt eine Blase in den nächsten Tagen, die das Virus abtötet und dann abheilt. Aber selbst dabei können mehrere Anwendungen notwendig sein.

Ben hat noch nicht die Zeit oder die Motivation gefunden, etwas anderes als Isolierband anzuwenden. Er lehnt es ab, spezielle antivirale Socken im Schwimmbad zu tragen (man kann sich ausmalen, wie seine Freunde lästern würden, wenn er es täte), aber er ist dazu übergegangen, Flipflops zu tragen, wenn er duscht, und er nutzt das Internet, um über eine neue Behandlung mit einer auch gegen Hautkrebs eingesetzten Arznei namens Imiquimod zu recherchieren, die das Immunsystem stimuliert, das Virus anzugreifen und deshalb das Problem schneller zu beseitigen.

In letzter Zeit ist Ben, als Folge seiner Hintergrundlektüre für den Biologieunterricht, ziemlich neidisch auf den bescheidenen Hundertfüßer gewesen. Bei seinen 100 Füßen muss die

Belastung auf jedem Paar so viel geringer sein, stellt er sich vor. Allerdings weiß er nicht, dass Hundertfüßer nie tatsächlich 100 Füße haben. Trotz umfangreicher Untersuchungen seit über einem Jahrhundert ist noch keiner mit genau 100 Füßen entdeckt worden. Manche haben mehr, andere weniger. 1999 wurde einer mit 96 Beinen gefunden, einmalig in seiner Spezies insofern, als er gerade 48 Paare hatte. Andere Hundertfüßer haben ungerade Zahlen von Beinpaaren, die irgendwo zwischen 15 und 191 liegen. Bei so vielen Beinpaaren, glaubt Ben, können Hundertfüßer wenigstens den Druck von einem davon nehmen, wenn es plötzlich wund wird. Andererseits muss es bei nur einem Paar wie bei ihm weniger geben, das überhaupt schiefgehen kann. Man stelle sich vor, eine Nagelpilzinfektion zu haben und für bis zu einem Jahr pharmazeutischen Lack auf 100 Füße auftragen zu müssen. Oder so viel von dem Antipilzmittel Terbinafin oral einnehmen zu müssen, dass man damit die Leber vergiftet. Nein. Unterm Strich, fasst er zusammen, sind zwei Füße vermutlich besser.

Mit der vorausgegangenen Achillessehnenentzündung, der Pilzinfektion, dem eingewachsenen Zehennagel und den Warzen ist Ben dennoch der Ansicht, dass seine Füße nicht gerade seine starke Seite sind. Aber er irrt sich. Bens Füße werden ihn später im Stadion über die Laufbahn und zu einem neuen Schulrekord tragen. Und alle seine augenblicklichen Leiden sind an der *Außenseite* seiner Füße. Sie verursachen keine innere – mechanische – Störung und sind in hohem Maß therapierbar.

Kapitel 28

In ihrer eigenen Schule die Straße weiter runter versteckt sich Poppy in den Toiletten, um sich um einen riesigen Pickel zu kümmern, der tatsächlich noch größer geworden ist, seit sie ihn an diesem Morgen im Spiegel bemerkte. Sie hätte ihn sofort behandelt, wäre sie nicht von den unwillkommenen Drohungen ihres Bruders, in ihr Schlafzimmer einzudringen, abgelenkt gewesen.

Warum muss Ben immer in ihr Zimmer kommen? Er weiß, dass sie das nicht ausstehen kann, aber vermutlich macht er es gerade deshalb. Vielleicht sollte sie es mal mit umgekehrter Psychologie versuchen und ihn so oft wie möglich hereinbitten. Aller Wahrscheinlichkeit nach würde er genau das Gegenteil tun und fragen, warum um Himmels willen er Lust haben sollte, in das Zimmer seiner Schwester zu kommen. Poppy jedenfalls ärgert das gewaltig. Er klopft nie, wäre selbst aber wütend, wenn sie jemals in sein Zimmer ginge. Nicht dass sie das wollte. Warum sollte sie sich in irgendeinem stinkenden Jungenzimmer vergiften wollen?

»Mein älterer Bruder ist ekelhaft«, sagt sie zu sich. »Und seine Freunde genauso. Außer vielleicht Frankie. Frankie ist okay.« Sie möchte allerdings nicht, dass er sie mit diesem Vesuv von einem Pickel sieht. Und er *ist* monströs. Genau am Ende ihres Kinns wie ein Leuchtfeuer, für alle sichtbar, mit jeder Menge eingebildeten Pfeilen, die darauf zeigen und schreien: »Schaut euch dieses Monstrum an, schaut nur.« Warum muss sie überhaupt Pickel bekommen, fragt sie sich. Könnten die Ärzte nicht eine Möglichkeit entdecken, die ihre

Bildung verhindert oder die Hormone hemmt, die sie überhaupt erst verursachen? Sie sagen, sie kennen die zugrunde liegenden Ursachen, warum sich Akne entwickelt, sind aber anscheinend völlig unfähig, sich eine wirksame Behandlung einfallen zu lassen.

Sie hat Cremes, Lotionen, Gesichtspeelings und Gels ausprobiert. Sie hat es mit Tabletten und Kapseln und Lichtquellen versucht, die blaues Licht und ultraviolettes Licht und alle Sorten von Licht dazwischen ausstrahlen. Ihr Arzt verschrieb ihr eine Antibabypille in der Hoffnung, das in ihr enthaltene Cyproteronacetat sowie das Verhütungsmittel würden die Wirkung der Hormone, die das Problem verursachen, blockieren. Allerdings besser, wenn ihre Mutter die Päckchen nicht findet, denkt sie, weil sie ihr nicht gesagt hat, dass sie die Pille nimmt, obwohl sie sie nicht aus *diesem* Grund nimmt, und es würde nur Mühe machen, es zu erklären.

Pubertät ist ein solcher Schlauch. Sie ist froh, dass sie passiert ist und immer noch passiert, aber es läuft anscheinend nie zu ihren Gunsten. Sie weiß nicht, was sie erwartet, und sie hat keine Kontrolle darüber. Warum hat ihre Freundin Angie schon einen schöneren Busen als sie? Warum sieht Lyndsey plötzlich so sexy aus und zieht die Blicke aller Jungen auf sich? Warum bekommt keine ihrer Freundinnen so einen dicken, großen eitergefüllten Berg von einem Pickel wie diesen? Es ist einfach nicht fair, und völlig zu Recht möchte sie wissen, warum die Natur sie mit diesen Pickeln drangsaliert.

Tatsache ist, dass sie nicht alle diese attraktiven Dinge an der Pubertät erwarten darf, ohne auch unter einigen ihrer Nachteile zu leiden. Sie produziert mehr von dem Sexualhormon Östrogen, was ihr Kurven an den richtigen Stellen gibt und wodurch sie sich sexy fühlt, aber es ist auch verantwortlich für diese immer häufigeren Unterleibsschmerzen und für ziemlich unvorhersehbare Perioden und, auch wenn sie das nicht gern zugibt, manche ziemlich traumatischen Stimmungsumschwünge. Sie produziert auch eine größere Menge Testosteron. Dies hätte sie überrascht, da es das männliche Sexualhormon ist, von dem sie sich immer vorgestellt hatte, dass es Leute wie Mike Tyson, Bruce Willis oder Superman im Übermaß hätten. Tatsächlich produziert sie es wie andere Mädchen ihres Alters auch, wenn auch in viel kleineren Mengen als Jungen, die die Pubertät durchlaufen, und es ist verantwortlich für das Wachsen ihres Körperhaars an allen intimen Stellen, für ihre stärkeren Muskeln und für eine zunehmend selbstbewusste Einstellung, die ihre Familie allmählich häufiger erlebt. Schön wär's! Poppy? Selbstbewusste Einstellung?

Vielleicht macht dieser ganze Stress ihre Pickel schlimmer, denkt sie. Oder ist es die gelegentliche Tafel Schokolade oder kleine Portion Pommes frites bei McDonald's? Und wenn es schlimmer wird und am Ende Narben im Gesicht hinterlässt wie bei der älteren Schwester ihrer Freundin Mary? Sie bekommt in ihren Dreißigern immer noch Pickel. Was ist, wenn es bei Poppy nie besser wird? Wenn sie ständig aussieht wie eine Pizza Pepperoni oder etwas Scheußliches aus einem dermatologischen Horrorfilm? Und sollte sie diesen Pickel wirklich ausdrücken und den ekligen Inhalt beseitigen oder ihn in Ruhe lassen, wie der Arzt es empfohlen hat? Diese Fragen können durchaus das wichtigste Thema des ganzen Tages darstellen, vielleicht der ganzen Woche. Weil es vermutlich so lange dauern wird, bis der Pickelkrater heilt. Selbst Make-up wird das verdammte Ding nicht verdecken. Ihr Arzt hat ihr geraten, Make-up um jeden Preis wegzulassen, weil er fürchtet, es würde die Poren noch mehr verstopfen.

Verursacht wird Akne durch eine gesteigerte Produktion eines dicken öligen Sekrets, des Hauttalgs, der von den Talgdrüsen in der Haut gebildet wird. Normalerweise hält er die Haut geschmeidig, weich und dehnbar und schmiert die Haarbälge.

Doch während der Pubertät, wenn die Produktion des Testosterons zunimmt und die Drüsen stärker auf dessen Wirkung reagieren, wird das Öl dicker, es verändert seine sonnenmilchartige Konsistenz zu einer klebrigeren, erdnussbutterähnlichen Schmiere, die die Poren verstopfen und sich seitlich in die umgebende Haut ausdehnen kann. Und wenn sie nicht an die Oberfläche der Haut gelangen kann, baut sie sich weiter auf und weicht seitlich aus, was den Pickel verursacht. Wenn es dabei bleibt, sieht es picklig und weißlich aus. Eine weißliche Papel. Aber sobald Luft daran kommt und Bakterien eindringen, wird die Spitze dunkel, und es wird ein Mitesser daraus. Poppy hat etwas gegen ihre Pickel, aber die Bakterien lieben sie umso mehr. Während der Talg sich in Chemikalien verwandelt, in freie Fettsäuren, werden die Keime von den Pickeln angezogen wie Bienen vom Honigtopf. Mit dieser Infektion kommen weiße Blutkörperchen, die Eiter erzeugen, und erweitern sich die Blutgefäße um den Pickel, was eine Rötung verursacht.

Natürlich kann sie den Pickel ausdrücken, wenn sie möchte. Wenn er reif ist und sehr nah an der Oberfläche. Sie kann ihn hervorholen, indem sie zwei Fingernägel an beide Seiten setzt und fest von unten nach oben drückt. Aber sie sollte es wirklich nicht tun, wenn es ein junger Pickel ist. Ein Babypickel, tief unten in der Drüse mit einem dicken Deckel toter Hautzellen darüber, der sich nur seitwärts ausdehnen lässt. Das Resultat wäre sehr enttäuschend, denn die umgebende Haut würde sich nur noch mehr entzünden, die Rötung verschlimmern. Was sie in dieser Situation wirklich tun muss, ist, einen Waschlappen mit heißem Wasser nass machen, so heiß sie es ertragen kann, und ein oder zwei Minuten wiederholt fest auf den Pickel drücken. Dies steigert die Durchblutung um den Pickel und fördert die Heilung von innen heraus oder beschleunigt zumindest den Prozess. Wenn er dagegen reif ist, ausgedrückt zu werden, sollte sie es jetzt tun. Sobald er geplatzt ist, ist eine antibakterielle Lotion nützlich, um ihn zu reinigen und die Ausbreitung von Keimen auf andere Poren zu verhindern.

Was ihre Ernährung angeht, braucht Poppy wirklich nicht auf das gelegentliche Naschen von Schokolade oder Chips zu verzichten. Es stimmt nicht, dass der Verzehr von fettigen Lebensmitteln zu fettiger Haut führt, weil das Fett, das Poppy verzehrt, von ihrem Verdauungssystem vollkommen verändert wird, lange bevor es ihre Blutbahn erreicht, und sogar noch länger und effektiver, bevor es in die Nähe ihrer Haut kommt. Die Antibabypille, die ihr der Arzt verschrieben hat, wird helfen, weil das Cyproteron, das sie enthält, die Wirkung des Testosterons auf die Talgdrüsen blockiert. Das Benzoylperoxidpräparat aus der Apotheke wird einen Teil der toten Hautzellen an der Hautoberfläche abschälen, die zur Verstopfung der Poren beitragen, und wenn das nicht wirkt, wird eine antibiotische Lotion wie Clindamycin die Bakterien unter Kontrolle halten, ebenso ein Antibiotikum wie Tetracyclin oder Erythromycin, das in kleiner Dosierung über mehrere Monate oral eingenommen wird. Als letzte Rettung sind vom Arzt verschriebene Isotretinoin-Cremes eine weitere brauchbare Option, da sie die Oberflächenhautzellen chemisch abschaben und ausdünnen. Poppy kann jederzeit mehrere dieser Möglichkeiten in Kombination ausprobieren.

Einmal fragte sie ihren Arzt auch, ob er sie nicht an den Dermatologen im örtlichen Krankenhaus zu einer Kur mit Isotretinoin-Kapseln, wie die ältere Schwester ihrer Freundin sie nahm, überweisen könne. Der Arzt hielt Isotretinoin zwar für äußerst wirksam, meinte aber, dass ihre Akne nicht annähernd schlimm genug sei, um die möglichen Nebenwirkungen wie Blutkrankheiten, Gelenkschmerzen und suizidale Fantasien zu rechtfertigen. Er hatte Poppy erklärt, dass Isotretinoin sogar ungeborene Babys schädigen könne. Idiot, hatte Poppy damals gedacht, das zeigt, wie viel *er* weiß. Es ist unwahrscheinlich, dass sie schwanger ist, da sie mit niemandem schläft, und Selbstmord kann beinahe als eine bessere Option erscheinen, als mit diesem Monster von einem Pickel im Gesicht in der Schule zu sein.

Kapitel 29

Poppys Morgen hat sich durch eine Französischstunde, einen Biologiekurs und eine Doppelstunde Mathe hingezogen. Ihre Mittagspause konnte nicht schnell genug kommen. Während sie die bescheidene Speisekarte betrachtet, muss sie sich wundern, warum manche Leute dick werden und andere nicht. Was hält einige Mädchen in Poppys Schule spindeldürr, während andere anscheinend unerbittlich Gewicht zulegen, bis sie sich kaum noch rühren können?

Poppy steht in der Schlange für kalte Speisen und Salate. Sinead, genauso alt wie Poppy und schon Größe 44, wiegt 89 Kilogramm und stellt sich für Pizza an. Wie viel von der derzeitigen »Adipositasepidemie« kann damit erklärt werden, dass zu viele Menschen die falschen Entscheidungen beim Essen treffen, fragt sich Poppy. Man ist, was man isst, heißt es, aber woher kommt es, dass einige Mädchen ständig heißhungrig zu futtern scheinen und wie Windhunde aussehen, wogegen andere wie Spatzen essen und wie Shrek aussehen? Sind sie einfach genetisch so programmiert? Oder lässt sich alles auf das Maß unserer körperlichen Betätigung und die Tatsache zurückführen, dass keine Kalorien verbrannt werden, wenn man den ganzen Tag vor dem Fernseher herumhängt?

Poppy ist relativ unsicher hinsichtlich ihres Gewichts. Sie behält ihre Figur genau im Auge, indem sie jeden Morgen vor dem Spiegel kontrolliert, ob ihre Kleider an irgendeiner falschen Stelle enger werden, und sich mindestens drei Mal in der Woche wiegt. Sie liest die Nährwertangaben auf den Lebensmitteln, die Eve kauft, und merkt sich ihre ungefähre tägliche

Kalorienaufnahme. Anders als ihr Bruder Ben, der Bewegung liebt und ein besonderes Talent fürs Laufen hat, trainiert sie zwar regelmäßig, aber nur, um damit ihr Gewicht unter Kontrolle zu haben und einige der Kalorien aus diesen bösen Leckereien, denen sie manchmal nicht widerstehen kann, zu verbrennen. Die einzige Form von sportlicher Übung, die sie liebt und in der sie sich auszeichnet, ist Stangentanz in der Turnhalle, der, wenn er so ausgeführt wird, wie sie es tut, Anmut, Eleganz, Kraft und beeindruckendes gymnastisches Können umfasst. Heute Nachmittag wird sie ihre Drehungen, Kopfstände und das Klettern vervollkommnen. Sie wird auch ein paar neue Bewegungen wie das Kruzifix und den Schmetterling ausprobieren.

Poppy ist körperbewusst und achtet darauf, was sie isst, aber sie hat keine Essstörung, und sie ist, anders als mindestens drei Mädchen in der Schule, auch nicht magersüchtig. Die besagten drei sind sich alle sehr ähnlich, obwohl sie keineswegs beste Freundinnen sind noch in dieselbe Klasse gehen oder demselben Jahrgang angehören. Sie sind auffällig dünn, mit blasser, fast durchscheinender Haut und stark vorstehenden Knochen um ihre Schlüsselbeine, Schulterblätter, Beckengürtel, Knie und Hüften. Sie alle haben feines, flaumiges Haar auf den Unterarmen, und sie alle hüllen sich in locker sitzende Kleider, weil sie glauben, keiner werde dann merken, wie viel Gewicht sie verloren haben. Sie können es nicht ausstehen, wenn sie jemand auf ihre Ernährung oder Figur aufmerksam macht, und scheinen immer eine Ausrede zu haben, warum sie sich nicht hinsetzen und mit allen anderen essen. Sie werden sagen, sie hätten schon gegessen. Oder sie hätten ein riesiges Frühstück gehabt. Oder sie fühlten sich heute nicht ganz wohl. Cherie, die schon ein paarmal im Krankenhaus gewesen ist und zurzeit nicht in die Schule kommt, ist noch nie von jemandem beim Essen gesehen worden, glaubt Poppy.

Anorexia nervosa oder Magersucht, einst ein seltenes Leiden, ist an Schulen wie der Poppys zunehmend verbreitet, und die meisten Mädchen, wenn schon nicht die Eltern, die zu einer Generation gehören, als Anorexie fast gänzlich unbekannt war, sind sich dessen schmerzlich bewusst. Sie wissen, dass Erkrankte ständig die Augen vor ihrer Ernährung verschließen und ein Geheimnis aus den Tricks machen, die sie anwenden, um das Essen zu vermeiden, um Lebensmitteln auszuweichen, die kalorienreicher sind, und um Mahlzeiten in Gesellschaft abzulehnen. Sie haben von ihrer zwanghaften Angst, dick zu sein, gehört, von ihrer Neigung, Abführmittel zu missbrauchen, vom selbst herbeigeführten Erbrechen und von ihrer übertriebenen Beschäftigung mit ausgedehntem eifrigem Training als Möglichkeit abzunehmen. Simone, die aussieht wie ein Gespenst und jeden Tag joggt, könnte sich vermutlich sogar mit Ben ein hartes Wettrennen liefern. Anorexia nervosa sucht Poppys Schule heim wie der Sensenmann auf Erkundungstour. Die Mädchen wissen alle um die Opfer mitten unter ihnen und um die merkwürdigen psychologischen Veränderungen, die sie erleben.

Aber bei einigen Mädchen zumindest gibt es auch ein unerklärliches Neidgefühl, einen Wunsch, sie nachzuahmen oder sogar mit ihnen zu wetteifern, geboren aus dem Streben nach dem Typ von weiblichem Körper, den so viele Mädchen, Magazine, Zeitungen und Fernsehprogramme als den einzig wünschenswerten hinstellen. Der Körper eines Supermodels, eine Größe XXS, eine hauchdünne Gestalt mit vorstehenden Wangenknochen und eingesunkenen Augen, ohne jegliche Muskeldefinition. Es ist ein Stil. Eine Mode. Aber es ist auch ein Ziel, das Magersüchtige vor allem anderen anstreben, in jener krankhaften Angst vor dem Dicksein und in jenem verzweifelten Versuch, Perfektion zu erreichen, die Herausforderungen des Herauswachsens aus der Kindheit und des Hineinwachsens in die Weiblichkeit mit Kurven und gesunden Wünschen zu vermeiden und eine eiserne Kontrolle über eine sich verändernde Umwelt auszuüben. Das Gespenst der Anorexie geht ständig in der Schule um, und die Lehrer haben viele Lernprogramme zu dem Thema durchgeführt und halten immer Ausschau nach Schülerinnen, die offenkundige Hinweise auf die Krankheit zeigen. Aber welche Möglichkeit haben sie, etwas Konstruktives dagegen zu unternehmen? Bei einer Krankheit, die so schwer zu behandeln oder im Verlauf zu verändern ist, selbst in den Händen von Eltern oder Fachleuten, ist die Aufgabe eines Lehrers gelinde gesagt sehr schwierig.

Sinead dagegen steht am anderen Ende des Spektrums der Essstörungen. Fettleibig, sogar krankhaft fettleibig. Wie kommt es, fragt sich Poppy, dass sie traurig ist und die Mädchen mit Magersucht ihr leidtun, dass sie aber kritisch und tadelnd über die übergewichtigen Mädchen und Jungen wie Sinead urteilt? Schon die Terminologie, die sie verwendet, verrät alles.

Cherie möchte sie in die Arme nehmen und ihr sagen, dass alles gut werde. Sie möchte ihr bei irgendwelchen Problemen helfen und sie in Watte packen. Sinead dagegen möchte sie einfach kränken. Poppy weiß, dass das unlogisch ist. Sie weiß, dass es grausam und verletzend ist, Leute wegen ihres Übergewichts zu hänseln und ihnen die Schuld an ihrem Zustand zu geben. Sie weiß sogar, dass es genau das Hänseln ist, das zu dem psychischen Schaden führen kann, der die Magersucht auslöst, der Auslöser, der ursprünglich eine übergewichtige Cherie motivierte, gewaltige 30 Kilogramm in sechs kurzen Monaten abzunehmen. Es gibt also einen Widerspruch in ihr selbst, macht Poppy sich klar. Da ist der Drang, die dicke Sinead zu beschimpfen und zu verletzen, aber die magere Cherie zu lieben und zu trösten.

Sinead steht dort allein in der Pizza-Schlange, ihre hängenden Mundwinkel übertreiben noch die Konturen ihres Doppelkinns, ihre molligen Arme mit der fleckigen Haut baumeln an der Seite, und um Taille, Rücken und Oberschenkel quellen die Speckrollen. Mit gesenktem Kopf watschelt sie langsam vorwärts zur Essensausgabe. Jetzt plötzlich tut auch sie Poppy leid. Ein Anfall von Mitleid. Sinead, merkt sie, hat vermutlich überhaupt kein Selbstwertgefühl. Kein Selbstbewusstsein. Sic spricht außer mit Poppy mit niemandem, und umgekehrt spricht nie jemand mit ihr. Sie denkt vermutlich, niemand würde Interesse zeigen, und vielleicht glaubt sie ernsthaft, sie hätte nichts zu bieten. Es ist eine selbsterfüllende Prophezeiung, die sie immer mehr zu dem eskapistischen Verhalten des Frustessens drängt, dem sie sich jetzt hingibt. Ziemlich beschämt über ihre eigenen Gedanken, ruft Poppy plötzlich zu ihr rüber.

»Hallo, Sinead, geht's dir gut?«

Sinead schaut ziemlich misstrauisch auf, als erwarte sie halb, dass eine bissige Bemerkung nachkommt.

»Ja. Ja, prima, danke. Und dir?«

»Cool«, sagt Poppy ziemlich schuldbewusst, da sie sich an die Sticheleien gegen Sinead erinnert, die sie hinter ihrem Rücken losgelassen hat. Da war der berühmte Witz, den eines der anderen Mädchen erst gestern erzählt hatte. Wie ging der noch? Der Komiker Jimmy Carr hatte eine seiner brillanten Bühnennummern dargeboten. Diese hatte sich endlos mit Personen befasst, die dick oder fettleibig waren. Nach der Show war eine sehr übergewichtige Dame hinter die Bühne gegangen, um ihn zu beschimpfen. Unangemeldet drängte sie sich in seine Garderobe und legte unverblümt los. Sie forderte ein Ende dieser skandalösen, politisch nicht korrekten Verhöhnung von Menschen ihres Umfangs.

»Sie, Sir, sind ein Fettist!«, erklärte sie und stupste ihn mit einem dicken Zeigefinger an.

»Nein«, hatte er ruhig erwidert. »Verglichen mit mir, wenn

Sie sich einmal genau anschauen, meine ich, werden Sie finden, dass *Sie* fettest sind«, worauf die dicke Lady sich in Tränen aufgelöst zur Tür zurückgezogen und gemurmelt hatte: »Was meinen Sie, wie wir uns fühlen?«

»Ziemlich quallig, stelle ich mir vor«, sagte Carr mit seinem üblichen unbewegten Gesicht. Oder so ungefähr ging die Geschichte. Sie war völlig erfunden.

Poppy bedenkt indessen die Aspekte in ihrem Fall. Ist sie »Fettist«, fragt sie sich? Diskriminiert sie dicke Leute in ihrem eigenen Leben? Hat sie dicke Menschen als Freundinnen oder Freunde? Würde sie mit ihnen in die Ferien fahren oder abends mit ihnen ausgehen? Sollte sie sie überhaupt als »dick« bezeichnen?

Sollte die Diskriminierung Übergewichtiger, überlegt sie, rechtlich genauso behandelt werden wie die Diskriminierung aufgrund von Rasse, Geschlecht, Alter, sexueller Orientierung oder Behinderung? Im Innersten glaubt Poppy nicht daran, dass man jemals wirklich erfolgreich Gesetze gegen die Art und Weise, wie Menschen fühlen, und gegen irgendwelche diskriminierenden Urteile, die sie fällen, erlassen kann. Auch glaubt sie nicht, dass spezielle Gesetze etwas ändern würden oder durchsetzbar wären. Dagegen ist sie schon der Meinung, dass drastische Maßnahmen ergriffen werden müssen, um die anwachsende Epidemie der Fettleibigkeit einzudämmen, die das Land, in dem sie lebt, erfasst hat. Tausende andere, darunter die überwältigende Mehrheit der Gesundheitsexperten, sind gleicher Meinung.

Neue Statistiken belegen, dass im Vereinigten Königreich mindestens 44 Prozent der Männer und 33 Prozent der Frauen übergewichtig sind und außerdem ein Viertel aller Erwachsenen sogar fettleibig ist. (Zum Vergleich: In Deutschland gelten 64 Prozent der Männer und 49 Prozent der Frauen über 20 Jahren als übergewichtig.) Die Abgrenzung liegt in ihrem Body-

Mass-Index oder BMI, einer Berechnung, die auf ihrer Körpergröße und ihrem Gewicht beruht. Poppys BMI ist ihr Gewicht in Kilogramm, geteilt durch die Quadratzahl ihrer Größe in Metern. Sie wiegt 60 Kilo und ist 1,65 Meter groß. Ihre Größe multipliziert mit sich selbst ist demnach 1,65 x 1,65 = 2,72, und wenn ihre 60 Kilo durch 2,72 geteilt werden, kommt sie auf ihren BMI von 22 Kilo pro Meter im Quadrat. Poppys BMI von 22 fällt in den gesunden Bereich von 20–25. Personen mit BMIs zwischen 25 und 30 gelten als übergewichtig und mit BMIs über 30 als fettleibig. Morbide Fettleibigkeit wird als BMI von 40 und darüber definiert. Wenn die gegenwärtige Statistik nicht schlimm genug ist, nach der mindestens eines von drei Kindern im Alter zwischen zwei und fünfzehn bereits übergewichtig ist, sieht der Ausblick in die Zukunft noch düsterer aus. Falls der Trend anhält, wird die Hälfte aller Männer im UK bis zum Jahr 2030 klinisch fettleibig sein.

»Du meine Güte«, dachte Poppy, als sie das zum ersten Mal gehört hatte. »Das sind ja nur noch 15 Jahre. Dann ist kaum ein einziger gesunder Junge übrig, mit dem man gehen kann.« Da wusste sie allerdings nicht, dass die Frauen auch nicht weit zurückbleiben würden. Bis dahin würden vier von zehn ähnlich fettleibig sein.

Poppy hatte einige der neuesten Schlagzeilen in den Zeitungen gesehen und war entsetzt. Sie hatte die Geschichte von den 17 Feuerwehrmännern und Rettungssanitätern gelesen, die acht Stunden kämpften, um einen 254-Kilo-Mann aus seiner Wohnung zu befreien, nachdem er krank geworden war. Und von einem 19-jährigen Mädchen von 400 Kilo, das Innenwände in ihrem Haus einreißen und Fenster entfernen lassen musste, damit ein geeigneter Kran es in einen Krankenwagen heben konnte. Unter den wachsamen Augen von Ärzten und Schwestern, Sozialarbeitern und Polizisten wurde sie zu der dringenden Behandlung, die ihre massive Fettleibigkeit erforderte, ins Krankenhaus gebracht. In Poppys Augen war das »krass«. Mindestens 200 Briten, hatte sie im Gespräch mit ihren Freundinnen entdeckt, waren nicht in der Lage, wegen ihres enormen Umfangs ihre Wohnungen zu verlassen.

Aber wie können Menschen überhaupt erst zu einem solchen Umfang kommen, fragt sie sich. Die meisten Menschen zügeln ihre Gewichtszunahme, wenn sie merken, dass sie zum zweiten oder dritten Mal aus ihren Sachen herauswachsen. Ihre Kurzatmigkeit bei Anstrengung und Schwierigkeiten beim Bücken, um die Socken anzuziehen oder sich in ihr Auto zu zwängen, lassen sich nicht mehr ignorieren. Was also veranlasst diese anderen Personen, sich von der Gesellschaft abzutrennen und zu einem vorzeitigen Tod zu essen? Und wenn sie nicht selbständig gehen, sich den Hintern abwischen oder das Haus verlassen können, wer kauft ihnen dann Lebensmittel und bringt sie ihnen nach Hause? Welches verzerrte Gefühl von Liebe und Ergebenheit lässt zu, dass das geschieht?

Für uns alle ist Gewichtskontrolle Teil einer gesunden Lebensweise und sollte es auch sein. Fettleibigkeit ist untrennbar verbunden mit einer erhöhten Gefahr, koronare Herzkrankheit, einen Schlaganfall oder Krebs zu bekommen. Drei der häufigsten Todesursachen in der westlichen Welt. Hoher Blutdruck, erhöhter Cholesterinspiegel, Verdauungsstörungen, Arthritis, Schnarchen und Schlafapnoe fordern alle ihre Opfer. Dazu kommen die Komplikationen, die vielleicht nicht lebensbedrohend, aber gleichwohl bedauerlich und lebensverändernd sind. Unfruchtbarkeit. Soziale Isolation und Depression. Das Ziel stummer oder offener Beleidigungen zu sein. Warum ignorieren dann so viele von uns die Warnungen? Was ist die zugrunde liegende Ursache?

Die leichte Antwort ist, dass wir bei Weitem mehr Kalorien aufnehmen, als wir verbrennen. Es ist eine einfache Gleichung. Die zugeführten Kalorien sollten den verbrauchten Kalorien gleichkommen. Das bedeutet, dass sich unser Gewicht nicht ändert. Aber wenn die zugeführten Kalorien die verbrannten Kalorien übertreffen, nehmen wir zu. Und jeden Tag, an dem dies geschieht, steigert sich die Zunahme. Theoretisch lässt sich alles auf dieses grundlegende Gleichgewicht zurückführen, doch spielen zusätzliche Faktoren wie Genetik, sozioökonomische und psychologische Aspekte, Krankheit, Bewegung und begrenzte Nahrungsauswahl eine wichtige Rolle.

Wie jeder andere braucht Poppy jeden Tag nur zum Überleben eine bestimmte Menge Energie. Sie verbrennt Kalorien jedes Mal, wenn ihr Herz schlägt, mit jedem Atemzug und sogar wenn sie das Essen verdaut, das diese Kalorien liefert. Sie verbrennt Kalorien, wenn sie am Computer sitzt und beim Fernsehen, und sie verbrennt Kalorien auch, wenn sie schläft. Das ist ihr Grundumsatz oder ihre basale Stoffwechselrate, die Energiemenge, die sie aufbringt, nur damit die Zellen ihres Körpers leerlaufen und ihre Grundfunktionen erfüllen, wenn sie im Ruhezustand ist und wenn keine zusätzlichen Einflüsse wie eine frische Mahlzeit oder körperliche Betätigung aufgebürdet werden. Sie braucht 1700 Kalorien am Tag, noch bevor sie irgendetwas anderes tut. Je aktiver sie ist, desto mehr Kalorien wird ihr Körper brauchen, aber alle überschüssigen Kalorien, die sie aufnimmt, werden als Fett gespeichert. Wenn sie umgekehrt weniger isst, als ihr Körper braucht, und sich mehr bewegt, zwingt sie ihren Körper, die existierenden Fettspeicher für Energie zu verwenden. Wenn sie dies tut, wird sie an Gewicht verlieren.

Poppy arbeitete kürzlich einen Aufsatz für ein Biologieprojekt aus, um dies zu beweisen. Hausfrauen in den 1950er-Jahren, hatte sie recherchiert, aßen erheblich mehr Kalorien als ihre modernen Gegenstücke, waren aber messbar schlanker, einfach weil ihr Lebensalltag so viel mehr körperliche Aktivität verlangte. Heutzutage verbringen die Menschen viel mehr

Zeit im Sitzen. Wir verlassen uns viel mehr auf Autos, anstatt zu Fuß zu gehen, auf Aufzüge oder Rolltreppen statt Treppen und eher auf das Fernsehen zu Hause als physische Aktivitäten in der freien Natur. Schon ein kleines bisschen regelmäßige tägliche Bewegung kann einen großen Unterschied ausmachen. Aber während wir uns immer weniger bewegen, essen wir gleichzeitig mehr energiereiche Lebensmittel. Fett- und zuckerreiche Lebensmittel mit einem Übergewicht an stärkehaltigen Kohlenhydraten bedeuten, dass sich unsere Kalorienzufuhr enorm steigert, während wir es kaum bemerken. Die Größe der Portionen, die wir verzehren, hat sich parallel erhöht.

Klarere Nährwertangaben sind eingeführt worden, um die Menschen über die Lebensmittel, die sie kaufen, zu informieren, aber in Wirklichkeit verstehen nur wenige Käufer sie richtig. Die Etiketten bezeichnen den gesamten Energiegehalt der Lebensmittel, aber sie beschreiben dies in der Regel in Kilokalorien, die für die Energie stehen, die freigesetzt wird, wenn chemische Verbindungen während des Stoffwechsels gebrochen werden. Wissenschaftlich ist laut Definition eine Kalorie die Wärmemenge, die nötig ist, um die Temperatur von einem Milliliter Wasser um ein Grad Celsius zu erhöhen. Aber was soll's, denkt Poppy. Was für einen Wert hat solche Chemie für Leute wie Sinead, die um die richtige Auswahl der Lebensmittel ringen? Es bedeutet nicht viel für jemanden, der nicht jahrelang auf einen Abschluss in Ernährungswissenschaft hin studiert hat.

Es bedeutet, dass ein Gramm Kohlenhydrate (oder Proteine) etwa vier Kilokalorien Energie während des Stoffwechsels erzeugt, während ein Gramm Fett etwa neun Kilokalorien erzeugt. Dies beweist, dass Fette, bei gleichem Gewicht, eine viel reichere Energiequelle sind als Kohlenhydrate oder Proteine. Das ist physiologisch völlig einleuchtend, denn wenn wir zum Beispiel 16 Kilo Übergewicht aufgrund von Fettvorräten hätten, wären wir tatsächlich um 36 Kilo übergewichtig, wenn wir dieselbe Energiemenge als Kohlenhydrate speichern würden. Fett enthält mehr Energie, wiegt aber weniger. Wie sollte Sinead jemals in der Lage sein, die 100 Pfund oder so, die sie abnehmen muss, loszuwerden, wenn sie zu befangen und wahrscheinlich zu übergewichtig ist, um überhaupt gefahrlos zu trainieren?

Poppy berechnet, dass sie theoretisch die Gewichtsabnahme erreichen könnte, wenn sie mit einer kalorienarmen Diät von etwa 800 Kalorien am Tag beginnen würde. Da ein normaler Ruheenergieverbrauch bei 1700 Kalorien liegt, würde Sinead selbst ruhend 900 Kalorien am Tag an gespeichertem Fett verbrennen. Angesichts ihres Gewichts und der Energie, die sie verbraucht, nur um es zu bewegen, könnte sie mühelos zusätzliche 2000 Kalorien am Tag verbrennen, ohne sich überhaupt sportlich zu betätigen, wenigstens für den Anfang, bis sie ein bisschen abgespeckt hätte und sich das Abnehmen verlangsamen würde. Dann könnte ein bisschen zunehmend dynamischeres Training die Abnahme von Neuem beschleunigen.

Poppy weiß, dass ein Pfund gespeichertes Fett etwa 3500 Kalorien liefern könnte. Sinead würde also sehr viel gehen oder joggen müssen, um so viel abzunehmen, wie sie muss. Strammes Gehen, was weniger ökonomisch für den menschlichen Körper ist als bloßes Schlendern und deshalb mehr Energie verbrennt, würde bei einer 200 Pfund schweren Person wie Sinead 420 Kalorien pro Stunde verbrennen. Wenn sie das nur einmal am Tag täte, könnte sie ihren täglichen Energieverbrauch auf 3120 Kalorien steigern (1700 + 1000 + 420). Zieht man die 800 Kalorien in ihrer neuen Diät ab, könnte sie täglich 2320 Kalorien verbrennen. In drei Tagen würde sie 6960 Kalorien verbrennen, die Entsprechung von zwei Pfund gespeichertem Fett. Das sind vier Pfund in einer Woche und über acht Kilo in einem Monat. Theoretisch zumindest könnte sie, vorausgesetzt sie bekäme alle wichtigen Nährstoffe, die sie brauchte, in Form von Ergänzungsmitteln, die ganzen 50 Kilo, die sie unbedingt abnehmen müsste, in acht relativ kurzen Monaten verlieren. Rechnet man vier zusätzliche Monate für gelegentliche Ausrutscher und eine natürliche Verlangsamung des Prozesses dazu, könnte sie von jetzt an binnen eines Jahres die neue schlanke Person sein, die sie so gern wäre.

Poppy wünschte so sehr, Sinead könnte es auch so sehen und hätte die Motivation, Willensstärke und Unterstützung, es zu tun. Aber sie weiß auch, dass es jede Menge Leute gäbe, die bereit wären, ihre Anstrengungen zu sabotieren. Die ihr versichern würden, dass sie gerade so, wie sie jetzt ist, in Ordnung sei. Dieses eine Stück Schokolade würde schon nicht schaden. Dass es unhöflich sei, eine zweite Portion abzulehnen. Dass sie ihre Diät auf einen anderen Tag verschieben könne.

Könnte Sinead diese wenig hilfreichen Beeinflussungen meistern oder würde irgendeine genetische Veranlagung jeden vernünftigen Anlauf zu einer gesunden allmählichen Abnahme unmöglich machen, fragt sich Poppy. Die Rolle der Genetik bei Fettleibigkeit ist zweifelhaft. Gibt es wirklich ein Fettgen, wie die Leute immer häufiger behaupten? Haben manche Leute wirklich einen langsameren Stoffwechsel? Sind die Leute im Recht, wenn sie medizinische Voraussetzungen als unvermeidbaren Grund für das Zunehmen nennen, oder ist das nur eine bequeme Ausrede in der Absicht, Sympathie zu gewinnen?

Bisher haben die Wissenschaftler drei Arten von Fettgenen entdeckt. Doch nach dem, was wir über sie wissen, dürfen die meisten Leute ihnen leider nicht die Schuld an ihrem Übergewicht zuschieben. Über das »Fress-Gen« wird bereits seit einiger Zeit geredet. Dieses Gen ist bei ungefähr der Hälfte der Weltbevölkerung vorhanden, und es bestimmt, wie viel Energie aus unserer Nahrung wir verbrauchen und wie viel wir speichern. Es ist dafür gedacht, jede Kalorie, die wir aufnehmen, wenn es reichlich Nahrung gibt, festzuhalten, damit wir bei Nahrungsknappheit vor dem Hungertod geschützt sind. Wenn jedoch keine Knappheit eintritt, werden Menschen, die das Gen haben, schnell fettleibig. Sie bekommen auch Insulinresistenz, Diabetes und Herzkrankheiten. Ironischerweise verurteilen genau dieselben Mechanismen, die dazu bestimmt sind, sie am Leben zu erhalten, sie zu einem vorzeitigen Tod.

Ein weiteres Fettgen ist bei Menschen bestimmt worden, die für eine Anzahl seltener Krankheiten anfällig sind. Diese Personen absorbieren mehr Fett als normale Menschen und nehmen schnell zu. Ein anderes Thema, das in der Welt der Fettleibigkeits-Gene für Aufregung sorgt, betrifft eine Substanz namens Leptin. Leptin und Ghrelin sind zwei Hormone, die nachweislich großen Einfluss auf das Energiegleichgewicht haben. Leptin ist ein Proteinprodukt des ob-Gens und wird von Fettzellen namens Adipozyten produziert. Wenn höhere Konzentrationen in der Blutbahn auftreten, passiert es die Blut-Hirn-Schranke und sagt einem Teil des Gehirns, dem Sättigungszentrum im Hypothalamus, dass der Körper die Ernährung einstellen kann. Ghrelin dagegen ist ein schnell agierendes Hormon, das einen anderen Teil des Hypothalamus, das Hungerzentrum, beeinflusst und dem Körper sagt, dass er wieder zu essen anfangen soll. Bei fettleibigen Personen mit hohen Werten von Eingeweidefett (Fett, das hauptsächlich in den Unterleibsorganen statt unter der Haut gespeichert wird) ist das Gleichgewicht dieser Hormone gestört und eine Leptinresistenz wird häufig. Dies bedeutet, dass nie eine Sättigung erreicht wird. Hunger oder das Verlangen zu essen bleiben konstant.

Das genaue Wechselspiel zwischen den verschiedenen Hormonen (und ständig werden weitere entdeckt) ist nicht völlig geklärt. Aber die Existenz von Leptin und Ghrelin gibt den Biochemikern, die in der pharmazeutischen Industrie arbeiten, zumindest ein Modell, auf das sie die Entwicklung von Arzneimitteln stützen können, die eines Tages potenziell die globale Epidemie der Fettleibigkeit lösen könnten. Es gibt uns auch heute schon einfache Tricks an die Hand, die wir anwenden können, um uns bei unseren Hungerpegeln zu behelfen. Ein Glas Wasser zum Beispiel vor jeder Mahlzeit reduziert nachweislich die Menge, die wir essen, um mindestens 230 Gramm und unterdrückt Ghrelin. Vielleicht sollte Sinead ein paar Liter vor jeder Mahlzeit trinken, denkt Poppy. Alles, was ihren Magen ohne Kalorien füllt.

Wie Millionen übergewichtiger Leute vor ihr hat es Sinead mit Diäten probiert, ohne Erfolg. Anfangs verlor sie Gewicht, nahm aber auf Dauer mehr wieder zu. Die Ghrelin-Geschichte mag das teilweise erklären. Schlanke Frauen können lernen, ihren Ghrelin-Spiegel zu senken, aber diese Spiegel steigen mit einer diätbedingten Abnahme sofort wieder an. Je mehr jemand Diät lebt, desto hungriger wird er. Es klingt einleuchtend, aber es ist fast so, als veranlasse halbes Verhungern die Ghrelin-Spiegel dazu, zu steigen. Darauf beruht die Theorie, dass Diät nicht funktioniert und dass gesunde, ausgewogene Esspläne und regelmäßige Bewegung viel klügere Alternativen sind.

Die Genetik mag eine Rolle bei den Ursachen der Fettleibigkeit spielen, aber es kann nur eine geringe sein. In evolutionärer Hinsicht kann sich die genetische Ausstattung der menschlichen Rasse in den vergangenen 500 000 Jahren nicht sehr stark verändert haben. Sicherlich nicht in den letzten 50 Jahren. Doch gerade während dieses Zeitrahmens haben wir eine rasante Zunahme des Anteils übergewichtiger Menschen an der Bevölkerung erlebt. Wir können über psychologische Aspekte reden, über Frustessen oder den Gebrauch von Lebensmitteln als Waffen der Kontrolle in unserem Leben. Wir können essen, weil wir gelangweilt, gestresst oder müde sind. Wir können lyrisch werden über die Theorie der Körpertemperatur, die erklärt, dass wir im Winter mehr essen, weil uns kalt ist, und wir können mit dem Finger auf die Theorie der gastrointestinalen Dehnungsrezeptoren deuten, die behauptet, dass die Dehnung der Magenwand, die normalerweise dem Gehirn signalisiert, mit dem Essen aufzuhören, bei manchen Menschen nicht in der üblichen Weise zu wirken vermag. Am Ende des Tages stimmt jedoch die alte Botschaft über das Gleichgewicht von Energieaufnahme und -abgabe immer noch. Ganz gleich, was Sineads Gene, Hormone und psychologische Aspekte ihr sagen, sie muss weniger essen und sich mehr bewegen. Tut sie das nicht, wird sie vielleicht weiter zunehmen und in dem Teufelskreis einer von der Fettleibigkeit ausgelösten Depression landen. Ihr Risiko, Typ-2-Diabetes zu bekommen, ist jetzt schon 80 Mal höher als bei einem Normalgewichtigen. Wenn sie das Problem nicht bald angeht, kann sie durchaus vor ihren Eltern sterben und nie die mittleren Jahre erleben.

Poppy weiß allerdings nicht, weil Sinead es ihr nie erzählt hat, dass sie schon mehrere Male ihren Arzt aufgesucht und um Hilfe gebeten hat. Poppy würde es nicht glauben, wenn sie sie so für Pizza anstehen sieht anstatt für Salat, aber Sinead ist auch schon an einen Ernährungsberater und einen persönlichen Trainer im örtlichen Sportzentrum verwiesen worden. Weder das eine noch das andere hat sich allerdings als erfolgreich erwiesen. Ziemlich widerstrebend hat ihr Arzt ihr dann Orlistat verschrieben. Dieses verhindert, dass bis zu 25 Prozent des Nahrungsfettes absorbiert werden. Doch es verlangt immer noch eine fettarme Kost, damit die Patienten die Nebenwirkungen vertragen, zu denen das Ausscheiden von schaumigem Stuhl und sogar der unkontrollierbare anale Abgang öliger Flüssigkeit gehören. Infolgedessen konnte Sinead es nicht weiter einnehmen. Sineads Eltern drängen nun den Arzt, einen bariatrischen Eingriff zu veranlassen. Sie meinen, die einzige Antwort sei ein Magenband oder ein Magenbypass. Eine Million Personen seien dafür geeignet, argumentieren sie, und einige von ihnen hätten es machen lassen. Warum also nicht auch Sinead? Dies sei doch gewiss eine Lösung, die ihr ermöglichen würde, ein normales Leben zu genießen?

Magenbandchirurgie ist sicherlich eine höchst effektive Methode, um eine erhebliche und anhaltende Abnahme zu erreichen. In einem laparoskopischen, also minimal-invasiven Eingriff wird ein aufblasbares Band um den Magen gelegt, das ihn in zwei Teile teilt. Es schafft einen kleineren Magensack am oberen Teil, der sich beim Essen schnell füllt, sodass ein Völlegefühl entsteht. Dann passiert die Nahrung langsam die Öffnung in den unteren Teil des Magens und wandert dann wie normal weiter in den Darm. Es beschränkt die Menge der Nahrung, die eine Person zu essen vermag. Außerdem kann das Magenband mit Salzlösung weiter aufgeblasen werden, um den Umfang der Öffnung in den unteren Teil des Magens im Bedarfsfall zu verringern, ein Verfahren, das umkehrbar ist.

Ein anderes Verfahren, das nicht so leicht rückgängig gemacht werden kann, aber ebenfalls die Menge der Nahrung, die man isst, und die Zahl der Kalorien, die man absorbieren kann, reduziert, ist die Magenbypass-Operation. Hier wird ein Klammernahtgerät (Stapler) verwendet, um den Magen in zwei Teile zu teilen und einen Magensack am oberen zu schaffen, ähnlich dem, der durch das Magenband entsteht, aber statt dass die Nahrung in den Magen passiert, umgeht sie den unteren Teil und den größten Teil des Darms. Stattdessen führt ein chirurgisch umgestaltetes und verkürztes Stück Darm die Nahrung direkt zu einem Punkt viel weiter unten im Verdauungssystem. Dies erklärt, warum weniger Kalorien absorbiert werden. Ziemlich erstaunlich ist, dass die ganze Operation im Schlüssellochverfahren, mit fünf oder sechs kleinen Schnitten, durchgeführt werden kann. Sineads Eltern halten dies für den Heiligen Gral, was die Antwort auf die Probleme ihrer Tochter betrifft, aber leider will Sineads Hausarzt nicht recht mitspielen.

Der Arzt erinnert sie vernünftigerweise immer wieder daran, dass sich Komplikationen einstellen können. Er spricht von Lungenproblemen und Verletzung der Milz. Er spricht von einem Verrutschen des Magenbands und Durchlässigkeit an den Verbindungsstellen, wo der Darm verlegt worden ist. Er erinnert sie, dass eine Blutung, Infektion und ein Blutgerinnsel auftreten können wie nach jeder Operation. Er weist auch auf das Problem überschüssiger schlaffer Haut nach erheblicher Abnahme hin und auf die Tatsache, dass keiner der Suchtverhalten erzeugenden psychologischen Aspekte außer der Esssucht behandelt sein wird. Er sagt ihnen sogar ernst, dass ein bariatrischer Eingriff und die damit verbundene Vollnarkose manchmal ein Menschenleben fordern können. Aber weder Sinead noch ihre Eltern hören darauf. Die Operation gehört nicht zum Katalog der Regelleistungen der Krankenkassen. Wenn sie aber bereit sind, nach Einzelfallprüfung die Kosten zu übernehmen, wollen sie es unbedingt in Angriff nehmen.

Falls ihnen der Wunsch erfüllt wird, braucht Sinead zwei bis sechs Wochen, um sich von dem Verfahren zu erholen, weshalb sie den Eingriff für die Schulferien planen. Falls Sineads Operation nach Plan verläuft, wird sie innerhalb von zwei Jahren die Hälfte ihres überschüssigen Gewichts verlieren, ungefähr drei Kilo im Monat, falls sie sich für ein Magenband entscheidet. Die Magenbypass-Alternative würde sogar noch mehr erreichen, ungefähr 70 Prozent ihres überschüssigen Gewichts im selben Zeitrahmen. Aber sie wird auf Dauer Nahrungsergänzungsmittel nehmen müssen, und sie wird nie wieder normales geselliges Essen genießen können.

Das Haupthindernis für Sineads Magenchirurgie ist jedoch, dass sie nach dem klinischen Leitfaden nicht berechtigt ist, weil ihr BMI unter 40 liegt und sie keine erheblichen Begleiterkrankungen hat. Bevor sie sich operieren lassen kann, wird sie *zunehmen* müssen, damit sie die anerkannten allgemeinen Kriterien erfüllt. Vielleicht steht Sinead deshalb vor der Ausgabe für warme Speisen und nimmt sich gerade drei sehr große Stücke Pfannenpizza.

Die Verbreitung, Zugänglichkeit und der geringe Preis von fettreichem, kohlenhydratreichem Fast Food wie Pizza ist die Hälfte des Problems, weiß Poppy. Die britische Regierung zum Beispiel versucht, einige der größten Fast-Food-Unternehmen unter Druck zu setzen, die Kalorien in ihren Produkten zu reduzieren, aber so weit ohne Erfolg. Warum sollten sie das Risiko eingehen wollen, ihre Profite zu beschneiden, indem sie ihre Angebote weniger schmackhaft machen? Es gibt so vieles mehr, was die Regierung tun könnte, anstatt bariatrische Eingriffe bei Personen, für die präventive Maßnahmen schon zu spät kommen, von den Kassen übernehmen zu lassen. Sie könnten Warenautomaten für Süßigkeiten und Chips in Schulen verbieten, frisches Obst und Gemüse und Fisch subventionieren, eine Fettsteuer auf Lebensmittel erheben und Wettkampfsport wieder als Teil des Lehrplans einführen. Jährliche Gewichtskontrollen bei Schulkindern würden Probleme frühzeitig deutlich werden lassen. In einigen Schulen geschieht dies bereits. Sicher wäre es vermeidbar, dass auch andere Mädchen in eine Situation geraten wie die von Sinead jetzt. Wenn sie doch nur auf natürlichem Weg abnehmen könnte. Warum um Himmels willen kann jemand wollen, dass an ganzen Abschnitten seines völlig gesunden Verdauungssystems chirurgisch herumgeschnippelt wird, nur damit er weniger essen kann? Es ist ein Rätsel, das Poppy nie verstehen wird. Und eines, über das sie keinen Augenblick länger nachdenken möchte.

Zum Glück werden diese Gedanken von Kirsten unterbrochen, die hinter ihr steht und wissen möchte, ob Poppy mit Bens Freund Frankie angebändelt habe.

»Hast du überhaupt schon den ersten Schritt getan?«, möchte sie wissen. Es war freundlich und gut gemeint, kam aber völlig aus heiterem Himmel. Poppy war auf die Frage nicht vorbereitet. Der erste Schritt, damit meinte sie Knutschen. Sie spürt plötzlich, wie sie heftig rot wird. Was verursacht diese leidige Reaktion, überlegt sie. Als sie ihre Tante danach fragte, sagte Sal, sie wisse, wie man damit umgehe, aber sie hatten dann so angeregt über andere Dinge gesprochen, dass sie nicht mehr auf diesen Punkt zurückgekommen waren.

Beim Erröten erweitern sich Hunderte von kleinen Blutgefäßen im Gesicht – alle gleichzeitig und plötzlich – und erhöhen dramatisch die Durchblutung. Poppy verspürt ein brennendes Gefühl, das sich über den Hals und die Brust ausbreitet, und noch intensiver ist ihr bewusst, dass alle um sie herum es ebenfalls bemerken müssen. Und das ist Teil des Phänomens. Um erröten zu können, muss diese Person ein Gefühl dafür haben, wie sie mit anderen interagiert. Sie muss die Fähigkeit besitzen, sich selbst vom Standpunkt anderer aus zu beurteilen, und leicht in Verlegenheit zu bringen sein. Man kann sogar jemanden zum Erröten allein dadurch bringen, dass man ihm sagt, er werde rot. Interessanterweise ist es etwas, das ausschließlich auf Menschen beschränkt ist. Selbst Menschen, die von Geburt an blind sind. Kein anderes Tier tut etwas Ähnliches. Der Grund ist, dass es emotionale Stimuli und hoch entwickelte Ebenen der Hirnfunktion verlangt, um es auszulösen.

Erröten ist auch kein neues Phänomen. Das gab es vermutlich schon, seit dem ersten Höhlenmenschen vor den Augen der Mutter seiner Höhlenfrau das Lendentuch herunterfiel. Charles Darwin schrieb es einer ererbten und übertriebenen Reflexreaktion auf die Aufmerksamkeit anderer Menschen zu. Einigermaßen vorhersehbar führte Sigmund Freud es auf unterdrückte sexuelle Erregung und die Kastrationsangst zurück. Eine jüngere Erklärung ist, dass Erröten eine Art von nichtverbaler Entschuldigung ist. Der Errötende bemerkt, dass er in den Augen anderer etwas Falsches oder Ungezogenes getan hat und räumt dies passiv in einer Weise ein, die Sympathie erzeugt und ihm die Zuneigung seiner sozialen Gruppe sichert.

Da Poppys Erröten durch die bloße Nennung von Frankies Namen ausgelöst wurde, hatte Freud vielleicht doch schon immer recht. Vielleicht ist zumindest in diesem Fall unterdrückte sexuelle Erregung die Ursache. Sie weiß nur, wie sie sich im Augenblick selbst sagt, dass es ein verräterisches Zeichen ist, ein sichtbarer Hinweis auf ihre wahren Gefühle und etwas, worauf sie liebend gern verzichten würde. Warum, denkt sie, ist mit Erröten immer etwas verbunden, das man verbergen möchte? Man möchte es mehr als alles andere verbergen, doch durch das Erröten bestätigt man es unmittelbar. Eine merkwürdig widersprüchliche Botschaft wird hier übermittelt. Ein Geheimnis wird streng gehütet, aber ein starkes körperliches Signal lenkt Aufmerksamkeit darauf. Kann Poppy es dennoch meistern? Wird sie wie ihre Tante Sal irgendwann herauswachsen oder gibt es ein Medikament, das ihr jetzt sofort helfen könnte?

Sie weiß es nicht, aber eine oft wirksame kognitive Verhaltenstechnik ist, bewusst zu versuchen, so rot wie möglich zu werden, wann immer sie ein Erröten nahen fühlt. Genauso wie es fast unmöglich ist, ein Erröten herbeizuführen, wenn man allein ist, scheint ein Ablenken des Verstands durch den Versuch, in einer peinlichen Situation rot zu werden, den emotionalen Reflex, der das Erröten verursacht, auszuschalten. Für Poppy in ihrer Qual muss es den Versuch wert sein. Sicherlich ist es der Einnahme von verschriebenen Betablockern oder Antidepressiva wie Propranolol oder Venlafaxin, die gelegentlich für diesen Zweck verwendet werden, vorzuziehen. Die wichtigste kognitive Verhaltenstechnik, die Poppy derzeit nutzt, um ihr Erröten zu bewältigen, ist die, schnell das Thema zu wechseln und die Aufmerksamkeit auf jemand anderen zu lenken.

»Hast du heute Davinas Schnurrbart bemerkt?«, fragt sie Kirsten.

»Wie könnte ich den *nicht* bemerken? Sie sieht ja aus wie Tom Selleck.«

Poppy lacht. »Aber sie hat auch Koteletten. Und behaarte Beine.«

»Weiß Gott, wie die Stellen aussehen, die wir nicht sehen können«, ergänzt Kirsten mit einer boshaften, naiven Miene.

»Warum tut sie nicht was dagegen? Sie wäre eigentlich ansonsten hübsch«, sinniert Poppy.

Und damit nehmen sie und Kirsten ihre Salatteller und setzen sich zusammen an einen Tisch am Fenster, um das haarige Problem des Hirsutismus bei Frauen zu diskutieren.

»Im Ernst, ich an ihrer Stelle würde es bleichen, auszupfen oder sogar mit Wachs entfernen, wenn es sein müsste«, sagt Kirsten. »Ich würde für eine dauerhafte Kur wie Elektrolyse oder Laserbehandlung bezahlen. Das wäre großartig für Davina. Je dunkler das Haar, desto besser anscheinend die Reaktion. Es würde mir auch nichts ausmachen, wenn es mehrfach wiederholt werden müsste. Ich würde alles tun, um weniger wie Rasputin auszusehen.«

»Eine Wachsbehandlung würde, glaube ich, ziemlich wehtun«, antwortet Poppy. »Wäre eine Enthaarungscreme nicht angenehmer?«

»Genau«, sagt Kirsten. »Es gibt eine neue. Du bekommst sie auf Rezept.«

»Woher weißt du das?«

»Spricht sich rum. Von meiner Mutter genau genommen. Sie ist in der Menopause und scheint sich in einen Gorilla zu verwandeln. Du weißt schon. Weitere Taille. Unvorhersehbare Stimmungsumschwünge. Imponiergehabe und Aggression.«

»Und eine Menge dickes, verfilztes Haar am ganzen Körper?«

»Dann hast du meine Mutter also schon kennengelernt?«

Worauf Kirsten und Poppy sich über ihrem Essen kranklachen.

Hirsutismus ist ein echtes Problem für viele Frauen. Dies gilt besonders in der westlichen Welt, wo die Mode vorschreibt, dass übermäßiger Haarwuchs unattraktiv und kulturell inakzeptabel ist. In der Regel ist er erblich und ein verbreitetes Merkmal bei Rassen mit dunklerer Haut. Aber das während und nach der Menopause veränderte Verhältnis der Sexualhormone, die die vermännlichende Wirkung des Testosterons begünstigen, lässt sicherlich in allen weiblichen Bevölkerungen, gleich woher sie kommen, das Gesichtshaar dichter und schneller wachsen. Ein ähnliches Muster tritt bei jüngeren Frauen mit polyzystischem Ovarialsyndrom auf, wo es mehrere kleine, mit Flüssigkeit gefüllte Zysten in den Eierstöcken gibt.

»Wenigstens hat sie keine Hypertrichose«, sagt Kirsten. »Ich hatte Mitleid mit meiner Mama und habe es nachgeschlagen. Offenbar wächst dabei am ganzen Körper Haar. Sogar an Stellen, wo es normalerweise kein Haar gibt. Wie Augenlider und Stirn.«

»Um deine Brustwarzen und Kniescheiben?«

»Und auf den Schultern und dem Rücken.«

»Kirsten?«

»Was?«

»Ich glaube, Davina hat Hypertrichose.«

Kapitel 30

Adam, der jetzt vor 250 unruhigen 16- und 17-jährigen Schülern steht, fühlt sich ziemlich angespannt. Der Schuldirektor stellt ihn, ganz wie erwartet, als Geschäftsführer einer Wohlfahrtseinrichtung vor, die auf Paarberatung und psychosexuelle Medizin spezialisiert ist.

»Die heutige Veranstaltung ist ein Auftakt«, redet er langatmig, »ein zukunftsweisendes Experiment in Sexualerziehung für Jugendliche, ursprünglich konzipiert und entwickelt durch die Schüler selbst und dann auf den Weg gebracht von dem seelsorglichen Ausschuss der Schule und dem Direktorium.«

Viele Schüler sehen aus, als wären sie schon halb eingeschlafen. Adam dagegen ist hellwach. Obwohl sein Kater dank vieler Tassen Kaffee und Schmerzmitteln fast überwunden ist, sind seine Hände feucht, er hat Schweißperlen auf der Stirn, und sein Herz pocht. Er hat Schmetterlinge im Magen, sein Mund ist trocken, und langsam wünscht er sich, er wäre noch einmal auf die Toilette gegangen, bevor er auf das Podium trat. Er erlebt alle klassischen Anzeichen akuter Angst, und das hat ihn als jemanden, der normalerweise mit Druck umgehen kann, doch ziemlich überrascht. Er hätte natürlich eine der Propranolol-Tabletten nehmen können, die der Hausarzt ihm für gelegentliche Tischreden, Flugangst oder Ereignisse wie dieses verschrieben hatte. Indem sie die Wirkungen der Stresshormone Adrenalin und Noradrenalin blockieren, lassen sie die physischen Symptome akuter Angst völlig verschwinden, ohne die geistige Wachheit zu beeinträchtigen, wie andere Sedativa es tun. Eine Tablette Propranolol hätte schnell sämtliche unangenehmen Gefühle beseitigt, an denen Adam jetzt leidet, aber er war davor zurückgeschreckt, zusätzlich zu dem Mix, mit dem er immer seinen Kater behandelte, noch mehr Medikamente zu schlucken.

Plötzlich hat der Direktor seine Rede beendet, und Adam macht zwei zaghafte seitliche Schritte in eine Position direkt hinter dem Rednerpult. 250 Schüler beobachten ihn erwartungsvoll. Was sie betrifft, so ist dieser Bursche ein »Sexexperte«. Das könnte lustig werden, scheinen sie zu denken. Einige sehen schick, intelligent und interessiert aus, anscheinend aufmerksam und gespannt aufnahmebereit. Andere präsentieren sich weniger gut, mit verrutschten Krawatten und offenen Kragen, sie schubsen verstohlen ihre Nachbarn mit hinterhältig grinsenden Gesichtern, jederzeit für einen Witz zu haben. Das sorgfältige Auswahlverfahren in der Absicht, ein handverlesenes reifes Publikum zu garantieren, scheint weniger selektiv gewesen zu sein als versprochen. Und sollten es eigentlich nicht 200 Schüler sein, keine 250, denkt Adam. Scheint alles ein bisschen aufgebauscht zu sein. Und ausgerechnet heute, überlegt er, macht Größe den Unterschied. Um seinetwillen und auch für die Jugendlichen muss er das Eis brechen. Wenn er überhaupt die freimütigen und offenen Fragen aus seinem Publikum herauslocken will, um die herum sein Vortrag geplant ist, muss er das Verfahren mit ein bisschen Humor würzen. Humor, weiß er, ist eine fantastisch wirksame Methode, um Barrieren und Hemmungen zu überwinden. Sexberatungsguru Doctor Ruth, die kurzweilige, sympathische und sehr informative Expertin der 1980er, setzte ihn bravourös ein. Adam nutzt ihn selbst sehr erfolgreich, wenn er Klienten berät. Und so beginnt er.

»Als ich Student war, hatten wir an meiner Universität nur einen einzigen Vortrag über sexuelle Erziehung in fünf Jahren. Folglich war er sehr gut besucht. Aber dann begann unser Professor der Sexualwissenschaft mit der Erläuterung seiner Theorie, dass man umso glücklicher ist, je mehr Sex man hat. ›Alle Studenten die Hand heben‹, höre ich ihn noch sagen, ›die jeden Tag Sex haben.‹ Eine Anzahl äußerst glücklicher und zufriedener Studenten hob die Hand. ›Sehen Sie. Es passt zu meiner Hypothese‹, sagte der Professor. ›Je mehr Sex Sie haben, desto glücklicher sind Sie. Jetzt die Studenten, die einmal in der Woche Sex haben?‹ Mehr Hände gingen hoch, aber nicht ganz so selbstbewusst, und die Studenten sahen nicht so glücklich aus wie die erste Gruppe. Die dritte Gruppe räumte ein, nur einmal im Monat Sex zu haben und sah eindeutig unglücklich aus. ›Sie sehen‹, erklärte uns der Professor vergnügt, ›häufiger Sex macht Menschen glücklich.‹ Dann fuhr er fort: ›Gibt es hier jemanden, wenn ich fragen darf, der nur einmal im Jahr Sex hat?‹ Sofort sprang unter Klappern und Poltern eines Pultdeckels und herunterfallender Bücher ganz hinten im Auditorium ein junger Mann auf, mit erhobenen Armen und einem breiten Lächeln im Gesicht, der aufgeregt rief: ›Ich! Ich! Ich habe nur einmal im Jahr Sex!‹« An diesem Punkt seiner Anekdote legte Adam der dramatischen Wirkung zuliebe eine Pause ein. »Dem Professor, der sichtlich verdutzt war, weil seine geschätzte Theorie durch diese offenkundige Ausnahme von der Regel geplatzt war, verschlug es fast die Sprache. ›Warum sind Sie dann so glücklich?‹, erkundigte er sich vorsichtig. ›Weil es heute Nacht ist! Es ist heute Nacht!‹, schrie der Mann.«

Die Schüler scheinen das zu mögen, und sie applaudieren spontan. Der Geistliche und der Beobachter von der Klinik für Familienplanung sehen nicht ganz so vergnügt aus. Sie fragen sich vermutlich, in welche Richtung das führen wird.

Man kann es nicht immer allen recht machen, denkt Adam, aber dennoch beginnt er schon zu überlegen, warum er sich darauf eingelassen hat. Er weiß, dass er wie viele Menschen gewöhnlich den Nervenkitzel liebt, den es ihm bringt, wenn er sich aufregenden neuen Herausforderungen stellt. Er arbeitet am besten und effektivsten, wenn er eine Deadline einhalten muss und wenn er mit vielen verschiedenen Aufgaben gleichzeitig jongliert. Wie ein Sportler im Wettkampf oder ein Schauspieler auf der Bühne läuft er zu Höchstform auf und übertrifft sich normalerweise selbst, sogar vor einem kritischen Publikum wie diesem. Es ist der gleiche Adrenalinschub, den alle diese jungen Leute vielleicht auf einer Achterbahn im Vergnügungspark erleben oder wenn sie einen besonders grausigen Thriller im Kino sehen. Ohne solche Herausforderungen wäre das Leben öde, monoton und langweilig. Das ist jedenfalls, was Adam sich im Moment einzureden versucht. Das und die Tatsache, dass es beim Rest auf Persönlichkeit ankommt.

Bin ich wirklich eine Typ-A-Persönlichkeit, fragt er sich. Ist er so auf Wettbewerb aus, ehrgeizig und getrieben, wie Eve behauptet? Versucht er ständig, alles und jeden um ihn herum zu kontrollieren, verinnerlicht er Zorn und setzt sich unrealistische Ziele? Hetzt er sich immer ab mit mehreren Aufgaben gleichzeitig, ist er leicht gereizt von anderen Leuten, erträgt er es nicht, anzustehen, und fällt es ihm schwer, pünktlich zu sein? Vielleicht trifft das alles zu. Vielleicht sollte er sich nicht solche anspruchsvollen Aufgaben stellen und sich so sehr darum sorgen, was andere Leute von ihm denken. Es wäre vielleicht besser für seine langfristige Gesundheit. Genau in diesem Moment ist Adam nur allzu bewusst, was andere von ihm denken – 252 andere, um genau zu sein.

»Dies ist ein freimütiges und offenes Forum für Fragen in Hinblick auf Beziehungen, Liebe und Sex«, sagt Adam. »Scheuen Sie sich nicht, fellativ, Entschuldigung, relativ simple Fragen zu stellen.« Verdammt! Warum müssen solche Freud'schen Versprecher immer im unpassendsten Moment ihre hässlichen Köpfe recken? Er kann sich fast erröten fühlen, so wie es Poppy ginge. Sie wäre hervorragend geeignet, eine solche Rede zu halten, denkt er. Das nächste Mal bitte ich sie, es zu tun.

»Ich bin nicht hier, um einen langen Vortrag zu halten«, fährt er fort. »Alles, worüber wir heute in diesen vier Wänden reden, ist Teil einer einvernehmlichen, für beide Seiten nützlichen Sache, wie alle Beziehungen es sein sollten. Und was auf der Tournee passiert, bleibt auf der Tournee, fragen Sie also frei von der Leber weg.« Er weiß, dass das Bild nicht recht passt, aber die Botschaft über Vertraulichkeit scheint bei den Schülern jedenfalls anzukommen, und sie reagieren bald. Die erste Frage ist vorsichtig, ungefährlich und vollkommen normal.

»Warum findet die Pubertät bei verschiedenen Personen zu verschiedenen Zeiten statt?«

Adam erklärt, dass die Pubertät normalerweise bei Mädchen früher eintrete als bei Jungen. Er zerstreut das aufkommende Triumphgefühl, das er unter den Mädchen bemerkt, indem er sogleich anfügt, dass sie manchmal schon mit acht beginne.

»Es gibt einen Wachstumsschub mit ungefähr zehn, und unter der Haut setzt sich Fett an, besonders um die Brüste, die Hüften, das Gesäß und die Schenkel. In der Schamgegend, an den Beinen und Armen beginnen Haare zu wachsen. Die Brüste beginnen sich zu entwickeln, und der dunkle Bereich um die Brustwarze wird größer und dunkler.«

Das Publikum lauscht andächtig.

»Bei Jungen setzt die Pubertät zwischen 10 und 17 ein«, fährt Adam fort. »In der Regel tritt der erste Wachstumsschub etwa mit 13 ein, wenn die Arme und Beine und der Penis wachsen, und nachdem sie ein oder zwei Jahre ein wenig schlaksig ausgesehen haben, füllt sich der Rest des Körpers mit mehr Muskelgewebe aus. Die spätere Pubertät von Jungen ist verantwortlich für die Tatsache, dass sie am Ende gewöhnlich größer werden als Mädchen. Das kommt daher, dass die wachsenden Enden ihrer Knochen sich über längere Zeit weiterentwickeln, während bei Mädchen die Sexualhormone der Pubertät auf sie einwirken und ihr weiteres Wachstum aufhalten.«

Jetzt sind die Jungen dran, ziemlich zufrieden mit sich selbst zu sein. Die zweite Frage ist ebenso unverfänglich.

»Kann man AIDS durch Küssen bekommen?«

»Es ist äußerst unwahrscheinlich, dass sich jemand durch normales Küssen jemals mit AIDS anstecken könnte.« Adam achtet darauf, das Wort »normal« einzufügen, da ihm bewusst ist, dass manche Teenager Oralsex irrtümlich für eine sichere Alternative zu Vaginalsex und für eine erotische Form des Küssens halten. Er wird seine Antwort nicht ausschmücken, aber er wird ergänzen, dass es, selbst wenn jemand HIV in der Blutbahn hätte, keine aussagekräftigen nachweislichen Viren im Speichel gäbe und sicherlich nicht genügend, um die Infektion zu übertragen.

Die dritte Frage geht tiefer und spiegelt vermutlich ein persönliches Problem.

»Was passiert, wenn man die Pille nimmt und ein paar Tage vergisst, sie zu schlucken?«

»Wenn Sie die Pille später als zwölf Stunden, nachdem Sie sie hätten nehmen sollen, schlucken, müssen Sie davon ausgehen, dass sie möglicherweise nicht wirkt. Das Gleiche gilt, wenn Sie sich übergeben, Durchfall haben oder Antibiotika nehmen und sie vielleicht nicht absorbieren. Abhängig von dem Typus der Pille, die Sie nehmen, sollten Sie immer Ihren Arzt oder die Verhütungsberatung konsultieren und in der Zwischenzeit eine alternative Methode zur Verhütung anwenden.«

»Und wenn es zu spät sein könnte?«, fragt dasselbe Mädchen. Es hört sich für Adam ganz danach an, als habe sie vielleicht selbst ungeschützten Geschlechtsverkehr gehabt, wahrscheinlich vor Kurzem.

»Sie sollten trotzdem Ihren Arzt aufsuchen. Wenn jemand ungeschützten Sex hat, kann sie sich immer noch die ›Pille danach‹ verschreiben oder eine Spirale einsetzen lassen, die beide wirken können, auch wenn sie mehrere Tage nach dem Ereignis verwendet werden. Doch je früher, desto besser. Und wenn Ihre nächste Periode verspätet ist, dann brauchen Sie ebenfalls das Gespräch mit Ihrem Arzt.« Adam wirft an dieser Stelle wieder einen nervösen Blick zu dem Geistlichen und ist erleichtert, dass dieser unbeeindruckt wirkt. Es handelt sich vermutlich um ein Thema, wird ihm klar, über das die Schüler mehr wissen müssen. Nun ist das Eis gebrochen, und die Fragen überschlagen sich.

»Warum haben Kerle morgens Erektionen?« Verlegenes Gekicher ist im ganzen Raum zu hören, und von irgendwo ganz hinten hört man eine gedämpfte Stimme hinzufügen: »Nur morgens?« Wieder schlägt Adam mit einer sachlichen Antwort zurück, um die aufkommende Neugier zu unterdrücken.

»Die Testosteronspiegel im Blut sind am Morgen höher als zu jeder anderen Tageszeit«, erklärt Adam. »Zusammen mit der Stimulierung der Rückenmarksnerven aufgrund einer vollen Blase sorgen sie dafür, dass Erektionen mit größerer Wahrscheinlichkeit morgens auftreten.«

Um nicht durch die vorige direkte Frage zur männlichen Sexualität ausgestochen zu werden, schießt ein Mädchen mit einer für den weiblichen Anteil im Raum zurück. »Was geschieht, wenn eine Frau einen Orgasmus hat?«

»Wen kümmert das?«, ruft derselbe Komiker, von dem der vorige Einwurf gekommen war. Adam weiß, dass Zwischenrufe von Idioten im Publikum der Todesstoß für eine Diskussion wie diese sind. Er muss es im Ansatz ersticken.

»Moment, einen Augenblick mal«, sagt er laut und plötzlich mit strenger Autorität in der Stimme. »Es scheint dort hinten einen zu geben, der alles weiß, was es über Sex und Beziehungen zu wissen gibt. Offenbar der Casanova der Schule und Traum aller Frauen.« Jetzt teilt sich die Menge und eine Lücke tut sich auf um einen bestimmten Jungen, der nervös lacht, von einem Fuß auf den anderen tritt und verlegen aussieht.

»Würden Sie gern selbst heraufkommen und die Diskussion unterstützen?«

Es überrascht nicht, dass der betreffende Junge nicht antwortet. Adam spürt, dass die Schüler die Situation genießen und mehr hören wollen. Er spürt aber auch, dass sie genervt sind von diesem Jungen und seinen ziemlich vorhersehbaren Witzeleien.

Zum Glück für Adam wird die kurze verlegene Stille von der nächsten Frage unterbrochen.

»Wie oft denkt die Durchschnittsperson an Sex?«

»Nach einem bestimmten Psychologen, der über 4000 Personen befragt hat, denken Männer unter 25 ungefähr einmal alle zwei Minuten an Sex und Frauen unter 25 alle fünf Minuten. Selbst mit fortschreitendem Alter bleibt es für viele eine ständige Obsession. Unser Gehirn ist tatsächlich das wichtigste Geschlechtsorgan im Körper. Es lässt uns von Sex träumen, schmiedet Pläne darüber, nimmt ihn vorweg und erinnert sich an ihn. Sie können 18 oder 80 sein, aber Ihr Verstand erfindet wahrscheinlich immer noch alle möglichen eingebildeten sexuellen Begegnungen und Eroberungen. Sexuelle Fantasien werden ständig in Ihrem Kopf geschaffen, mehr oder weniger immerzu. Aber das ist normal.«

»Sie haben meine Frage zum weiblichen Orgasmus nicht beantwortet«, sagt dasselbe Mädchen wie vorhin.

»Ja, stimmt«, erwidert Adam. Und mit einem versöhnlichen Zwinkern zu dem Jungen, den er gerade in Verlegenheit gebracht hat, fügt er hinzu: »Und im Unterschied zu *ihm* halte ich es für eine wichtige. In den frühen Stadien der sexuellen Erregung erweitern sich die Blutgefäße um die weiblichen Genitalien und füllen sich mit Blut, wodurch der ganze Bereich an Größe zunimmt und sich voller und fester anfühlt. Die Klitoris vergrößert sich und tritt aus der schützenden Vorhaut hervor. Die Brüste schwellen an, manchmal um bis zu 20 Prozent, und die Brustwarzen stellen sich stärker auf. Um in vollem Umfang erregt zu werden, können 20 Minuten vergehen, damit diese natürlichen Prozesse ablaufen, einschließlich der Produktion von genügend Sexualsekreten für den Geschlechtsverkehr. Während die sexuelle Spannung zunimmt, beginnen sich die Muskeln im ganzen Körper der Frau anzuspannen und zusammenzuziehen. Die Atmung kann sich beschleunigen, und die Haut wird gerötet. Manche Frauen sagen, sie können spüren, wie sich die Muskeln in der Vagina heben oder hochziehen.« Adam macht dem dramatischen Effekt zuliebe an diesem Punkt eine Pause, und er kann sehen, dass nicht nur die Schüler gebannt sind, sondern auch die Schwester von der Familienplanung und der Geistliche.

»Wenn eine Frau einen Orgasmus hat, beschleunigt sich ihr Puls, und ihre Pupillen erweitern sich. Manche Frauen halten vielleicht in diesem Moment den Atem an. Im ganzen Bereich des Beckens, der Vulva und der Klitoris treten Gefühle rhythmischer Kontraktionen auf, die in Pulsen im Sekundentakt kommen. Sie erlebt vielleicht zwischen drei und einem Dutzend Spasmen, die allmählich weniger häufig und weniger intensiv werden. Die Kontraktionen klingen langsam ab, und die meisten Frauen wären nicht in der Lage, genau zu bestimmen, woher sie gekommen sind.«

Das Publikum, das männliche wie das weibliche, ist hingerissen. Im Saal könnte man eine Stecknadel fallen hören, so stark ist die Konzentration. Adam hat absichtlich sehr ausführlich geantwortet, teils weil Herr Aufsässig es so gering geachtet hat und teils weil er über ein Thema spricht, das ihn fasziniert.

»Aber ist es nicht wahr, dass ungefähr 30 Prozent der Frauen überhaupt nie zum Orgasmus kommen?«, fragt dasselbe Mädchen nach. Sie wird es mal zu etwas bringen, denkt Adam.

»Ja, das ist richtig. Für viele Frauen kann der Orgasmus eine sehr schwer erreichbare Sache sein. Emotionale Sicherheit, Ungestörtheit und langsame, geduldige erotische Vorbereitung seitens eines geschickten und erfahrenen Partners spielen alle eine Rolle. Aber vermittels Experimentieren mit dem, was am besten bei Ihnen wirkt, ist alles möglich.«

Adam ist versucht zu fragen, ob seine Antwort sie vollkommen befriedigt hat. Aber nach genauerem Nachdenken klingt ihm die Terminologie doch etwas anzüglich, sodass er es sich anders überlegt. Das Verhör geht weiter.

»Ist Masturbation schlecht für einen?«

»Nein, überhaupt nicht. Für Männer wie für Frauen ist sie eine normale Betätigung. Sie ist eine natürliche Form sexueller Erleichterung und ein Triumph der Stimulierung über Gehemmtheit. Sie ist auch eine der besten Möglichkeiten, wie eine Frau, die Schwierigkeiten hat, zum Orgasmus zu kommen, lernen kann, dorthin zu gelangen.«

»Was ist mit Pornos?«, fragt darauf jemand vom Rand des Raums her. Die Fragen werden allmählich unbefangener. Und ergebnisoffener.

»Weiß jemand, woher das Wort Pornografie eigentlich kommt?«, fragt Adam. Niemand meldet sich.

»Pornografie kommt aus dem Altgriechischen. Wörtlich bedeutet es ›über Huren schreibend‹. Über Jahrhunderte haben die Menschen bildliche Darstellungen als starke Stimulanzien der sexuellen Erregung und sexuellen Fantasie genutzt. In dieser Hinsicht kann sie therapeutisch sein für Menschen, deren Libido einen Schub braucht oder die einen zusätzlichen fantasievollen Reiz wünschen. Andererseits kann sie Frauen als Sexobjekte darstellen, deren einziger Zweck es ist, die fleischlichen Gelüste von Männern zu befriedigen. Sie kann Menschen ausbeuten, entmenschlichen und erniedrigen, Frauen wie Männer, und unangemessenes oder gewalttätiges Sexualverhalten, das nicht einvernehmlich ist, unterstützen. Wo immer sexuelle Praktiken nicht willkommen sind oder ohne Liebe angewandt werden, leiden Beziehungen.«

»Schauen Sie Pornos an?«, kommt es vom selben Fragesteller. Das lässt das Publikum wirklich aufhorchen. Sogar Adam ist über diese Frage überrascht, und nach seinem neuerlichen und offensichtlichen Interesse zu urteilen eindeutig auch der Geistliche. Adam spürt eine kleine Welle der Unruhe, die Adrenalin durch seine Adern schickt.

»Schaue ich Pornos an?«, wiederholt er. »Schaue ich Pornos an? Schauen *Sie* Pornos an?« Er versucht krampfhaft, schnell zu reagieren. »Schaut irgendjemand hier Pornos an? Die Frage und die Antwort sind irrelevant. Es spielt keine Rolle, was wir im stillen Kämmerlein machen. In unserer eigenen sehr privaten sexuellen Welt. Vorausgesetzt, die Betätigung schadet weder Ihnen noch irgendeinem anderen, kann man es als normales, sexploratives menschliches Verhalten betrachten.«

»Also schauen Sie Pornos«, schießt der Fragesteller unter einer weiteren Welle leicht geschockten Gelächters aus dem Publikum zurück. Offensichtlich sind Adams frühere Versuche, solche schwierigen und eindringlichen Fragen abzuwürgen, nicht so erfolgreich gewesen, wie ihm lieb wäre. Er sieht sich plötzlich an die physiologische Kampf-oder-Flucht-Reaktion erinnert, die ihn im Unterbewusstsein drängt, die Diskussion sofort zu beenden und aus dem Raum zu flüchten.

Den Neandertaler machte die Kampf-oder-Flucht-Reaktion bereit für die äußerste körperliche Herausforderung. Eine Serie von blitzartigen Nerven- und Hormonreflexen befähigte ihn, entweder stehen zu bleiben und zu kämpfen wie ein wildes Tier oder vor jeder Gefahr so schnell wie möglich zu fliehen. Um dies zu erreichen, spielte sich automatisch eine komplexe Serie biologischer Veränderungen ab. Sein Herz schlug schneller, und sein Blutdruck stieg. Seine Atmung beschleunigte sich, und seine Reflexe wurden schärfer. Seine Muskeln füllten sich mit Blut, und seine Haut kühlte ab und schwitzte. Zusätzliche Glukose schoss in seine Blutbahn, und seine geistige Wachheit wurde erhöht, verfeinert und konzentriert. Seine kämpferische Fähigkeit wurde in einem Maß gesteigert, das während eines Moments der Entspannung oder Unbedachtheit unmöglich gewesen wäre. Selbst wenn er sich umwandte, um vor dem Angreifer zu fliehen, befähigten das Blut in seinen Muskeln und die erhöhte Durchblutung seines ganzen Körpers ihn, schneller und wendiger zu rennen als zu jeder anderen Zeit.

Kurzum, die Kampf-oder-Flucht-Reaktion ist ein Lebensretter, und sie ist heute genauso unverzichtbar und wirksam wie zu Anbeginn der Zeit. Wenn ein außer Kontrolle geratener Sattelschlepper von der Straße abkommt und auf den Bürgersteig schleudert, wo Fußgänger gehen, springen sie mit erstaunlicher Geschwindigkeit auseinander. Wenn eine unbändige Meute betrunkener Fußballrowdys auf uns zukommt und abgebrochene Flaschen schwenkt, entkommen wir überaus schnell in die entgegengesetzte Richtung. Aber wenn wir in die Enge getrieben werden wie das sprichwörtliche verwundete Tier, kämpfen wir ums Überleben, und die Kampf-oder-Flucht-Reaktion schützt uns, verteidigt uns und minimiert den Schmerz, um uns wach und am Leben zu erhalten. Es hat sogar fundierte Berichte von Menschen gegeben, die übermenschliche Gewandtheit zeigten und herkulische Kraftanstrengungen erbrachten, wenn sie unter Zwang handelten. Eine Mutter konnte ohne Hilfe ein Auto von einem Kleinkind heben. Ein Mann übersprang nach einer Bombenexplosion eine vier Meter hohe Mauer. Ein Landarbeiter lief mehrere Kilometer, um Hilfe zu finden, nachdem sein Arm von den Messern eines Mähdreschers abgetrennt worden war.

Adam hat jedoch nicht die rotierenden Messer eines Mähdreschers vor sich. Er hat etwas viel Direkteres und Bedrohlicheres vor sich: die Frage, ob er Pornografie anschaue oder nicht.

»Eigentlich tu ich es nicht«, sagt er barscher als beabsichtigt. »Für mich ist es ein ziemlich voyeuristischer Zeitvertreib«, und dann, als er merkt, dass er zum ersten Mal ein wenig wertend gewesen ist, fügt er schnell hinzu: »Aber das soll nicht heißen, dass daran unbedingt etwas falsch ist.«

»Dann sind Sie also eher Beteiligter als Zuschauer«, folgert einer.

»Schön ausgedrückt. So könnte man sagen«, stimmt Adam zu, »obwohl wir nicht hier sind, um über mich zu reden oder über irgendeine andere Person, was das betrifft. Es sei denn, es meldet sich ein Freiwilliger?«, fügt er hinzu, während er den letzten Möchtegernfolterer anschaut. Und immer noch kommen Fragen.

Wie viele Kalorien in Samenflüssigkeit? Antwort: sieben. Wie viele Spermien in einem durchschnittlichen Ejakulat? Dreihundert Millionen. Wie lang ist der Penis eines Durchschnittsmanns? Der durchschnittliche westliche Mann hat einen erigierten Penis von 15,25 cm Länge. Wie nennt man einen Fetisch für hohe Absätze? Altocalciphilie. Was ist Frottage? Wenn jemand sich an Ihnen reibt, um sexuell erregt zu werden. Offenbar sehr beliebt in der Rushhour in öffentlichen Verkehrsmitteln und im Allgemeinen von Perversen verübt. Es gibt Fragen über die Schwierigkeiten beim ersten Sex, Fragen, ob es wahr sei, dass man, aufrecht stehend, beim Sex nicht schwanger werden könne. Fragen über Jungfräulichkeit, Oralsex und feuchte Träume.

Für gewöhnlich wird Adam mit einem solchen Trommelfeuer von Fragen mühelos fertig. Aber trotz größter Bemühungen, die sensibelsten Fragen abzuwandeln und umzulenken, macht ihm die Spannung zunehmend zu schaffen. Warum verliert er jetzt sein Selbstvertrauen und gerät ins Stolpern, wo doch seine Typ-A-Persönlichkeit normalerweise auf eine Herausforderung anspricht? Alles ist eine Sache des Maßes. Adam kennt durchaus den Unterschied zwischen gutem Stress und schlechtem Stress. Wenn Stress gut gehandhabt wird, fühlt sich eine Person belohnt, zufrieden und effektiv. Sie fühlt sich mental eingestimmt, Entscheidungen zu treffen, kreativer und bewusster. Eine Person fühlt sich selbstsicher und als Herr der Umstände, in denen sie sich befindet. Dies ist deshalb guter und erfüllender Stress. Es ist auch gesunder Stress, weil er mit dem Adrenalinspiegel verknüpft ist, der uns ein Gefühl der Stärke gibt, uns aber keinen langfristigen Schaden zufügt. Ohne jeden Stress oder ohne jede Herausforderung gleich welcher Art würden wir uns frustriert und gelangweilt fühlen. In einer Arbeitssituation würden wir uns unterbewertet und verkannt vorkommen, und das für sich genommen kann sehr stressreich sein. Zu *wenig* Stress kann mit einer Reihe unangenehmer und stressreicher Emotionen verbunden sein. Aber für uns alle kommt eine Zeit, wenn unablässiger Stress von hohen Graden erdrückend und unerträglich wird. Wir fühlen uns dann überlastet, ängstlich und gereizt. Wir beginnen, Fehler zu machen, begegnen uns selbstkritischer. Schließlich fühlen wir uns erschöpft und ausgebrannt.

Da er die wachsende Spannung in sich bemerkt, beschließt Adam, wieder zu versuchen, ein wenig Humor in das Prozedere zu bringen. Fragen über unklare sexuelle Orientierung, Fragen zum »Coming-out« und zu Fetischen belasten ihn.

»Wir haben eine Menge über Sex an sich geredet«, sagt er, indem er geschickt den Kurs ändert. »Aber wie sieht es auf der *Beziehungsseite* aus? Sex ohne Gefühle und Leidenschaft, Sex ohne Zuneigung oder Liebe für die Partnerin bzw. den Partner ist bloß ein mechanischer Akt. Sie könnten dann genauso gut solo Sex haben. Hat irgendwer eine Frage zu Beziehungen?« Nach einer kurzen Pause bekommt Adam das Stichwort, auf das er gewartet hat. Ein Junge behauptet, dass Beziehungen sowieso nie lange halten.

»Ist das nicht der Grund, warum es so viele Scheidungen gibt?«, fragt er. »Ist der Sex nicht einfach zu banal und routinemäßig geworden, und das Paar hat genug voneinander?«

»Oscar Wilde hätte Ihnen zugestimmt«, sagt Adam. »Er sagte ja bekanntlich: ›Polygamie ist, eine Frau zu viel zu haben, und Monogamie ist das Gleiche.‹ Klar, da Oscar Wilde schwul war, interessierte es ihn nicht sonderlich, überhaupt eine Frau zu haben. Die Sache ist die, dass man an jeder Beziehung arbeiten muss, dass sie gehegt werden muss«, antwortet Adam. »Es braucht beide Partner, um Kompromisse zu schließen und miteinander zu verhandeln. Einschließlich beim Sex«, fügt er hinzu. Der Geistliche, der vor einem Augenblick zustimmend genickt hatte, hält plötzlich inne. Ein Blick auf die Uhr sagt Adam, dass er noch ungefähr 15 Minuten weiterreden muss. Wie kommt es, dass die Zeit so viel langsamer zu vergehen scheint, wenn man es gerade nicht wünscht?

Subjektiv unterscheidet sich das Vergehen der Zeit tatsächlich von der objektiven Zeit, wie sie von einer präzisen Uhr gemessen wird. Je nachdem, was wir gerade erleben, scheint die Zeit sich zu beschleunigen oder zu verlangsamen. Wenn wir wirklich beschäftigt sind und unsere Hirnzellen ein Schnellfeuer abgeben, muss unser Gehirn umso mehr Bilder und Informationen verarbeiten. Im selben Zeitrahmen wird mehr getan, und dies gibt uns den Eindruck, dass Zeit wirklich länger dauert. Das Feuern der Hirnzellen wird von Botenstoffen gesteuert, den Neurotransmittern. Erregende beschleunigen die Zellen und hemmende verlangsamen sie. Adams erregende Botenstoffe sind gerade auf ihrem Höhepunkt, und plötzlich hat er einen Geistesblitz.

»Was Beziehungen angeht, scheinen manche Männer die Gesellschaft ihrer *Hunde* jener ihrer Frauen vorzuziehen«, sagt Adam plötzlich. Und wieder wird das Publikum still.

»Denken Sie darüber nach. Was sagen diese Männer? Wenn sie ihre Hunde mit ihren Frauen vergleichen, sagen sie, je später sie nach Hause kämen, desto begeisterter seien ihre Hunde, wenn sie sie sähen.«

Die Schüler lächeln.

»Hunde merken es nicht, wenn Sie sie mit dem Namen eines anderen Hundes anreden.«

Mehr Lächeln.

»Hunde mögen es tatsächlich, wenn Sie viele Sachen auf dem Boden liegen lassen, und Hunde finden es richtig amüsant, wenn Sie viel getrunken haben. Wenn ein Hund Babys hat, können Sie eine Anzeige in die Zeitung stellen und sie weggeben.«

Einige lachen.

»Und wenn ein Hund an Ihnen einen anderen Hund riecht, wird er nicht wütend, er findet es einfach interessant.«

Den Schülern scheint der längere Witz zu gefallen.

»Und schließlich«, fährt Adam fort, »wenn ein Hund geht, nimmt er nicht die Hälfte von Ihren Sachen mit«, worauf er spontanen Beifall bekommt. Dann fragt Adam, ob es weitere Fragen zu Beziehungen gebe.

»Wann dürfte Oscar Wilde gewusst haben, dass er schwul ist?«

Das ist eine schön formulierte Frage, um an die frühere anzuknüpfen. Sie könnte auch Sorge seitens der Person ausdrücken, die sich die Frage über die eigene Sexualität stellt.

»Das kommt darauf an. Manche Menschen wissen instinktiv von sehr jungen Jahren an, ob sie schwul oder hetero sind. Im Allgemeinen jedoch scheint es, dass Gefühle der sexuellen Orientierung im Alter von 14 bei Jungen und 16 bei Mädchen beginnen. Das mag sich seltsam anhören, weil mindestens zwei weitere Jahre vergehen könnten, bevor einer von ihnen seine erste sexuelle Erfahrung macht.«

Adam macht eine Pause, damit sich das setzen kann. Er

weiß, dass von den Teenagern in diesem Raum ungefähr einer von 20 entweder bald oder irgendwann in der Zukunft eine homosexuelle Beziehung haben wird.

»Die Sache ist die, dass es in diesem Alter physisch und emotional verwirrend ist, genau herauszufinden, wer Sie sind und zu wem Sie sich hingezogen fühlen. Es ist nicht unnormal, für jemanden vom gleichen Geschlecht zu schwärmen. Manchmal ist es eine vorübergehende Phase. Manchmal führt es zum gleichgeschlechtlichen Verkehr. Manchmal wird dieser schön sein und der erste von vielen, manchmal wird es nur etwas sein, das Sie als Erfahrung ablegen. Sexualität braucht eine Weile, um sich zu entwickeln und zu festigen. Das spielt keine Rolle. Mit der Zeit werden Sie alle wissen, was Ihre wahren Gefühle sind, von wem Sie sich angezogen fühlen und was für eine Beziehung Sie haben möchten. Und im Übrigen ist es absolut belanglos, wie andere Leute darüber denken. Seien Sie Sie selbst. Und seien Sie stolz darauf.«

»Was ist Liebe?«, fragt jemand in der ersten Reihe leise. Die Frage kommt von einer, die Adam an das »pummelige kleine Mädchen mit Fledermausgesicht« aus dem Song »You Can Call Me Al« von Simon und Garfunkel erinnert. Nur hat sie auch einen Pferdeschwanz. Und sie hat etwas an sich, das Verletzlichkeit andeutet, das andeutet, dass sie noch keine echte Liebe kennengelernt oder eine unangenehme Erfahrung damit gemacht hat. Andererseits kann sie sich auch in einen Jungen verknallt haben und lebt ihre Fantasien aus.

Was ist Liebe, sinniert Adam. Eine gute Frage und eine, wenn er dieses unschuldige Mädchen ansieht, die eine gute Antwort verdient.

»Was ist Liebe?«, wiederholt Adam laut und holt tief Luft, bevor er antwortet.

»Liebe«, sagt er, »ist eine höchst komplexe Sache, zu der Freundschaft, Einsatz, Romantik, Intimität und, ja, manchmal auch Sex gehören. Sex *muss* nicht dazukommen, weil es viele verschiedene Arten von Liebe gibt. Denken Sie darüber nach. Es gibt Mutterliebe und jugendliche Schwärmerei. Es gibt erste Liebe und wahre Liebe. Es gibt die Vergötterung von Babys und Heldenverehrung. Es gibt geliebte Dinge und Liebesspiel. Es gibt Liebesbriefe und Liebeslieder. Es gibt Liebesaffären und Liebeswerben. Es gibt auch Zärtlichkeit, Zuneigung. Verlangen. Erotik. Sie denken vielleicht, es sei leicht, sich zu verlieben, und Liebe sei für ewig. Aber Liebe kann auch Schmerz bereiten. Es gibt auch Hassliebe und Liebeskummer. Gebrochene Herzen und Schwermut. Liebe ist, wie Sie sehen, nicht so einfach, wie Sie vielleicht glauben.

Warum aber gibt es sie? Romantische Liebe, an die die meisten Menschen denken, wenn sie von Liebe reden, hat einen Überlebenswert. Sie bewirkt die Verbindung zweier Menschen, was ein perfektes Szenario ist, um Kinder zu bekommen und dann für sie zu sorgen und sie zu beschützen. Ohne Liebe kann Sex ein sinnloser Akt sein. Bei Menschen ist er bereits abgekoppelt von dem Zweck der Fortpflanzung, da wir die einzige Art sind, die sich ihm hingibt, wann immer wir wollen und nicht nur, wenn der Brunstzyklus bestimmt, dass das Weibchen bereit ist. Wir sind die einzige Art, die das ganze Jahr hindurch Sex haben kann. Doch wie ich gesagt habe, Sex und Liebe sind nicht dasselbe. Es gibt auch die Liebe, die Sie in einer Freundschaft oder in sozialen Netzwerken finden. Sie geben Ihnen ein Gefühl der Verbundenheit und Zugehörigkeit. Diese sind wichtig für Wohlbefinden, Selbstachtung und Gesundheit.«

»Kann man süchtig nach Liebe werden?«, ruft jemand.

»In dem Sinn, dass manche Leute sich anscheinend sehr leicht und sehr schnell ver- und entlieben, nein. Manche Menschen haben Persönlichkeiten, die sich nach der Wärme und Aufmerksamkeit anderer Menschen sehnen. Sie sind sehr kontaktfreudig und brauchen Gesellschaft. Aber diese zeitweiligen Bindungen an Menschen sind oberflächlich. Sie sind nicht süchtig machend. Es ist nicht dasselbe wie eine Sucht. Aber interessanterweise gibt es eine neurochemische Grundlage für die Macht und Manie tiefer romantischer Liebe. Sowohl Phenylethylamin als auch Dopamin sind Neurotransmitter im Gehirn, die auf das limbische System und die Rinde einwirken, um intensives emotionales Vergnügen zu erzeugen. Dies ist der gleiche neurologische Pfad, der Suchtmitteln wie Nikotin, Heroin oder Kokain erlaubt, das Dopamin-Belohnungssystem zu aktivieren. In diesem Sinne also können Liebe und die intensiven mit ihr einhergehenden Emotionen manchmal suchterzeugend sein. Und das ist der Grund, warum das Ende einer Liebesbeziehung so herzzerreißend sein kann. Es ist, wie wenn ein Drogensüchtiger einen kalten Entzug macht. Und manchmal genauso gefährlich.«

Während Adam das sagt, schaut er das Mädchen an, das die Frage ursprünglich gestellt hat, und er sieht den Schatten eines schwer zu deutenden Ausdrucks hinter seinen traurigen Augen vorbeiziehen.

»Deshalb«, fügt er schnell hinzu, »müssen wir einander pfleglich behandeln und uns gegenseitig unterstützen und verstehen, wann immer so etwas passiert.«

Dies war der Hauptaspekt seiner Aufgabe als Berater, dachte Adam für sich – die Fähigkeit, die Mienen der Menschen zu deuten, die eigentliche Bedeutung ihrer Fragen oder Antworten zu interpretieren und ihnen zu Lösungen ihrer Probleme zu verhelfen, die niemals einmalig sind, wie er sich immer wieder Mühe gibt zu erklären.

»Gibt es so etwas wie Sucht auf *Sex*?«, meldet sich der nächste Fragesteller zu Wort.

»Sie lesen von Sexsüchtigen in den Zeitungen, ja? Russell Brand. David Duchovny. Michael Douglas. Tiger Woods. Aber leiden sie wirklich an Hypersexualität, oder ist es nur eine bequeme Ausrede für Männer, die sich schlecht benehmen? Oder übrigens auch Frauen, die sich schlecht benehmen. Sexuelle Triebe und Verhaltensweisen und Gedanken, die extrem sind in ihrer Häufigkeit oder außer Kontrolle, werden mit Menschen verknüpft, die suchtanfällige oder zwanghafte Persönlichkeiten haben. Wenn es echt ist, gibt es in der Regel ein Problem mit geringem Selbstwertgefühl und selbstzerstörerischem Verhalten, oft verstärkt durch den Konsum von Alkohol oder anderen Partydrogen. Sexuelle Zwanghaftigkeit und Sucht sind jedoch, anders als Sie vielleicht glauben, kein großer Spaß. Der Unterschied zwischen jemandem mit starkem Sexualtrieb und jemandem mit Sexsucht ist, dass ein Süchtiger an all den negativen Gefühlen wie Schuld und Scham leidet, die mit einer Sucht einhergehen. Sie führen ein Doppelleben. Ihre Beziehungen sind nie von Dauer. Sie kommen mit dem Gesetz in Konflikt. Sie stecken sich mit sexuell übertragbaren Infektionen an, und sie erreichen nie Glück durch ihr Verhalten. Das Leben eines echten Sexsüchtigen ist hohl und ziemlich unbefriedigend.« Es tritt eine Pause ein, während die Schüler das alles verdauen.

»Kann man sich eine sexuell übertragbare Krankheit von einem Toilettensitz holen?«, fragt eine andere Stimme hinten im Raum.

»Die kurze Antwort ist nein. Es passiert nicht. Die längere Antwort ist ja, es wurde einmal in der medizinischen Literatur belegt. Vor rund 100 Jahren. Ein junges Mädchen mit einem frischen Schnitt an der Rückseite des Oberschenkels saß auf dem Sitz einer öffentlichen Toilette, wo kurz zuvor ein Mann mit einem offenen syphilitischen Geschwür gesessen hatte. Die Bakterien, die Syphilis verursachen, die Spirochäten, hatten auf dem Toilettensitz lange genug überlebt, um ihren Weg durch die Wunde des Mädchens in seine Blutbahn zu finden, und so bekam es die Krankheit. Ein Beweis, wenn Sie mögen, dass sexuell übertragbare Krankheiten nicht immer sexuell übertragen werden.«

»Welches ist die beste Möglichkeit, eine sexuelle Infektion zu vermeiden?«

»Kondome. Oder Enthaltsamkeit. In Kontakt mit Körperflüssigkeiten eines anderen zu kommen kann potenziell mit einer sexuell übertragbaren Infektion einhergehen. Es hat einen gewaltigen Anstieg in der Zahl der sexuell übertragbaren Infektionen in der Altersgruppe der 16–24-Jährigen gegeben, wenn also jemand unter Ihnen beschließt, sexuell aktiv zu werden, müssen Sie Vorkehrungen treffen. Nicht nur wegen sexueller Infektionen, sondern auch wegen ungeplanter Schwangerschaft. Kondome bieten Schutz gegen beide.«

»Und wenn ein Kondom reißt?«

»Kondome werden streng getestet. Sie können an Maschinen bis zu einem enormen Grad aufgeblasen und gedehnt werden, ehe sie platzen. Wenn sie versagen, was sie in etwa zwei Prozent der Fälle tun, dann gewöhnlich deshalb, weil man sie im falschen Moment abrutschen lässt, nicht weil sie reißen.«

Die Schüler genießen die Diskussion immer noch und lernen sicherlich eine ganze Menge. Adam ist zufrieden, weil er viel lieber möchte, dass sie verlässliche Fakten erfahren, als dass sie irgendeinen Unsinn auf dem Schulhof oder im Aufenthaltsraum aufschnappen. Es sind nur noch fünf Minuten von seiner Zeit übrig, und seine stressige Aufgabe ist fast vorbei. Stress, denkt er für sich. Hat er in seinem Leben nicht schon genug davon, ohne sich noch mehr aufzuladen? Ein Baby unterwegs. Eine hohe Hypothek. Scherereien bei der Arbeit. Alte kränkelnde Schwiegereltern. Aufmüpfige Teenager. Zu viel Alkohol und zu viele Vorfälle wegen aggressiven Fahrens. Das alles muss seine Gesundheit strapazieren. Wie lang war die Liste der durch Stress verursachten gesundheitlichen Beschwerden, die ihm der Arzt gegeben hatte? Gibt es ein einziges Organ im Körper, das durch übermäßigen Stress nicht nachteilig beeinflusst wird? Es ist Zeit, sagt er sich, die Diskussion abzuschließen.

»So«, sagt er mit lauter und energischer Stimme. »Noch ein paar Minuten haben wir. Wir können nicht mit so ernsten Anmerkungen wie sexuell übertragbaren Infektionen und Ausrutschern mit Kondomen enden. Oder Abrutschern, was das betrifft. Hat irgendjemand noch abschließende Überlegungen? Irgendetwas?«

»Wenn Sie Sexberater sind, Mr. Enniman, heißt das, dass Sie selbst richtig, richtig gut beim Sex sind?«

Im Raum kommt Gelächter auf. Die Frage weist alle Anzeichen einer vorausgeplanten Strategie auf.

»Da bin ich nicht der richtige Adressat für Ihre Frage«, sagt Adam, indem er geschickt die offensichtliche Falle umgeht. »Sie müssten meine Frau fragen.«

»Habe ich schon«, sagt der dreiste junge Mann, der die Aufmerksamkeit des Publikums hat. »Sie sagt, nicht so gut wie ich.«

Jetzt tobt das Publikum, und auch Adam muss lachen. Er muss zugeben, dass er direkt in diese Falle getappt ist.

»Ich habe ein echtes Problem mit sexueller Belästigung«, sagt ein Mädchen völlig ernst.

»Und was ist das Problem?«, fragt Adam.

»Ich kriege nicht genug.«

Noch mehr Gelächter. Eine bestimmte Gruppe scheint sich für ein großes Finale vorbereitet zu haben.

»Was halten Sie von den Nebenwirkungen der Viagra-Creme, die gerade auf den Markt gekommen ist?«

»Und was sollen die sein?«

»Sie reiben die Creme einfach ein, aber dann können Sie die nächsten drei Tage Ihre Finger nicht mehr krümmen.«

Jetzt tobt der Raum. Bevor Adam sich wieder Gehör verschaffen kann, meldet sich noch eine Stimme.

»Man hat uns gesagt, Sie kämen vielleicht noch einmal, um einen Vortrag über vorzeitige Ejakulation zu halten. Kommen Sie bald?«

Mittlerweile hat Adam jegliche Kontrolle über sein Publikum verloren. Es ist ein hübscher, geistreicher Witz zum Schluss, und Adam hat nichts dagegen, den Stichwortgeber zu spielen. Wie durch Zauberhand erscheint in diesem Augenblick ein ziemlich aufgescheuchter und streng blickender Direktor an seiner Seite und bringt die Fragestunde schnell zum Ende.

»Sehr gut«, sagt er ohne viel echte Begeisterung, während er Adam fest die Hand drückt. »Sehr informativ. Sehr … unterhaltsam. Vielleicht haben Sie, hm … einen Kollegen, der uns nächstes Jahr mit seiner Anwesenheit beehren könnte?«

Kapitel 31

Anders als ihr Mann, der ständig in Hetze ist, weil er sich unrealistische Termine setzt und immer die Uhr im Blick hat, bleibt Eve unter Druck gelassen, organisiert und ist geübt darin, Arbeit an kompetente Kollegen zu delegieren. Sie ist beizeiten in dem Krankenhaus eingetroffen, wo sie den Facharzt für Psychiatrie interviewen soll, und die Filmcrew hat unter den wachsamen und ziemlich misstrauischen Blicken der PR-Chefin des Krankenhauses bereits alles aufgebaut. Beim letzten Mal, als eine Filmcrew hier war, legte sie den Primärversorgungsbereich glatt herein, indem sie das Interview so schnitten, dass ein Problem mit der Infektionskontrolle angedeutet wurde. Bedenkt man, dass die Sendung von mehr als zwei Millionen Menschen verfolgt wurde, war das Krankenhaus verständlicherweise sehr betroffen. Die PR-Frau wollte das nicht noch einmal geschehen lassen. Es war nicht Eves Fernsehanstalt, die sich unverantwortlich verhalten hatte, aber es hatte sie viel geduldige Überzeugungsarbeit gekostet, um überhaupt eine Zustimmung zu einem Interview zu bekommen. Thema war der Einfluss des Essens auf die Stimmung. Eve hatte lange gebraucht, bis sie Eleanor, die PR-Frau, von ihren redlichen Absichten überzeugt hatte.

Bevor Eve das Interview beginnen durfte, hatte sie ihre Hände gründlich mit dem Alkohol-Gel aus einem Spender an der Wand waschen müssen. Es war eine Routine, der sie nur zu gern folgte, genau wie die anderen in der Crew, besonders weil ihre eigene Mutter kürzlich nach einem einfachen Eingriff mehrere Wochen zusätzlich im Krankenhaus verbringen musste, nachdem sie sich in ihrem örtlichen Krankenhaus eine nosokomiale Infektion oder Krankenhausinfektion zugezogen hatte. Eve wusste, dass es heutzutage überall immer unangenehmere antibiotikaresistente Bakterien gab.

Es gibt zwischen unseren Fingerspitzen und Ellbogen zwischen zwei und zehn Millionen Bakterien. Es gibt mehr Keime unter unseren Uhren, Armbändern und Ringen, als Menschen in Europa leben. Ungefähr 5,5 Millionen Menschen leiden jedes Jahr unter Lebensmittelvergiftung. Das ist vielleicht nicht so überraschend, wenn man bedenkt, dass die Zahl der Bakterien an ihren Fingerspitzen sich nach einem Gang zur Toilette verdoppelt und dass 50 Prozent der Männer und 25 Prozent der Frauen sich danach nie die Hände waschen. Das schließt Köche und andere im Nahrungsmittelbereich Tätige ein. Campylobacter, Clostridium difficile, E. coli, Salmonellen und Shigella können neben anderen Keimen alle für eine Lebensmittelvergiftung verantwortlich sein. Dann gibt es Legionellen, Staphylokokken und Streptokokken – der fleischfressende Bazillus, dazu all jene Superkeime in Krankenhäusern und draußen vor Ort, die sich zunehmend als schwierig zu behandeln erweisen. Bei dem bloßen Gedanken schaudert Eve, dann gibt sie ihren Händen noch einen Klacks von dem Alkohol-Gel, bevor sie sich setzt, um mit dem Interview anzufangen.

»Wie wird unsere Stimmung von unserer Kost beeinflusst?«, beginnt sie.

»Schwankungen unserer Blutglukosespiegel können uns gereizt und mürrisch machen. Wenn wir ständig stärke- und zuckerreiche Speisen essen, die einen hohen glykämischen Index haben oder, in anderen Worten, einen rapiden Anstieg des Blutzuckers bewirken, sondern wir schnell mehr Insulin ab, um den Spiegel wieder zu senken. Das Endergebnis ist Hyperaktivität und Erregbarkeit zu manchen Zeiten und Verlangen nach Süßigkeiten und Erschöpfung zu anderen.«

»Also geht es nicht bloß um die Energiedichte der Kost?«

»Durchaus nicht. Viele Einflüsse auf unsere Stimmungen und Emotionen gehen von Neurotransmittern aus. Die Nahrung, die wir essen, kann in unserem Körper aufgeschlossen und in diese Neurochemikalien umgewandelt werden, was die Menge von Serotonin, Dopamin und Acetylcholin in unserem Gehirn erhöht und erhebliche Stimmungsumschwünge erzeugt.«

»Wie verhält es sich mit künstlichen Farbstoffen und Konservierungsmitteln? Welche Rolle spielen sie?«

»Immer mehr Anzeichen weisen darauf hin, dass sie sehr schnell durch die Magenwand absorbiert werden, wodurch sie die Blut-Hirn-Schranke überwinden und, zumindest bei einigen Menschen, zu der Aufmerksamkeitsdefizit-/Hyperaktivitätsstörung (ADHS) beitragen. Bei Menschen mit Lebensmittelunverträglichkeiten kann eine krankhafte Durchlässigkeit des Darms einer Reihe von ungewohnten fremden Proteinen aus der Nahrungskette erlauben, Zugang in unsere Blutbahn zu gewinnen und eine ganze Bandbreite psychologischer wie körperlicher Symptome hervorzurufen.«

»Gibt es Lebensmittel, die mit besonderer Wahrscheinlichkeit Probleme wie dieses verursachen?«

An dieser Stelle schaut der Psychiater auf und nach rechts wie tief in Gedanken. Es ist eine verbreitete Reflexreaktion, die die Leute immerzu zeigen. Das bringt Eve auf die Frage, warum es geschieht und ob es irgendeinen Nutzen haben könnte, eine Sendung darüber zu machen.

In Wahrheit bringt es nichts. Die Wissenschaftler wissen eigentlich nichts darüber. Die Theorie ist, dass wir verschiedene Sinne gebrauchen, um bestimmte Erinnerungen, Bilder und Gedanken aufzurufen. Wir könnten uns zum Beispiel visuell oder durch den Klang an Dinge erinnern. Wenn also der Facharzt die Information aufruft, die er braucht, bevor er Eves Frage beantwortet, blickt er auf und nach rechts, um sich an das visuelle Bild des gelehrten Artikels, den er zu diesem Thema veröffentlicht hat, zu erinnern. Verschiedene spezifische Augenbewegungen, nimmt man an, rufen verschiedene Sinne auf. Tastsinn. Gehör. Geschmackssinn. Eves Gedanken werden durch die Antwort des Professors unterbrochen.

»Das hängt von der Person ab. Jemand mit einer Veranlagung zu Migräne zum Beispiel kann einen Anfall bekommen, ausgelöst durch den Verzehr von Chianti, Käse oder Schokolade. Diese enthalten Tyramin. Koffein und Alkohol können ebenfalls Anfälle fördern.«

»Können wir also spezifische Veränderungen an unserer Ernährung vornehmen, die jemandem mit, sagen wir, Ängstlichkeit oder Depression helfen würden?«

»Unbedingt. Aber es geht nicht nur darum, verantwortliche Lebensmittel zu meiden. Manchmal müssen wir mehr von den Lebensmitteln essen, die uns helfen könnten. Ich rede jetzt von Nahrung als Therapie. Mängel an bestimmten Nahrungsmitteln können zu allen möglichen Arten von Gesundheitsproblemen führen. Wenn Sie Ihren kranken Hund zum Tierarzt bringen, ist seine erste Frage: ›Was geben Sie ihm zu fressen?‹ Tierärzte verstehen die Beziehung zwischen Tiernahrung und Tiergesundheit. Aber wir Menschen sind nicht anders. Mangel an Omega-3-Fettsäuren kann zu Depression führen. Mehr Pute, Fisch, Huhn, Vollkorn, Nüsse, Samen und Erdnussbutter können das bekämpfen. Mangel an Vitamin-B-Komplexen können zu Schizophrenie führen. Allein die Aufnahme von mehr Wasser würde wegen der Folgen, die Dehydrierung auf unser Befinden hat, einen gewaltigen Unterschied ausmachen. Also mehr Wasser, mehr fettigen Fisch und mehr Nüsse und Samen würden beträchtlich helfen.«

»Dann erzählen Sie uns mehr über Ihre Forschung zu Nahrung als Therapie und zu dem speziellen Bistro, das Sie im Krankenhaus eingerichtet haben.«

Zum Schluss des Interviews erläutert der Arzt die Prinzipien des Cafés, das er zur Erforschung psychischer Gesundheit im Foyer des Krankenhauses eröffnet hat. Eine spezielle Speisekarte für Personen mit prämenstruellem Syndrom oder saisonal-affektiver Störung. Eine andere für solche mit chronischem Erschöpfungssyndrom oder Demenz. Ein angepasster Ansatz für andere mit Angst oder Depression. Es ist eine Art Depressionsfeinkost, und was das Fernsehen betrifft, so ist es interessant und etwas Neues. Es ist auch ein bisschen verrückt. Und so etwas liebt das Fernsehpublikum.

Innerhalb von 90 Minuten hat Eve, was sie braucht, im Kasten. Als sie nach Hause fährt, um den Wocheneinkauf zu machen, bevor sie Adam im Haus ihrer Eltern trifft, denkt sie über ihre letzte Schwangerschaft nach und über die letzte Sendung, die sie zum Thema der Psychiatrie gemacht hat. Sie handelte von seltenen psychiatrischen Störungen. Und wenn sie ehrlich ist, muss sie sich eingestehen, dass sie etwas Voyeuristisches hatte. Fast zwangsläufig hatte sie mit dem Gilles-de-la-Tourette-Syndrom begonnen, und zwar wegen des verbreiteten, aber irrtümlichen Glaubens, dass laute obszöne Kraftausdrücke ein typisches Merkmal des Leidens seien. Das sind sie jedoch nicht. Nur eine Minderheit der Menschen mit Tourette-Syndrom zeigen Koprolalie, wie dieses Merkmal heißt, und bei den meisten der zwei bis drei Prozent der Bevölkerung, die das Syndrom haben, äußert es sich in kurzen Lautäußerungen oder körperlichen Ticks.

Die Sendung berichtete auch über das Capgras-Syndrom, die wahnhafte Überzeugung, eine nahestehende Person, gewöhnlich eine Ehefrau oder ein Ehemann, seien durch ein genaues Double oder einen Schwindler ersetzt worden. Sie stellte das De-Clérambault-Syndrom – oder Erotomanie – vor, wo der Leidende die unerschütterliche Überzeugung hegt, eine andere Person sei heimlich in ihn verliebt. Sie zeigte Ausschnitte aus

Eine verhängnisvolle Affäre und *Bodyguard*, um es zu illustrieren. Die Sendung beschrieb das Münchhausen-Syndrom, das anhaltende Simulieren von Krankheit, um häufige Krankenhausaufenthalte zu erreichen, und das Münchhausen-Stellvertretersyndrom, eine Variante, bei der eine Bezugsperson wiederholt ärztliche Beachtung sucht, indem sie nicht existierende Symptome oder absichtlich herbeigeführte Verletzungen bei einer von ihr abhängigen Person als Vorwand gebraucht. Sie führte den Fall der Krankenschwester Beverley Allitt als Beispiel an. Dann veranschaulichte sie das Ekbom-Syndrom, wo es Wahnvorstellungen vom Hautbefall durch ein Insekt, einen Parasiten oder, in jüngerer Zeit, Nanosonden gibt, und Folie à deux, wo die Wahnvorstellungen des einen Partners in einer Beziehung allmählich auf den anderen, weniger dominanten Partner übertragen werden. Vorgestellt wurde auch Amok, eine dissoziative Störung, beschrieben bei südostasiatischen Männern, die nach einer Periode sozialen Rückzugs rasende und gewalttätige Ausbrüche zeigen, die zu Verletzung, Selbstmord oder Mord führen. Daher der Titel von Eves Dokumentation, *Running Amok.* Es war ein Wahnsinnserfolg gewesen. Wahnsinn.

Eve möchte als nächstes Projekt etwas über Palpitationen machen. Unter Palpitationen, volkstümlich auch »Herzstolpern«, wird jede Form von Herzklopfen verstanden, wenn sie als störend empfunden wird. Sie erlebt sie selbst häufig und möchte mehr darüber erfahren. Die Produktion einer Sendung dazu würde ihr besondere Einblicke in das Thema garantieren und sie mit den richtigen Personen bekanntmachen. Es ist ein Vorteil ihrer Arbeit, den sie jetzt als leitende Produzentin genießen kann, und weit entfernt von den ermüdenden politischen Interviews, mit denen sie es früher zu tun hatte und die sowieso nie das Licht der Welt erblickten. Palpitationen sind ein gutes, gehaltvolles Thema. Sie muss einfach vermeiden, es *Herzschlag* zu nennen, sagt sie sich. Sie hatte schon entdeckt, dass im Vereinigten Königreich mindestens eine von vier Personen von unregelmäßiger Herztätigkeit betroffen ist. Und, erfuhr sie zu ihrer Überraschung, es ist die führende Todesursache insgesamt. Man stelle sich das vor. Es kann in jedem Alter auftreten und möglicherweise zu plötzlichem Herzstillstand oder Schlaganfall führen. Beängstigend.

Bei der Hälfte der Opfer mit dem häufigsten Typus der Herzrhythmusstörung wird das Leiden nicht einmal entdeckt vor einem Schlaganfall, und ungefähr 35 Prozent der Personen, denen man gesagt hat, sie litten an Epilepsie, sind fehldiagnostiziert. In Wirklichkeit haben sie eine Herzrhythmusstörung, die einen vorübergehenden, aber dramatischen Abfall des Blutdrucks, Sauerstoffmangel des Gehirns und Anfälle als Folge bewirkt. Es existiert sogar ein Name dafür, hat Eve herausgefunden: konvulsive Synkope.

Es gab eine Fülle von Material, auf das Eve zurückgreifen konnte. 100 000 Fälle von plötzlichem Herztod jedes Jahr. Das dramatische Beispiel von Fabrice Muamba, dem Erstliga-Fußballer von Bolton, der auf dem Spielfeld zusammenbrach und 90 Minuten lang »starb«, um sich dann später vollständig zu erholen. Fernsehgold, dachte Eve für sich. Die Sendung schrie geradezu danach, verwirklicht zu werden. Es würde jeden ansprechen. Millionen mit gelegentlich aussetzenden oder unregelmäßigen Herzschlägen. Tausende mit Palpitationen oder flattrigen Gefühlen in der Brust. Andere mit rätselhaften Ohnmachten, Stürzen, Atemnot oder Schwindelgefühl.

Dazu kamen die Auslöserfaktoren. Stimulanzien wie Alkohol, Koffein, Nikotin und Asthma-Medikamente. Einflüsse des Nervensystems wie Stress, Erschöpfung, langes Stehen und Angst. Wichtig war anscheinend auch die Familiengeschichte. Eve könnte ganze Familien interviewen und verschiedene Altersgruppen vorstellen. Sie könnte die natürliche Hypochondrie der Menschen rund um das Herz ausnutzen, sie aber beruhigen, indem sie ihnen eine Hotline nannte, bei der sie Hilfe finden könnten. Aber zuerst würde sie ihnen einen gehörigen Schrecken einjagen. War das nicht genau so, wie verantwortungsbewusstes Fernsehen heute sein sollte, dachte sie. Es ging um Erziehung, gewiss. Aber meistens ging es heutzutage um Quoten. Sie würde Palpitationen *sexy* machen müssen.

Kapitel 32

Bens Sportlehrer und selbsternannter Lauftrainer ist ziemlich enthusiastisch, aber überhaupt nicht anregend. In seiner Jugend selbst ein mittelmäßiger Leichtathlet, versucht er ständig, seine nicht verwirklichten Wunschträume durch seine Schüler auszuleben. Und Ben ist sein bester Mann. Ben, weiß er, könnte sehr wohl den Favoriten der Gastschule über die Meile, Matt Roberts, schlagen und die Trophäe ein zweites Mal für die Schule holen, ein Rekord.

Er hat immer überschwänglich die Vorzüge des Trainings gepriesen. Jeder sollte seine therapeutischen Qualitäten genießen, predigt er, da ein gesunder Körper für einen gesunden Geist sorge. Häufig zählt er sie auf. Niedrigerer Blutdruck und niedrigere Cholesterinspiegel. Geringeres Herzinfarkt- und Schlaganfallrisiko. Weniger Blutgerinnsel und eine geringere Häufigkeit von Krebs. Gesenktes Risiko von Osteoporose und Diabetes. Bessere Schlafqualität und gesünderes Gewicht. Weniger Angst, Depression und Stress. Gestärktes Selbstwertgefühl und verbesserte geistig-seelische Verfassung und Stimmung.

Er hat recht, denkt Ben, aber in der Stimmung, in der er gerade ist, könnte er den Burschen fröhlich erwürgen. Wenn man nervös ist und sich auf ein wettkampfmäßiges Rennen konzentriert, von dem man weiß, dass es den Körper an seine Grenze treibt und höllisch wehtut, wünscht man sich als Allerletztes, von den Binsenweisheiten eines rotgesichtigen Schaumschlägers mit Mundgeruch abgelenkt zu werden. Ben tritt zu diesem Rennen nicht an, um Nutzen aus den therapeutischen

Wirkungen der körperlichen Anstrengung zu ziehen, er läuft, weil er diesen unerträglich arroganten Schnösel Matt Roberts nicht ausstehen kann. Lieber würde er sterben, als sich von *ihm* schlagen zu lassen. Wenn er noch näher bei seinem Sportlehrer steht, wird er wahrscheinlich sterben, denkt Ben. Der Bursche hat den übelsten Atem auf dem Planeten. So oder so, Ben wartet ungeduldig auf den Start, damit er sehr schnell in die entgegengesetzte Richtung rennen kann. Sein Vater wird nicht hier sein, um zuzuschauen; er sagte, er müsse eine Art Vortrag halten, der eine kleine Herausforderung sein könne … Frankie, ein anderer guter Läufer, ist da, allerdings heute nur als Zuschauer, weil er durch einen Pferdekuss aus einem Rugbyspiel vor einigen Tagen außer Gefecht gesetzt ist. Ein heftiger Angriff hatte einen Teil seines Oberschenkelmuskels gegen den Femur darunter gedrückt, wobei der Muskel riss und in die umgebende Faserhülle blutete. Es schmerzt noch sehr und kribbelt und ist auch sichtbar blutunterlaufen und geschwollen. Obwohl Frankie sich große Mühe gegeben hat, die Prinzipien Pause, Eis, Kompression und Hochlagern (PECH) anzuwenden, kann er nur vorsichtig und humpelnd gehen.

Toby ist auch da, auf Krücken, um Ben anzufeuern, und hat jedem, der zuhören wollte, von seiner außerkörperlichen Erfahrung im Krankenhaus erzählt. Ist es nicht komisch, denkt Ben, dass er nicht einfach mit einer gerissenen Milz, einer verletzten Leber und einem gebrochenen Fußgelenk zufrieden sein kann? Jetzt muss er auch noch Herzstillstand gehabt und fast auf dem Operationstisch gestorben sein.

Was ist eine außerkörperliche Erfahrung überhaupt, fragt sich Ben. Und hat es etwas damit zu tun, dass die Seele einer Person zeitweilig ihren Körper verlässt? Ist es immer Teil einer Nahtoderfahrung, wie Toby es in seinem Fall schildert?

Tatsächlich können außerkörperliche Erfahrungen oder AKEs ohne offensichtliches körperliches oder seelisches Trauma stattfinden. Ungefähr eine von zehn Personen behauptet, mindestens eine zu ihren Lebzeiten erlebt zu haben, doch machen bestimmte physiologische Bedingungen die Menschen viel empfänglicher dafür. Dehydrierung, Reizentzug oder Reizüberflutung und die Nebenwirkungen von Medikamenten und Partydrogen können alle eine Rolle spielen. Der Alkohol in Tobys Blut zusammen mit dem Narkosemittel während der Operation könnte beteiligt gewesen sein.

Bewusstsein unter Anästhesie ist zwar potenziell furchterregend, aber tatsächlich nicht so ungewöhnlich. Man stelle sich vor, wach und bei Bewusstsein zu sein, wenn der Chirurg einen mit seinem Skalpell aufschneidet. Man stelle sich vor, ihn mit der Operationsschwester darüber scherzen zu hören, wie viele Löcher er im Zwölffingerdarm gefunden habe oder wie hoch das Blut aus den vielen kleinen Arteriolen, die durchtrennt worden sind, in die Luft gespritzt sei. Es muss genau wie die Schlussszene in *Braveheart* gewesen sein, wo William Wallace zuschaut, wie seine eigenen Gedärme aus ihm herausgezogen werden. Doch mindestens 2 von 1000 Personen können es erleben. Glücklicherweise wird nur ein Drittel von ihnen Schmerzen empfinden, und nur eine Minderheit wird wegen der lähmenden Wirkungen des verwendeten Muskelentspannungsmittels nicht fähig sein, sich zu bewegen und das medizinische Personal über die Notlage zu informieren.

Aber kein Anästhesist möchte jemals eine zu hohe Dosis eines Narkosemittels verwenden. Bei einem traumatisierten Patienten, der bereits viel Blut verloren hat und der ernste Atmungs- und Gerinnungsprobleme bekommen kann, könnte dies tödlich sein. Es muss also ausgewogen sein. Gerade genug Narkosemittel, damit eine Person einschläft, aber nicht so viel, dass Blutdruck und Atmung beeinträchtigt werden. Der Sinn ist, den Schmerz zu töten, nicht den Patienten. In dieser Situation ist eine AKE nicht unwahrscheinlich. Aber in wissenschaftlicher Hinsicht hat es mehr mit den Mechanismen des bewusstlosen Gehirns zu tun als mit einer fantasievollen Vorstellung von Seelenwanderung oder Geistreise.

Die Teile des Gehirns, die an Fantasie und Träumen beteiligt sind, bleiben aktiv, auch wenn der Patient schläft oder anästhesiert ist. Die Wissenschaftler haben sogar AKEs bei Patienten simuliert, die sie mit Medikamenten in einen halbbewussten Zustand versetzt haben. Möglicherweise läuft dieses merkwürdige Phänomen auf ein neurologisches Ungleichgewicht zwischen visuellen und taktilen Signalen hinaus. Aber wie dem auch sei, Toby wird sich für Jahre interessant machen.

Wie lange dauert es denn noch, bis dieses Rennen gestartet wird, denkt Ben. Die Zeit scheint immer so langsam zu vergehen, wenn man angespannt und nervös ist. Sein ganzer Körper ist auf Aktion hochgefahren. Sein Herz klopft, er schwitzt, und seine Muskeln füllen sich mit Blut, da seine Arterien durch das Stresshormon Adrenalin erweitert sind. Für Energie sind auch Zucker und Fettsäuren in seine Blutbahn geschickt worden. Es unterscheidet sich nicht von den körperlichen Wirkungen der Nervosität, die sein Vater Adam erlebte, als er genau an diesem Nachmittag vor den Schülern über Sex und Beziehungen redete, aber in Bens Fall werden sich die physiologischen Veränderungen in seinem Körper tatsächlich als nützlich erweisen. Er wird zusätzliches Blut in seinen Muskeln brauchen, damit mehr Sauerstoff verfügbar ist. Auch in seinem Herzmuskel. Er wird einen höheren Blutdruck brauchen, damit das Blut effizienter durch seinen Körper gepumpt wird. Und er wird die zusätzlichen Nährstoffe in seinem Blut als Brennstoff verbrauchen, die sich sonst, wie in Adams Fall, als ungesunde Fettablagerungen im Innern seiner Arterien ansetzen würden.

Dieser pathologische Prozess, die Verhärtung der Arterien durch die Ablagerung von ungesunden Fetten und Cholesterin, dem sogenannten LDL (Low-Density Lipoprotein, »Lipoprotein niederer Dichte«), ist die Grundlage von Herzinfarkten und Schlaganfällen. Der Stress der verrückten Welt von heute mobilisiert diese Fette in die Blutbahn als Vorbereitung auf Kampf oder Flucht. Doch gerade die Reaktion, die sich ursprünglich als Überlebensmechanismus entwickelte, um uns zu schützen, ist ein Mechanismus geworden, der uns töten kann. Ohne regelmäßige körperliche Anstrengung, um diese angesammelten Fette zu verbrennen, entwickeln wir die koronare Herzkrankheit und sterben aufgrund dessen früher.

Viele Läufer dehnen ihre Muskeln, um Verletzungen oder Krämpfen während des Rennens vorzubeugen. Muskelkrämpfe können jeden von Zeit zu Zeit befallen, und zwar nicht nur in den Waden und Kniesehnen, wofür Sportler besonders anfällig sind. Frauen können während der Periode Uteruskrämpfe bekommen, und jeder mit Reizdarmsyndrom kann an Darmkrämpfen leiden, wann immer Symptome aufflackern. Ein Krampf in den kleinen Bauchmuskeln führt zu Seitenstechen. Falls einer von Bens Rivalen während des Laufs einen Krampf bekommt, werden nicht nur die Muskeln plötzlich hart und schmerzempfindlich, sondern es besteht auch keine Aussicht, irgendwie weiterzumachen. Aber was verursacht Krämpfe?

Muskelkrämpfe können im Ruhezustand auftreten, etwa wenn man am Ende des Tages im Bett liegt oder auf einem bequemen Sessel sitzt. Aber die gleichen Bedingungen, die unter diesen Umständen einen Krampf erzeugen, sind auch während starker körperlicher Anstrengung – und hier in viel höherem Maß – vorhanden.

Wenn wiederholte Muskelkontraktion andauert, geht die Sauerstoffzufuhr zu den einzelnen Muskelfasern zurück, während sich gleichzeitig chemische Abfallprodukte anzusammeln beginnen. Diese Veränderung im inneren chemischen Milieu jedes Muskels führt schließlich zu einer kräftigen und anhaltenden Kontraktion, die wie ein Schraubstock wirkt, sodass eine

Gliedmaße in einem quälenden fixierten Krampf gehalten wird und oft eine mechanische Dehnung seitens eines Außenstehenden notwendig ist, um ihn zu überwinden. Außerdem behält der betroffene Muskel für mehrere Minuten nach dem Krampf eine niedrigere Reizschwelle und erhöhte Anfälligkeit für einen weiteren Krampf, was erklärt, warum eine ausreichende Zeitspanne mit Dehnen und Massieren zur Wiederherstellung der Blutzufuhr sehr wichtig ist.

Gewisse vorher existierende Bedingungen können das Eintreten eines Krampfs wahrscheinlicher machen. Eine geringe Konzentration der Kalziumionen in der Flüssigkeit, in der die Muskeln gebadet sind. Niedrige Natriumspiegel und Dehydrierung nach übermäßigem Schwitzen. Aufregung und das schnelle Atmen bei Hyperventilation, das sie begleitet und den Säuregehalt des Muskelmilieus verändert. Das alles macht die Muskeln reizbarer und nervöser. Deshalb ist es seltsam, wenn man erfährt, dass ein Krampf eigentlich eine Schutzfunktion hat. Er schützt vor dauerhaftem Muskelschaden, der sich unweigerlich einstellen würde, wenn die Muskelkontraktion in Abwesenheit von Sauerstoff anhielte.

Das Dehnen ist abgeschlossen, und die Jungen stellen sich jetzt an der Startlinie auf. Einige strecken und beugen abwechselnd die Beine, um die Muskeln zu lockern, und andere springen auf beiden Füßen auf und ab, um beweglich zu bleiben. Der Geruch nach Liniment ist durchdringend, aber auch stimulierend, da es ein einprägsamer Geruch ist mit starken Assoziationen an frühere sportliche Anstrengungen. Einer der Jungen lässt ausgelassen einen fahren. Besser draußen als drinnen, wird er wohl denken. Aber nicht, soweit Ben betroffen ist, da er im Moment hyperventiliert, um seinen Körper mit möglichst viel Sauerstoff aufzuladen, während er so viel Kohlendioxid ausstößt, wie er kann. Der Furz in der Luft ist unpassend und eindeutig unangenehm.

Ob es wohl ein harmloser Furz ist, wie Ben hofft, der nur Wasserstoff, Stickstoff, Kohlendioxid und Sauerstoff enthält, in welchem Fall er geruchlos ist? Oder enthält er Schwefelwasserstoff und Methan, sodass er wie ein Eimer fauler Eier stinken wird? Bei der vorherrschenden Windrichtung wird er es bald herausfinden. Wie auch immer, es ist nicht direkt der Fehler des armen Kerls, und wie gewöhnlich bekennt sich niemand dazu, weil jeder jeden Tag pupst, im Durchschnitt zwischen 14 und 25 Mal. Manche Leute, zum Beispiel Onkel Mike, stoßen bis zu 2 Liter täglich aus, und wir alle haben zu jeder beliebigen Zeit rund 200 ml – eine ganze Tasse voll – Gas in unserem Darm. Manche Leute essen bloß zu viel. Andere essen wie Schweine und schlucken zu viel Luft. Eine an nicht absorbierbaren Kohlenhydraten reiche Kost wie etwa Bohnen, Erbsen, Brokkoli, Pastinaken, Rosinen, Dörrpflaumen und Äpfel wird es schlimmer machen. Diese Nahrungsmittel enthalten den Zucker Raffinose, den der Körper nicht abbauen und verwenden kann. Die freundlichen Bakterien in unserem Darm arbeiten an ihnen und erzeugen eine Menge zusätzliches Gas. Fruktose in gesüßten Fruchtgetränken und Limonaden und Sorbitol, das als Süßstoff für Dosenpfirsich, Dosenbirnen und Diabetikerkost verwendet wird, sorgen ebenfalls für mehr Blähungen. Und jeder, der die faserreiche F-Plan-Diät befolgt, wird bald merken, wofür der Buchstabe F wirklich steht.

Derselbe Übeltäter, der vor einem Moment einen Wind abgehen ließ, hat es wieder getan. Ein »Le Pétomane« von heute, wie er im Buche steht. Vielleicht sollte er in spezieller Unterwäsche laufen, denkt Ben. Diese weist einen besonderen Aktivkohlefilter auf, der die Flatulenzgerüche absorbiert. Ben hatte sich amüsiert, als er kürzlich den Werberamsch darüber las, und erinnerte sich, dass es hieß, dank der sehr porösen Beschaffenheit werde die Ausdünstung vom Stoff eingefangen und neutralisiert, wobei der Stoff dann beim Waschen des Kleidungsstücks in Wasser reaktiviert wird. Offenbar ist dieser Aktivkohle-Stoff genau das gleiche Zeug, das für Schutzanzüge im Gaskrieg verwendet wird. Wie passend, denkt Ben, das ist genau das, womit er gerade zu tun hat.

Und dann plötzlich wird die Startpistole abgedrückt, und die Läufer sind unterwegs. Ben, der um eine Position nahe der Spitze des Feldes an der Innenseite der ersten Kurve rangelt, strebt eine erste 400-m-Runde von 60–65 Sekunden an. Das ist ziemlich schnell, aber nicht so schnell wie Usain Bolt. Der Goldmedaillengewinner im olympischen Sprint und schnellste Mann der Welt läuft die 100 Meter in knapp unter 10 Sekunden. Ben jedoch verehrt ein anderes Idol. Der Gewinner des olympischen Marathons läuft alle 100 Meter seiner 42,195 Kilometer in etwa 16 Sekunden. Er behält diese fantastische Geschwindigkeit für mehr als zwei Stunden bei und läuft weitere 105 Runden, nachdem Usain Bolt bereits fertig ist. Das ist nach Bens Ansicht noch gigantischer und der Gipfel sportlicher Leistung. Wenn er es ihm annähernd gleichtun kann und seine Meile in ungefähr 4 Minuten 40 Sekunden vollendet, wird er hocherfreut über sich sein. Besonders wenn er seinen Hauptrivalen Matt Roberts schlägt. Wie die Dinge liegen, läuft Matt direkt vor ihm und sieht stark aus. Boris, eine andere potenzielle Gefahr, kämpft am Ende der Meute mit Seitenstechen.

Dieser scharfe Schmerz im Oberbauch bedeutet, dass er entweder zu kurz vor dem Start des Rennens gegessen hat oder dass die Muskeln seines Zwerchfells durch die Ansammlung von Milchsäure beeinträchtigt sind. Die Veränderungen im Körper durch starke körperliche Anstrengung sind erheblich. Normalerweise im Ruhezustand machen wir zwischen 12 und 20 Atemzüge jede Minute und atmen rund 11 000 Liter Luft jeden Tag ein und aus. Während dieser 24 Stunden verlieren wir etwa einen halben Liter Wasserdampf in unserem Atem, das ist der Beschlag, der sich auf einer Glasscheibe bildet, wenn wir darauf hauchen. Wir entziehen der eingeatmeten Luft so viel Sauerstoff, wie wir können, und die winzigen Luftbläschen im Parenchym unserer Lunge, die Alveolen, übergeben ihn in unsere Blutbahn. Gleichzeitig wird Kohlendioxid, ein Abfallprodukt des Stoffwechsels, das in unserem Blut zirkuliert, in die Alveolen ausgeschieden und von dort in unseren Atem. Dieser Prozess ist als Gasaustausch bekannt, und man hat festgestellt, dass er bei Spitzensportlern ungewöhnlich effizient ist, was ihnen das außergewöhnliche Talent gibt, das sie besitzen, und eine Fähigkeit, die man mit keinem noch so intensiven Training bei einem gewöhnlichen Sterblichen erreichen würde. Bei dem Tempo, das Ben und seine Mitstreiter gehen, kann die Atemfrequenz auf 60 oder mehr Atemzüge pro Minute steigen. Dies verringert die steigende Menge des im Blut gelösten Kohlendioxids von der Muskelaktivität. Das überschüssige Kohlendioxid senkt den pH-Wert des Blutes und macht es saurer. Wenn der Säurewert zunimmt und die Gehirn-Rückenmarksflüssigkeit ihrerseits gesenkt wird, spürt dies das Gehirn. Die Atemfrequenz wird erhöht, damit mehr Kohlendioxid über die Lunge entfernt werden kann.

Entgegen der verbreiteten Ansicht ist es nicht der Sauerstoffspiegel im Blut, der die Atemfrequenz bestimmt, sondern der Kohlendioxidspiegel. Man müsste dem Tod nahe sein, bevor der sehr niedrige Sauerstoffspiegel ins Gewicht fiele. Selbst wie die Dinge liegen, gibt es eine Verzögerung zwischen dem Anstieg des Kohlendioxidspiegels und der Beschleunigung der Atemfrequenz. Das erklärt, warum es, wenn Sie rennen, um einen Bus zu erreichen, eine halbe Minute oder so dauert, bis Sie außer Atem geraten, sobald Sie im Bus auf Ihrem Platz sitzen.

Unsere zwei Lungenflügel unterscheiden sich ein wenig in der Größe. Der linke Flügel ist kleiner als sein Zwilling, um dem Herzen Platz zu geben. Auch hat er zwei Lappen statt der drei auf der rechten Seite. Könnte man alle luftführenden Röhren aneinanderreihen, würden sie sich über 50 Kilometer erstrecken, und die 300 Millionen Alveolen haben zusammen eine Oberfläche, die dem Centre Court in Wimbledon entspricht. Zusammen enthalten sie vier bis sechs Liter Luft, und auch nach einem vollständigen Ausatmen bleibt noch ein ganzer Liter Luft zurück. Man spricht hier von »Totraum«. Dieser Liter Luft bleibt in den größeren Luftwegen geparkt, wo kein Gasaustausch stattfinden kann, und wenn Sie ihn künstlich verlängern sollten, indem Sie zum Beispiel einen Schnorchel oder eine Röhre benutzen, müssten Sie noch tiefer einatmen, damit neue sauerstoffreiche Luft die Alveolen erreichen kann. Wenn Sie dies nicht tun könnten, würde desoxygenierte Luft sich einfach in der Luftröhre auf und ab bewegen, und Sie würden schließlich ersticken. Die Alveolen sind effizient für den Sauerstoffaustausch, aber so winzig, dass die Oberflächenspannung sie normalerweise in sich zusammenfallen ließe. Ein besonderes schmierendes Sekret, das als Surfactant bezeichnet wird, verringert diese Spannung und hält sie offen. Sobald der Sauerstoff durch die Alveolenwand die Blutbahn erreicht hat, muss er durch ein Netzwerk von Kapillaren zurück zum Herzen transportiert werden. Diese Kapillaren würden aneinandergereiht 1600 Kilometer an Länge messen, doch der Durchgang des Blutes vom Herzen durch die Lunge und zurück dauert bloß sechs Sekunden.

Als Ben die dritte Runde seines Vier-Runden-Laufs beginnt, hat sich seine Herzfrequenz auf 190 Schläge pro Minute gesteigert. Im Ruhezustand wurstelt er bei etwa 48 Schlägen pro Minute weiter, und wenn er schläft, fällt die Frequenz sogar auf 40. Der Rückgang kommt daher, dass während des Schlafs kein großer Bedarf nach Sauerstoff in den inaktiven Muskeln besteht. Der durchschnittliche Ruhepuls liegt bei 70 Schlägen pro Minute, ist aber schneller bei Personen in schlechter Form, weil ihr Herzmuskel weniger getont und effizient ist und die geringere Herzleistung mit jedem Schlag durch Beschleunigung ausgleichen muss. Umgekehrt können Menschen wie Ben mit einem starken, leistungsfähigen Herzen Pulse von nur 35–40 haben und immer noch normal funktionieren. Genau wie jeder andere Muskel im Körper wird der Herzmuskel sich bei regelmäßigem Training vergrößern und kräftiger werden. Röntgenbilder der Brust können dies visuell beweisen. Das Herz eines durchtrainierten Sportlers füllt den halben Durchmesser des Brustkorbs, viel mehr als das Herz von jemandem mit sitzender Lebensweise. Aber der Ruhepuls kann sich lebenslang verändern.

Bei einem Fötus beginnt das Herz schon mit vier Wochen zu pumpen und schlägt mit ungefähr 150 Schlägen pro Minute. Mit zwölf Wochen, das Stadium, in dem Eves ungeborenes Baby jetzt ist, pumpt es täglich bis zu 35 Liter Blut heraus. Bei der Geburt hat ein Baby ungefähr eine Tasse voll Blut in seinem Kreislauf, verglichen mit etwa 3,5–4,5 Litern bei einem Erwachsenen. Ruby mit ihren fünf Jahren hat einen etwa doppelt so schnellen Puls wie ein Erwachsener und ein Herz, das ungefähr so groß wie ihre Faust ist. Der Ruhepuls kann auch aufgrund von Krankheit dramatisch schwanken. Wenn Anomalien des eigenen einzigartigen Erregungsleitungssystems auftreten, kann die Herzfrequenz zwischen 30 und 300 bpm (Schläge pro Minute) variieren. Beim »Herzblock« werden die regulären Signale von dem natürlichen Schrittmacher des Körpers (Sinusknoten) im rechten Vorhof nicht ordnungsgemäß nach unten in die muskulären Herzkammern geleitet, und das Herz schlägt dann unnormal langsam. Bei der supraventrikulären Tachykardie werden chaotische und multifokale Signale aus dem Vorhof gesendet, und das Herz kann unnormal schnell schlagen.

Das Herz ist ein robustes, verlässliches und außergewöhnliches Organ. Bei seiner durchschnittlichen Frequenz schlägt es 70 Mal in einer Minute, 100 000 Mal am Tag, 35 Millionen Mal im Jahr und 2,5 Milliarden Mal im ganzen Leben. Bei einem Gewicht von rund 300 Gramm pumpt es jeden Tag 9000 Liter Blut durch 97 000 Kilometer Blutgefäße und tut dies mit der Kraft eines Tennisballs, der fest in der Faust gedrückt wird. Von allen Muskeln im menschlichen Körper leistet das Herz, obwohl es klein ist, die größte Menge an physischer Arbeit. Mit einer Ausgangsleistung von zwischen 1 bis 5 Watt beläuft sich seine 80-Jahre-Leistung bei einem Durchschnitt von 1 Watt auf 2,5 Gigajoule. Das ist eine tägliche Energieabgabe, die ausreichen würde, um einen Lastwagen im Lauf eines Lebens zum Mond und zurück zu fahren. Es pumpt Blut in die Aorta mit 1,6 km/h, aber durch all die Kapillaren des Kör-

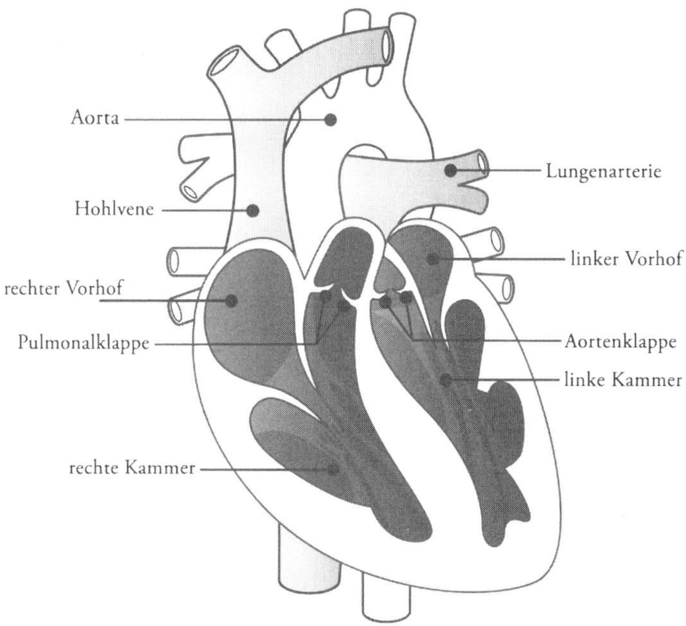

Das Herz

pers mit nur 110 cm pro Stunde, damit die Zeit für den Übergang von Sauerstoff und Kohlendioxid zum und vom Gewebe des Körpers ausreicht. In 8 Sekunden zirkuliert das Blut vom Herzen zum Gehirn und zurück, in 16 Sekunden zu den Zehen und zurück. Rechtzeitig erreicht es jede einzelne der 75 Billionen Zellen außer jenen in der Hornhaut des Auges, die in einzigartiger Weise allen Sauerstoff, den sie brauchen, aus der Luft erhalten, mit der die Oberfläche des Auges in Kontakt ist.

Nach gängiger Meinung wurde der Blutkreislauf zum ersten Mal 1616 von William Harvey nachgewiesen. Er war angeblich der Erste, der erklärte, dass es im Körper eines jeden Menschen eine begrenzte Menge Blut gibt und dass es nur in einer Richtung fließt. Dies muss eine ziemliche Kränkung für die Zehntausende von Schäfern und Bauern vergangener Jahrhunderte gewesen sein, die ihre Tiere wegen des Fleisches geschlachtet und Tag für Tag beobachtet hatten, wie das Blut aus ihren Körpern spritzte, bis es von selbst aufhörte. Aber William Harvey heimste gleichwohl den Ruhm ein.

Der Blutkreislauf fließt in der Tat in einer Richtung. Vom Herzen in pulsierenden Arterien zum Rest des Körpers und zur Lunge und von dort viel langsamer in Venen zum Herzen zurück. 5 Prozent des aus dem Herzen kommenden Blutes versorgen den Herzmuskel selbst über die Koronararterien. 20 Prozent gehen zum Gehirn und zentralen Nervensystem. 22 Prozent fließen zu den Nieren. Der Rest wird zu allen anderen Geweben des Körpers einschließlich der Muskeln geleitet.

Genau dort braucht es Ben jetzt. Wenn er die Glocke hört, die ihm mitteilt, dass er die letzte Runde beginnt, brennen seine Lunge und seine Muskeln. Der Sauerstoffbedarf ist enorm, und der dumpfe Schmerz in seinen Waden und Schenkeln sagt seinem Körper, dass er in dem als Sauerstoffschuld bekannten physiologischen Zustand ist. Seine Muskeln verbrauchen tatsächlich mehr Sauerstoff, als Herz und Lunge liefern können. Er erzeugt daher Energie anaerob durch die chemische Verbrennung von Kohlenhydraten in seinem Körper und produziert dabei einen Aufbau von Milchsäure in seinen Muskeln. Diese Ansammlung verursacht den zunehmenden Schmerz in seinen Waden und Schenkeln und würde bei jemandem, der weniger durchtrainiert ist, seine Muskeln am nächsten Tag äußerst steif machen.

Matt Roberts ist immer noch unmittelbar vor ihm und hat sein Tempo verschärft. Doch er zieht nicht davon. Ben ist genau an seiner Außenschulter und fühlt sich gut. Bei noch 300 zu laufenden Metern wird es kein Problem sein, genügend Sauerstoff aufzunehmen. Es ist jetzt ein Sprint, und die Sauerstoffschuld kann später zurückgezahlt werden. Ben weiß, dass der Körper immer zuerst kollabieren wird, bevor das Herz versagt. Niemand wird sterben. Es fühlt sich nur so an. Beide Sportler haben den gleichen Siegeswillen, und es kann auf keiner Seite die Rede von überlegener psychologischer Motivation sein. Jetzt, bei noch 200 Metern und einer letzten Kurve vor ihnen, läuft alles auf ihre Muskeln hinaus. Wer wird siegen, und wer wird als Zweiter das Nachsehen haben?

Mit allen Muskeln, die sie jetzt haben, wurden sie geboren. Kein Training auf der Bahn oder in der Turnhalle kann ihre Zahl vermehren, es kann nur die Größe jeder einzelnen Muskelzelle erhöhen. 40 Prozent ihres Körpergewichts bestehen aus Muskeln, und es gibt mindestens 640 Exemplare davon mit individuellen Namen. Der größte ist der Gluteus maximus im Gesäß und der stärkste, Pfund für Pfund, der Masseter oder Kaumuskel des Kiefers. Dieser ist nicht ganz so stark wie jener der Hyäne, der zu einer Beißkraft von 300 Kilogramm pro Quadratzentimeter fähig ist, aber sehr stark ist er dennoch.

Die Beinmuskeln der beiden Jungen treiben sie jetzt in äußerstem Tempo voran. Aber ihre anderen Muskeln und die Muskeln im Körper jedes Menschen können so viele andere

Dinge tun. Sie sprechen lassen. Ihnen helfen, ihre Nahrung zu schlucken und zu verdauen. Ihnen ermöglichen, zu blinzeln, zu atmen und ihre Blase zu leeren. 72 Muskeln sind verantwortlich für Sprechen und Artikulation und 30 für Gesichtsausdrücke wie Überraschung, Traurigkeit und Freude. 17 Muskeln sind erforderlich für Lächeln und 42 für Stirnrunzeln. Doch Muskeln können nur durch Zusammenziehen arbeiten. An beiden Enden am Skelett befestigt (mit Ausnahme der Zunge, die nur eine Befestigung hat), können Muskeln Knochen bewegen und Fortbewegung erzeugen. Entgegen der verbreiteten Ansicht können Muskeln nur ziehen, nicht schieben. Der Körper löst das auf die Art und Weise, dass er einen Agonisten (Spieler) und einen Antagonisten (Gegenspieler) hat, die gleiche und entgegengesetzte Dinge tun. Der Trizeps arbeitet gegen den Bizeps, der Quadrizeps gegen den hinteren Oberschenkelmuskel und so weiter. Kontraktion wird erreicht, wenn winzige mikroskopische Fasern in einzelnen Muskeln aneinander vorbeigleiten wie das Öffnen und Schließen von Glasschiebetüren. Dieser Prozess verbraucht chemische Energie aus der Nahrung zusammen mit Sauerstoff, und ein Kilo Muskelmasse verbrennt täglich sogar im Ruhezustand 150 bis 200 Kalorien Energie. Bens Beinmuskeln verbrennen im Moment sehr viel mehr Energie als das. Und sein Gehirn und Nervensystem veranlassen sie, dies willkürlich zu tun. Er könnte jederzeit aufhören zu rennen, wenn er wollte, und es ist verlockend. Aber nicht, bevor er den verhassten Rivalen überholt und das Zielband zerreißt.

Als er aus der letzten Kurve auftaucht, sucht er die Entscheidung. Matt ist sich nicht ganz sicher, wo Ben ist oder wie weit hinter ihm. Er kann sich nur auf sein eigenes Rennen und seinen eigenen Schmerz konzentrieren. Er ist voll Vertrauen auf seinen Spurt zur Ziellinie und bereit, aufzudrehen. Genau in diesem Augenblick jedoch taucht Ben an seiner Schulter auf und überholt ihn. So sehr Matt sich auch anstrengt, er kann nicht genug Boden gutmachen. Ben gewinnt in persönlicher Bestzeit und erobert den Pokal ein zweites Mal.

Matt liegt flach auf der Aschenbahn, ausgepowert, während Ben euphorisch ist, Freudensprünge macht und mit seinen Freunden feiert. Dies ist der psychologische Unterschied zwischen Gewinnen und Verlieren. Die Schmerzen betäubende Freude des Triumphs gegenüber der quälenden Bitterkeit der Niederlage. Und Ben weiß aus Erfahrung, was sich besser anfühlt. An den Sieger geht die Beute, an den Verlierer die Schmach der öffentlichen Demütigung. Für magische 30 Sekunden spürt Ben nichts als Hochgefühl, während sich die Meute seiner Bewunderer auf ihn stürzt und herumschubst. In diesem Moment merkt er gar nicht sein raues Atemholen, den rasenden Puls und das starke Schwitzen nach seiner unglaublichen Anstrengung. Erst als er aufblickt und seinen Sportlehrer auf sich zukommen sieht, spürt er plötzlich, wie ihm übel wird.

Kapitel 33

Gerade von seinem alptraumhaften Erlebnis in der Schule zurück, sitzt Adam beim Augenarzt auf dem Stuhl, um die Kontrolle durchführen zu lassen, die er sich selbst verordnet hat. Er hat sich bei einer früheren Gelegenheit schon einer ganzen Reihe von Tests unterzogen, um herauszufinden, ob bei ihm die Laserbehandlung für Alterssichtigkeit infrage käme. Nach allem, was er darüber las und von Bekannten, die sich dieser Behandlung unterzogen hatten, hörte, würde es bedeuten, dass er nicht mehr auf eine Lesebrille oder Bifokalbrille angewiesen wäre. Adam verliert sie andauernd, macht sie kaputt oder vergisst sie. Auch werden sie nicht billiger, und die von wirklich guter Qualität kosten ihn ein kleines Vermögen.

Bei der geplanten Behandlung wird eine dünne Schicht der Hornhaut vor jedem Auge mit einem computergesteuerten Laser abgeschabt. Adams nicht dominantes Auge wird für das Lesen angepasst, und sein dominantes Auge wird nur minimal für eine ausgezeichnete Weitsichtigkeit korrigiert. Das unter lokaler Betäubung stattfindende eigentliche Verfahren dauert nur eine oder zwei Minuten, wonach Adam zwei Augen mit leicht abweichenden Gesichtsfeldern haben wird. Sein Gehirn wird jedoch schnell lernen, die zwei Bilder zusammenzufügen und das Sehvermögen zu verschmelzen, sodass er sowohl nahe als auch ferne Gegenstände klar sehen kann. Und ohne Brille. Adam findet diese Aussicht sehr aufregend.

Aber warum brauchte er überhaupt eine Brille? Was geschieht im Alter von etwa 45 Jahren, was uns veranlasst, Kleingedrucktes weiter und weiter von unseren Augen entfernt zu halten, um es lesen zu können?

Mit zunehmendem Alter nimmt die Fähigkeit unserer Augen ab, sich auf nahe Gegenstände zu fokussieren, weil die Linsen in ihnen weniger elastisch werden. Folglich können sie ihre Form nicht genügend verändern, um sich stärker zu krümmen, damit sie die einfallenden Lichtstrahlen auf die lichtempfindliche Netzhaut an der Rückseite des Auges bündeln können. Unsere Sicht wird deshalb unscharf. Das Laserverfahren kann dies durch Veränderung der Krümmung von Adams Hornhaut korrigieren und der weniger elastischen Linse helfen, damit fertigzuwerden. In seinem Alter kann seine Linse nicht noch weniger elastisch werden, sodass sich sein Sehvermögen nicht weiter verändern und das Verfahren also gut funktionieren wird. Bei einer jüngeren Person würde es sich nicht unbedingt als dauerhafte Lösung erweisen, weil ihre Linsen sich wahrscheinlich in den kommenden Jahren noch verändern.

Bens Augen sind in diesem Moment auf den begehrten Pokal gerichtet, der ihm gerade für seinen Sieg über die Meile bei dem Leichtathletik-Meeting mehrerer Schulen überreicht worden war. Seine Oberfläche aus gediegenem Silber funkelt in der hellen Frühlingssonne, und Ben kann mühelos seinen eigenen Namen lesen, der vor genau einem Jahr eingraviert worden war. Er genießt seinen Moment des Ruhms und freut sich ausgelassen über die Gratulationen von allen um ihn herum. Sogar der arrogante Matt Roberts ist schließlich herübergekommen, hat ihm eine Hand auf die Schulter gelegt und ihn scherzhaft einen »Scheißkerl« genannt. In der nettest möglichen Weise natürlich. Und mit einem neidischen Lächeln im Gesicht. Näher an ein echtes Kompliment wird Ben nicht kommen, und ihm ist klar, dass die Rivalität noch für eine gute Weile fortdauern wird.

Joel hat Bier in die Schule geschmuggelt und trinkt es jetzt aus einer nachfüllbaren Sportgetränkeflasche. Wenn er dabei erwischt wird, Alkohol auf dem Schulgelände zu trinken, wird er vorübergehend der Schule verwiesen. Paul dagegen hat Wodka und einen Energy-Drink in seiner eigenen Flasche, und Tom pafft eine Zigarette. Ben keucht immer noch von der Anstrengung des Rennens und kann sich nichts Schlimmeres vorstellen.

Tom begann vor ein paar Jahren zu rauchen und wurde einer der 157000 11–15-Jährigen, die in Großbritannien jedes Jahr mit dieser Gewohnheit anfangen. (In Deutschland rauchen 12 Prozent der 12–17-Jährigen. Bei den 18–25-Jährigen sind es 35 Prozent. 80 Prozent aller Raucher haben vor dem 18. Lebensjahr ihre erste Zigarette geraucht. Stand 2012.) Wird er einmal zu den 50 Prozent von langfristigen Rauchern zählen, die schließlich an einer durch Rauchen mitverursachten Krankheit sterben? Ben hofft es nicht. Er mag Tom. Er hofft, dass es nur eine rebellische Phase und eine Sache des Gruppenzwangs ist, die vorübergehen werden. Welchen Schaden fügt er jedes Mal seiner Lunge zu, wenn er inhaliert? Er zerstört die winzigen Härchen, die Zilien, die aus den Zellen ragen, seine Atemwege auskleiden und dazu bestimmt sind, rhythmisch aufwärts zu pulsieren und Fremdkörper wie Ruß, Viren und Bakterien aus der Lunge zu entfernen. Er füllt seine Alveolen mit krebserregendem Teer und erzeugt Fibrose und Vernarbungen. Er schädigt seine DNA und macht die Bildung zukünftiger Tumoren in Lunge und Atemwegen wahrscheinlicher. Er erzeugt eine messbare Verengung seiner Koronararterien innerhalb von nur 30 Sekunden nach dem Inhalieren und erhöht sein langfristiges Risiko eines Herzinfarkts oder Schlaganfalls. Wenn er heute davon loskommt, wird sein Risiko bald nicht mehr höher sein als das einer Person, die niemals geraucht hat. Aber wenn er weitermacht und süchtig wird, könnte Feierabend sein.

Es ist schlimm genug, normale Luft zu atmen, denkt Ben,

während er noch einen keuchenden Husten unterdrückt. Er hat Tom schon früher zu dem Thema belehrt.

»Jeder Epidemiologe wird dir das sagen, Tom«, hatte er ihm berichtet, nachdem er eine Radiosendung gehört hatte, »du wirst mit größerer Wahrscheinlichkeit vorzeitig sterben. Oder mit 20 Jahren an erektiler Dysfunktion leiden, was noch schlimmer wäre.«

»Ach was«, hatte Tom erwidert. »Ich traue diesen Epidemiologen einfach nicht. Sie können Statistiken aufstellen, die alles aussagen, was sie wollen. In meiner Sicht ist die Definition eines Epidemiologen einfach eine Person, die durch Alter und Sex schlappgemacht hat.«

»Sehr komisch«, sagte Ben. »Die Ärzte haben demnach alle unrecht, oder?«

»Klar«, hatte Tom zugestimmt, »und sie sind auch gefährlich. Denk mal darüber nach, Ben. Es gibt 700 000 Ärzte in den Vereinigten Staaten, und die Zahl der ihnen zugeschriebenen Todesfälle durch Behandlungsfehler beläuft sich auf 120 000. Das macht 0,171 solcher Todesfälle pro Arzt. Andererseits gibt es 80 Millionen Waffenbesitzer, und die Zahl der Todesfälle durch Waffengebrauch liegt bei 1500. Das macht 0,0000188 solcher Todesfälle pro Waffenbesitzer. Schlussfolgerung? Ärzte sind 9000 Mal gefährlicher als Waffenbesitzer. Capito? Vergiss nicht, Kumpel, nicht Waffen töten Menschen. Aber Ärzte.«

Ben konnte sich das Lachen nicht verkneifen. Aber er macht sich trotzdem Sorgen über Toms Rauchen und wird den Versuch nicht aufgeben, ihn davon abzubringen.

Kapitel 34

Als Eve einige Minuten vor Adam im Haus ihrer betagten Eltern ankam, erlebte sie einen klaren Fall von Prosopagnosie. Joe erkannte das Gesicht seiner eigenen Tochter nicht auf Anhieb. Prosopagnosie kommt von den griechischen Wörtern *prosopon*, »Gesicht«, und *agnosia,* »Nichterkennen«, und ist eine Störung, bei der die Fähigkeit, Gesichter zu erkennen, beeinträchtigt wird, während die Fähigkeit, andere Objekte zu erkennen, relativ intakt bleibt. Sie ist belegt bei Menschen, die Kopfverletzungen erlitten haben, und manche scheinen sie in einem gewissen Grad von Geburt an zu haben. Da Stephen Fry, der englische Schauspieler, Comedian und Schriftsteller, offenbar daran leidet, ebenso der schottische Unternehmer und Philanthrop Duncan Bannatyne, ist Eves Vater wenigstens in guter Gesellschaft. Aber Joes Prosopagnosie beruht nicht auf einer Kopfverletzung oder einer Entwicklungsstörung in der Kindheit. Joes Zustand hängt mit seinen allmählichen und beunruhigend progressiven Symptomen einer frühen Demenz zusammen. Sie verändert in vielerlei Hinsicht langsam sein Verhalten und seine Persönlichkeit und ist der Hauptgrund, warum Adam und Eve beschlossen haben, ihn heute Abend zu besuchen. Joe schaute Eve an der Haustür mit zugekniffenen Augen an und nahm langsam die Bilder von ihrer Haarfarbe und Frisur, ihrer Kleidung, Körperform und Stimme in sich auf. Schließlich setzte er im Kopf alles zusammen.

»Eve«, sagte er aufgeregt, »komm herein, komm herein. Du hättest Bescheid sagen sollen, dass du kommst.«

Eve hatte es ihm in dieser Woche rund ein Dutzend Mal

mitgeteilt. Und drei Mal allein heute. Demenz ist eine grausame und entpersönlichende Sache, die die Menschen ihrer liebsten Verwandten beraubt, wenn sie sich verschlimmert. Eve ist traurig, sehen zu müssen, dass sie offenkundiger wird, und sie macht sich Sorgen darüber, was die Zukunft für ihren Vater bereithält, der früher so ein intelligenter und geistreicher Mann gewesen war. Gelegentlich blitzt diese Brillanz noch auf, aber ihr Auftreten wird seltener, und oft wird sie von unpassenden Stimmungsumschwüngen gedämpft.

Als sie sich im Wohnzimmer hinsetzt, wird sie von Grace begrüßt, die sie im Flur mit Joe hat reden hören und eine Kanne Tee und Gebäck zubereitet hat. Auch sie wirkt ein wenig älter und müder, gebrechlicher und verletzlicher als vor einer Woche. Vielleicht ist es die Anspannung im Umgang mit Joe und seinem zunehmenden Umherirren und seiner Unruhe. Eine Weile reden sie über die Familie und andere alltägliche Dinge, und Grace freut sich über eine gute Gelegenheit, ein bisschen Klatsch von draußen zu erfahren und auch ein wenig in Erinnerungen an die Vergangenheit zu schwelgen. Joe beteiligt sich eigentlich nicht, außer dass er lächelt, wenn er spürt, dass man es von ihm erwartet, oder etwas wiederholt, was Grace schon gesagt hat. Was für eine schreckliche Sache, alt zu werden, denkt Eve. Es scheint alles nur bergab zu gehen. Sie hört aufmerksam zu, als Grace über ihre schmerzenden Gelenke, ihre Verstopfung und ihre nachlassende Sehkraft berichtet. Und über Joes zunehmende Schwerhörigkeit, Unsicherheit auf den Beinen und gelegentliche Harninkontinenz.

Vor allem möchte Eve mehr über Joes sich verschlechternden geistigen Zustand hören, aber da ihr Vater im selben Zimmer sitzt, muss das auf einen privateren Moment warten. Stattdessen wenden sie sich dem komplexen Thema ihrer Medikamente zu. Grace nimmt fünf verschiedene Arzneimittel und Joe sechs. Sie müssen alle zu verschiedenen Tageszeiten eingenommen werden, manche mit Nahrung und manche nicht. Bis zu einem gewissen Grad interagieren sie miteinander und verursachen eine Reihe von Nebenwirkungen, doch fällt es der ungeschulten Eve schwer, mit Sicherheit zu sagen, welche Symptome die Folge der zugrunde liegenden Beschwerden sind und welche sich den Medikamenten verdanken. Sie macht sich eine Notiz im Geist, die Hausärztin der Eltern anzurufen, um nach einem Treffen zu fragen, damit die Dosierung und Einnahmezeit der Medikamente ihrer Eltern überprüft und besser geplant werden könne. Dann würde Eve vielleicht so einen Tablettendosierer kaufen, wie man ihn in der Apotheke bekommt, der einem klar und genau sagt, wann man jede einzelne Tablette nehmen muss.

Wann beginnt der Alterungsprozess eigentlich, fragt sich Eve. Wenn wir aufhören zu wachsen, zu reifen und uns zu entwickeln und wenn die Billionen von Zellen, die unseren Körper ausmachen, abzubauen und abzunehmen beginnen? Wann sind wir in unserer biologischen Blüte, und in welchem Augenblick beginnt diese, zu welken und zu schrumpfen? Hat es bei *ihr* schon begonnen, obwohl sie bald neues Leben auf die Welt bringen wird? Was verursacht Altern? Können wir unser Leben in einer Weise leben, die das Altern verlangsamen oder weniger problematisch machen wird, und könnte es jemals überhaupt abgewendet oder sogar umgekehrt werden?

Es gibt viele Theorien über den Grund des Alterns. Manche Leute glauben, es liege einfach am Verschleiß. Das Zahnfleisch geht zurück, die Zähne fallen aus, und das war's. Sie wachsen nicht nach, sie werden nicht ersetzt, und Sie sehen älter aus. Aber so einfach ist es nicht. Viele Körpergewebe werden andauernd ersetzt und erhalten. Leberzellen regenerieren sich, ebenso Hautzellen und die Zellen, die unsere Atemwege und unser Verdauungssystem auskleiden. Die Knorpelumhüllung am Ende unserer Knochen kann sich ebenfalls selbst reparieren, und Brüche heilen immer noch, gleich wie alt wir sind. Es gibt sicherlich einen Rückgang in unserer Fähigkeit, unseren Körper zu reparieren und zu erhalten, wenn wir älter werden, aber was verursacht das grundsätzlich? Ist es das Immunsystem, das wie eine biologische Uhr fungiert, wie manche Wissenschaftler glauben? Oder ist ein angeschlagenes Immunsystem eine Folge des Alterns und nicht die Ursache? Sind wir genetisch programmiert zu altern? Wenn ja, würde dies irgendeinen Sinn ergeben, da es geschickt die sehr unterschiedlichen Lebensspannen verschiedener Arten erklären und für die Tatsache stehen würde, dass zumindest in Tierexperimenten die selektive Zucht langlebiger Individuen die Lebensdauer um bis zu 50 Prozent steigern kann. Falls es sich bestätigt, könnte dann Genmanipulation bei Menschen uns irgendwann in der Zukunft helfen, 120 oder 150 Jahre alt zu werden? Würden wir das überhaupt wünschen? Dann gibt es aber auch die »Fehler-Katastrophentheorie«. Diese besagt, dass erhöhte Zahlen von DNA-Mutationen in Zellen zu Fehlern in der Produktion lebenswichtiger Enzyme führen. Das wiederum erlaube anomalen Substanzen, sich im Körper anzusammeln und störend auf gesunde Zellfunktionen einzuwirken. Eine solche anomale Substanz ist das Alterspigment Lipofuszin. Joe und Grace weisen es beide in den Altersflecken auf ihren Handrücken und Unterarmen auf. Tatsächlich ist Lipofuszin nicht schädlich. Aber andere anomale Substanzen, die auf gleiche Weise in anderen Zellen erzeugt werden, könnten es sein.

Die wahrscheinlichste Ursache des Alterns ist die begrenzte reproduktive Fähigkeit sich teilender Zellen. Es scheint, dass individuelle Zellen vorprogrammiert sind, sich ungefähr 50 Mal zu teilen und zu reproduzieren. Danach nimmt diese Fähigkeit ab, und die Zellen geben einfach auf und sterben. Es ähnelt dem, was mit Ihrer alten Waschmaschine und Ihrem alten Auto passiert. Sie können sie für eine Weile reparieren, damit sie ein bisschen länger laufen, aber letztendlich werden sie den Geist aufgeben. Diese Theorie ist aus der Beobachtung der Vorgänge in alternden Zellen hervorgegangen und stimmt mit den Vorgängen bei der seltenen, als Progerie bekannten Erbkrankheit überein. Bei dieser Störung wird das Altern so sehr beschleunigt, dass ein sieben Jahre altes Mädchen leicht wie eine 90-jährige Frau aussehen kann. Das kommt daher, dass bei Progerie die Zahl der Zellteilungen, die vor dem Zelltod stattfinden, viel kleiner ist. Beim normalen Alterungsprozess sind auch chromosomale Veränderungen feststellbar. Fast jede Zelle in unserem Körper enthält 23 Chromosomenpaare, die den genetischen Code für unseren Körper tragen. Die Enden dieser Chromosomen werden als Telomere bezeichnet, und die Wissenschaftler haben entdeckt, dass die Telomere kürzer werden, wenn wir altern. Ihre Länge wird von einem Enzym namens Telomerase erhalten. Falls die Menschen eine Möglichkeit finden können, die Telomerasespiegel zu erhöhen, vielleicht durch ein neues Medikament, werden wir vielleicht eines Tages viel länger leben können.

Eves Tagtraum wird durch die Türklingel unterbrochen. Verwirrt von dem Geräusch, das ihm eigentlich sehr vertraut sein sollte, wirft Joe einen wehleidigen, fragenden Blick auf Grace.

»Das ist Adam«, erklärt sie. »Ich mache ihm auf.«

Adam kommt in beschwingter Stimmung herein und umarmt Eves Eltern herzlich. Nachdem er sich kurz erkundigt hat, was es Neues gibt, schlägt er vor, mit Joe im Garten spazieren zu gehen, damit die Frauen plaudern können.

Adam hat Joe sehr gern, und die beiden sind über die Jahre sehr vertraut miteinander geworden. Daher ist es ein Jammer, den kleinen Garten, auf den Joe einst so stolz war und in dem er sich früher das ganze Wochenende abrackerte, um ihn makellos zu halten, so heruntergekommen zu sehen. Dieser Verlust an Interesse und Motivation ist Teil von Joes früher Demenz, bemerkt Adam, und wenn er ihn jetzt beobachtet, scheint kein Stück seines Körpers unberührt vom Alter. In seinem Gehirn, ganz abgesehen vom Rückgang seiner kognitiven Funktion, sind Nervenzellen verlorengegangen, Myelin- oder Markscheiden, die sie isolieren und schnell elektrische Impulse entlang den Nerven übermitteln, fehlen. Die Neurotransmitter, die an der Stimmung und der Kommunikation zwischen Nervenzellen beteiligt sind, haben sich ebenfalls verringert, zusammen mit den synaptischen Rezeptoren, die auf sie reagieren. Insgesamt zehn Prozent von Joes Hirngewebe sind verlorengegangen, seit er ein junger Erwachsener war, und folglich haben sein Gedächtnis, seine Reflexe sowie sein Gangbild und seine Koordination begonnen, ihn im Stich zu lassen. Sein Sehvermögen ist ziemlich schlecht, und sein Gehör hat sich deutlich verschlechtert. Joe hat Presbyakusis, die Altersschwerhörigkeit. 50 Prozent der über 70-Jährigen leiden daran. In seinem Hörorgan, der Cochlea oder Hörschnecke, ist die Durchblutung verringert, und viele der feinen Haarsinneszellen, die auf verschiedene Tonfrequenzen, besonders hohe, reagieren, funktionieren nicht mehr. Selbst wenn Adam also die Stimme hebt, um lauter zu werden, oder schreit, müht sich Joe dennoch ab, um den Sinn zu erfassen. Joe hat das Glück, dass er Grace noch hat, aber bei vielen alten Menschen verstärkt Schwerhörigkeit noch die Einsamkeit, das Gefühl der Ausgrenzung und Depression.

An der Rückseite beider Augen Joes ist der besondere Bereich seiner Netzhaut, die für scharfes Sehen verantwortlich ist, die Makula, teilweise degeneriert. Die Region, wo Millionen lichtempfindlicher Stäbchen und Zapfen liegen, ist fadenscheinig wie ein abgetretener alter Teppich geworden. Aber der Augenarzt hat gesagt, dass es sich bei Joes Form der altersbedingten Makuladegeneration um eine trockene AMD handele, verursacht durch tatsächlichen Verlust von Zellen und nicht durch austretende Flüssigkeit, und deshalb nicht behandelt werden könne. Adam bietet Joe ein Karamellbonbon an, das er aus seiner Jackentasche geholt hat, aber Joe lehnt ab. Er hat nicht mehr viel Freude an Speisen. Das könnte daran liegen, dass er mit 86 Jahren nur noch halb so viele Geschmacksknospen besitzt wie vor 50 Jahren. Als er sich bückt, um ein widerspenstiges Netz über seinem einst so geschätzten Erdbeerbeet zurechtzurücken, merkt Adam, wie steif und unbeweglich Joe geworden ist und wie langsam und bedacht seine Bewegungen im Allgemeinen sind. Ist dies alles auf Gelenkverschleiß – Arthrose – zurückzuführen, oder zeigt er auch Anzeichen von Parkinson oder Depression? Beide Krankheiten sind im Alter verbreitet und können zu reduzierten, eingeschränkten und langsameren Bewegungen führen, aber aus sehr unterschiedlichen pathologischen Gründen. Selbst der Arzt hat gesagt, es könne schwierig sein, es genau zu bestimmen. Joes alte Knochen haben ihm tatsächlich Ehre gemacht, meint Adam. Aufgrund der Krümmung seiner Wirbelsäule und der Schrumpfung der Knorpelscheiben zwischen seinen einzelnen Wirbeln mag er sieben Zentimeter kleiner sein, als er vor 60 Jahren war, aber seine Knochen haben ihn all diese Jahre treu und brav getragen und sich 100 Mal regeneriert und umgebildet. Sie haben sich selbst geheilt, wenn sie gebrochen waren, und Hunderte von Litern roter und weißer Blutkörperchen aus ihrem Knochenmark erzeugt. Im Tod ist ein Skelett bloß ein lebloser starrer Rahmen aus Kalziumphosphat. Im Leben ist es eine lebendige, aktive, ständig metabolisierende Fabrik. Wo wären wir Menschen ohne Knochen? Wir wären schlaff wie ein Sitzsack. Eine Pfütze aus Haut und Därmen auf dem Boden. Wo wären unser Herz und unsere Lunge ohne den schützenden Panzer unseres Brustkorbs? Wie lange würde unser Gehirn halten, wäre es nicht in unseren Schädel eingeschlossen?

Wir haben über 300 Knochen in unserem Körper bei der

Geburt und dann 206 als Erwachsene, nachdem einige von ihnen zusammengewachsen sind. Einige von Joes Knochen wachsen immer noch zusammen, aber nicht auf gute Weise. Arthritische Veränderungen und Knochenauswüchse in den kleinen akzessorischen Gelenken seines Kreuzes (Facettengelenke) haben jede Bewegung zwischen manchen Wirbeln verhindert, und Bücken und Wiederaufrichten sind ein Kampf. Wenn er sich mit Adams Hilfe endlich aufrichtet, ist er außer Atem. Er hat nur noch halb so viel elastisches Gewebe in seiner Lunge wie zur Zeit seiner Heirat. Das ist der Stoff, der die Lunge ähnlich einer gespannten Feder zurückschnellen lässt und den eigentlichen Atemprozess so viel leichter macht.

Armer alter Joe, denkt Adam. Womit muss er sich sonst noch abfinden? Eine vergrößerte Prostata und ein Paar Nieren, die die Gifte in seinem Blut nicht mehr so wirksam ausscheiden wie früher. Seine gutartige Prostatahypertrophie, immerhin so verbreitet, dass sie bei einem von drei Männern über 50 Probleme beim Wasserlassen verursacht, ist die eine Seite, aber tatsächlich schlummert tief in seiner Vorsteherdrüse Krebs im Anfangsstadium. Joe weiß nichts davon, aber er braucht es auch nicht zu wissen. Prostatakrebs ist die häufigste Krebsart bei Männern, die das reife Alter von 90 erreichen, und die meisten Männer dieses Alters werden ins Grab sinken, ohne dass ihr Prostatakrebs diagnostiziert wurde, da sie an irgendetwas anderem gestorben sind. Nur bei wenigen jüngeren Männern muss Prostatakrebs behandelt werden, wenn der Krebs viel aggressiver oder mit einer familiären Veranlagung verknüpft ist. Was muss Joe sonst noch durchstehen? Herabgesetzte Immunität, was ihn anfällig für Infektionen wie Lungenentzündung macht. Erhöhte Autoimmunität, die ihn empfänglicher macht für Krankheiten wie rheumatische Arthritis oder blasenbildende Hautleiden, zum Beispiel Pemphigoid.

Als sie zum Haus zurücktrotten und in die Wärme des

Wohnzimmers treten, fragt sich Adam, wie seine eigenen Erfahrungen mit dem Älterwerden sein werden. Er hofft, dass er, wenn es so weit ist, nicht an all den deprimierenden chronischen Beschwerden wird leiden müssen, die Joe ertragen muss, und dass er friedlich im Schlaf sterben wird. Da er wie alle anderen ungefähr ein Drittel seines ganzen Lebens schlafend verbringt, hat er mit etwas Glück eine Chance von eins zu drei, dass dies ohnehin geschieht. Wie schnell werden sich diese Veränderungen allmählich einstellen? Ist er noch in bester Verfassung, oder hat er, wie er insgeheim befürchtet, den Gipfel schon überschritten?

Ein Mann ist physiologisch betrachtet in seinen mittleren oder späten 20ern in Bestform. Das Gleiche gilt für eine Frau. Zu diesem Zeitpunkt funktionieren alle Zellen ihres Körpers optimal. Besser und schneller als in jedem anderen Lebensstadium können sie sich an sich verändernde Umstände anpassen und darauf reagieren. Fruchtbarkeit und Immunität sind auf dem Höhepunkt. Die Infektionen und Krebsarten, zu denen kleine Kinder oder die Älteren neigen, sind weniger häufig. Ihre Fähigkeit, auf die Stimulation von Nervenimpulsen und Hormonen zu reagieren, wird nie besser sein. Aber nach dem Alter von 30 beginnen diese Reaktionen langsam nachzulassen. Anfangs unmerklich und manchmal aufgeschoben dank einer gesunden Lebensweise, geschieht es unumgänglich und allmählich. Schon ziehen Ben und Poppy Adam wegen seiner »Männerbrüste«, seines androgenetischen Haarausfalls und seiner ergrauenden Haare auf.

Die Fettablagerung unter seinen Brustwarzen ist die Folge reduzierter körperlicher Betätigung, im Allgemeinen zu reichlichen Essens und zu starken Alkoholkonsums. Die Veränderungen in seiner Leber, die der Alkohol bewirkt, erhöhen die Ausscheidung von Östrogen, das alle Männer in einem gewissen Grad haben, und veranlassen das bisschen Brustgewebe, das er hat, zu expandieren und zu wachsen. Er ist jetzt noch nicht ganz reif für eine subareoläre Mastektomie, aber er weiß, dass er etwas tun muss, zum Beispiel abnehmen und weniger trinken. Sonst wird er bald einen von Eves BHs leihen müssen.

Sein Haarausfall männlichen Typs, ererbt von seinem Großvater, hat offenkundig eine Generation übersprungen – sein eigener Vater hatte einen vollen Haarschopf, bis er in seinen hohen 70ern starb –, und weder Tinkturen noch Tabletten haben daran etwas ändern können. Er hat eine Weile über eine Haartransplantation nachgedacht. Dabei würde ein Streifen Haut vom Hinterkopf genommen, und die extrahierten Haare würden an die kahlen Stellen auf dem Kopf und an den Seiten eingepflanzt, aber er hat es sich dann doch noch einmal überlegt. Lieber in Würde alt werden, denkt er, besonders da noch ein Baby unterwegs ist. Der Stress würde fast sicher das ganze gute Werk der Operation zunichtemachen, trotz der Versicherungen des Haarspezialisten, dass Haare, die von der Rückseite des Kopfes verpflanzt werden, nicht in gleicher Weise auf das zirkulierende Testosteron reagieren und daher für immer bleiben sollten. Also hat Adam die Aufforderung, eine stattliche Summe für ein im Wesentlichen kosmetisches Verfahren auszugeben, ausgeschlagen.

Was das Grauwerden angeht, produziert er einfach nicht mehr dieselbe Menge Pigment in den Haarfollikeln. Ja, er weiß, dass er sich die Haare färben könnte, und eine Weile hat er es auch getan. Aber es war lästig, und deshalb hat er es sein lassen. Erstaunlich, denkt er, dass der Durchschnittsmensch mit 100 000 Haaren auf dem Kopf beginnt, und die Lebensspanne für ein Haar, bevor es in den Zyklus von Stilllegung und Neuwachstum eintritt, ungefähr drei Jahre beträgt. Da die meisten Leute täglich rund 100 Haare verlieren, heißt das, dass sie jedes Jahr 35 000 Haare verlieren. In drei Jahren bedeutet das die gesamte Zahl der Haare auf dem Kopf eines Durchschnittsmanns, aber natürlich wachsen viele der Haare die ganze Zeit nach. Außer in seinem Fall, denkt Adam. Es scheint nicht fair, aber er akzeptiert, dass dagegen nichts zu machen ist.

Eines nicht so fernen Tages, überlegt er, wird es so kommen wie bei Joe. Mit versagendem Gedächtnis, unzuverlässigem Urteilsvermögen, begrenzter Konzentration und sporadischer Verwirrung. Er wird sich abmühen, die richtigen Wörter für Dinge zu finden, und die Tageszeiten durcheinanderbringen. Joe hat schon drei Arzttermine verpasst, die Eve für ihn vereinbart hat. Seine Ängstlichkeit, Reizbarkeit und das Bedürfnis, dieselben alten Fragen mehrmals zu wiederholen, nehmen allmählich zu. Mit seinen schnellen Wechseln von Zufriedenheit zu Weinen ist schwer umzugehen. Was ist diese entsetzliche, als Demenz bekannte Krankheit, und warum kommen die Ärzte nicht besser damit zurecht?

Demenz ist in Joes Alter nicht ungewöhnlich. Rund eine Million Menschen sind bei uns davon betroffen. Aber in einer älter werdenden Bevölkerung wird diese Zahl wachsen. Es wird geschätzt, dass die Zahl bis 2050 auf drei Millionen steigen wird. Sie ist selten bei Personen unter 65, betrifft aber einen von 20 jenseits dieses Alters und einen von sechs über 80. Zwei Drittel der Erkrankten leben zu Hause, und von den Bewohnern von Pflegeheimen leiden rund zwei Drittel an Demenz. Einige von ihnen können, wenn sie körperlich robust sind, bis zu zehn Jahre mit dem Leiden leben. Adam schaudert, wenn er über diese deprimierende Aussicht nachdenkt.

Joes Ärztin hat die Veränderungen erklärt, die in der Substanz des Gehirns stattfinden. Ein abnorm verändertes Protein namens Amyloid wird in verstreuten Ansammlungen namens Plaques in der äußeren Schicht des Gehirns abgelegt. In den Plaques sterben Nervenzellen ab und kollabieren in sich selbst, was mikroskopisch wie Klumpen oder Knäuel aussieht. Makroskopisch zeigen bildgebende Verfahren wie Kernspin- oder Magnetresonanztomografie (MRI) und Computertomografie (CT) einen umfassenden Schwund der gesamten Großhirnrinde.

Fairerweise muss Adam sagen, dass Joes Hausärztin sehr hilfreich und eine große Unterstützung gewesen ist. Sie selbst, hatte sie erklärt, habe eine betagte Mutter mit Demenz, und deshalb verstand sie Grace vollkommen und konnte ihre Sorgen nachempfinden. Sie hat sorgfältig einen Mini-Mental-Status-Test (MMST) durchgeführt, sich taktvoll nach Alkoholkonsum erkundigt und Blutproben von Joe genommen, um jeden behandelbaren Typ von Demenz auszuschließen. Sie hatte auf Anämie, Vitaminmangel, Entzündung, Schilddrüsenprobleme und Anomalitäten der Nieren- und Leberfunktion getestet. Sie hatte auch Gehirn-Scans angefordert, die helfen könnten, die Diagnose zu bestätigen und Altershirndruck (Wasserkopf) auszuschließen, der eine umkehrbare Ursache von Demenz wäre, da der Druck, der angrenzendes Hirngewebe zusammendrückt und schädigt, chirurgisch mittels eines Drainageröhrchens (Shunt) reduziert werden kann. Leider war das Endergebnis all dieser Untersuchungen nicht positiv.

Joe leidet an Alzheimer, der häufigsten Form der Demenz, und seine Symptome werden höchstwahrscheinlich nicht besser werden. Er hatte ein Medikament mit dem Wirkstoff Donepezil verschrieben bekommen, das den Spiegel des Neurotransmitters Acetylcholin erhöhen und damit unter anderem das Gedächtnis verbessern soll. Was für ein grausames Ende für so ein wunderbares Leben, denkt Adam. Joe hatte und hat immer noch in Zeiten gelegentlicher Klarheit einen ganz wunderbaren Witz. Erst letzte Woche hatte er Adam die Geschichte von dem alten Paar in den 80ern erzählt, die einen Termin bei einem Sexualberater vereinbart hatten.

»Wie viel kostet es, uns zu beobachten, wenn wir uns vor Ihnen lieben, damit Sie uns sagen können, was wir falsch machen?«, fragt der Mann.

»Fünfzig Pfund die Stunde«, antwortet der Berater.

Worauf das alte Paar sich ohne jedes erkennbare Problem leidenschaftlich liebt. Der Berater teilt ihnen das pflichtgemäß mit. Doch jede Woche, Woche auf Woche, kommen sie wieder, um die gleiche Darbietung vorzuführen. Nach drei Monaten hat der Berater genug.

»Hören Sie. Ich habe Ihnen die letzten zwölf Wochen zugeschaut, wie Sie sich hier vor mir lieben, und ich kann keinen einzigen Punkt finden, der an Ihrer Liebestechnik falsch wäre. Angesichts Ihres Alters, meine ich, sind Sie erstaunlich, aber ich kann es wirklich nicht rechtfertigen, noch mehr von Ihrem Geld zu nehmen, wo ich gar nichts als Gegenleistung bieten kann.«

Joe hatte mit ausgezeichnetem komödiantischen Timing innegehalten und dann mit einem verschmitzten Blick die Pointe geliefert.

»Wissen Sie«, sagte der alte Mann, »ich bin verheiratet, also können wir nicht zu mir gehen. Sie ist verheiratet, also können wir nicht zu ihr gehen. Das Hotel in meiner Straße verlangt 90 Pfund für ein Zimmer, das Holiday Inn gegenüber berechnet 120 Pfund für ein Zimmer. Sie stellen nur 50 Pfund in Rechnung, und wir bekommen 40 Pfund von unserer Krankenkasse erstattet.«

Joe und Adam hatten sich krankgelacht. Und er hatte noch mehr.

»Lass uns nach oben gehen und uns lieben«, sagt eine 90-jährige Frau zu ihrem Mann.

»Entscheide dich für das eine oder das andere«, erwiderte der alte Knabe. »Beides bekomme ich nicht hin.«

Joe war in seinem Element gewesen.

»Du weißt, dass du alt wirst«, hatte er Adam gesagt, »wenn deine Freunde dir zu deinen neuen Krokodillederschuhen gratulieren, du in dem Moment aber in Wirklichkeit barfuß bist.«

»Du weißt, dass du alt wirst, wenn ›bei dir tut sich was‹ bedeutet, dass du heute kein Abführmittel zu nehmen brauchst.«

In jener vergangenen Woche war Joe der witzige, messerscharfe Unterhalter gewesen, an den sich Adam von früher erinnerte. Heute war er ein schlurfendes Wrack. Würde der gleiche degenerative neurologische Prozess sich auch Adam vorknöpfen? Wäre er der eine von sechs in Joes Alter? Oder würde die Natur freundlicher sein und ihn vorher vom Krebs holen lassen?

Nach Herzkrankheit ist Krebs die zweithäufigste Todesursache der älteren Menschen. Die alternden Zellen des Körpers mit all ihren DNA-Mutationen und angesammelten Giftstoffen reproduzieren sich mit viel größerer Wahrscheinlichkeit fehlerhaft und erzeugen bösartige Veränderungen, die sich ihrerseits durch die unzähligen Kanäle des lymphatischen Systems und des Blutes in entfernte Organe des Körpers ausbreiten können. Manche, wie feste Tumoren im Gehirn, in der Niere oder im Darm, werden sich einfach lokal ausbreiten, indem sie an dem umgebenden gesunden Gewebe fressen und Infektion, Blockierung oder Blutung verursachen. Angesichts all der potenziell karzinogenen Einflüsse, denen ältere Menschen während ihres Lebens ausgesetzt waren, ist dies vielleicht nicht überraschend. Chemische Karzinogene in Zigaretten und Benzol. Physikalische Karzinogene und Reizmittel aus Farbstoffen und Asbest. Andere schädliche Ursachen der Bösartigkeit wie Viren, Parasiten und Hormone. Und wie viel Strahlung waren Joes Eltern durch Röntgen und natürliches Sonnenlicht über die Jahre ausgesetzt? Man brauchte nur ihre Haut zu betrachten, um sich ein Bild zu machen. Da waren so viele Fältchen, Runzeln, Altersflecken und Wunden, die nicht heilen wollten, weil sie in Wirklichkeit lokal invasive, relativ gutartige Hautkrebse waren.

Wenigstens hat Grace das Glück gehabt, dem Brustkrebs zu entgehen. Während er nur eine von 15 000 Frauen mit 25 Jahren betrifft, waren Grace' Chancen, ihn bis zum Alter von 85 zu bekommen, eins zu zehn. Was würde sie zuerst sterben lassen, fragt sich Adam. Demenz, Herzkrankheit oder Krebs? Es ist keine attraktive Auswahl. Vielleicht werden die Nebenwirkungen der verschiedenen Medikamente, die beide einnehmen, sich über alles schieben. Grace' Aussichten sind viel heiterer als Joes. Sie ist lustig, gewinnend und gesellig. Sie hat viele Freundinnen, die sie besuchen oder die sie besucht. Sie arbeitet noch in ihrem Kleingarten, tanzt in dem nahegelegenen Geselligkeitsverein, spielt Bridge im örtlichen Frauenverein und bewahrt sich eine unermüdliche Neugier auf alles Moderne. Ihre TAVI hat ihr neuen Lebensmut gegeben, und die beidseitige Hüftoperation ist ein überragender Erfolg gewesen. Der Schmerz, die Steifheit und Unbeweglichkeit, worunter sie früher gelitten hatte, gehören jetzt der Vergangenheit an. 85 sind für Grace die neuen 65. Vorausgesetzt, man ist bei vollem Verstand. Die Sicherheit und lebensverlängernden Möglichkeiten der modernen Medizin machen fast alles möglich.

Als alle vier wieder ruhig im Wohnzimmer sitzen, plaudern sie eine Weile über die Zukunft. Vorschläge, eine Pflegekraft einzustellen, die im Haus wohnt, oder ein gemeinsamer Umzug in ein Pflegeheim werden kurzerhand abgelehnt. Aber hin und wieder ein Anruf vom Arzt und der gelegentliche Besuch von der Gemeindeschwester sowie Essen auf Rädern würden gerade noch akzeptiert. Joe und Grace würden sich irgendwie durchwursteln.

Eve macht sich klar, dass eines Tages in nicht allzu ferner Zukunft Joes und Grace' Leben unausweichlich zu Ende gehen wird. Wenn das Schicksal freundlich zu ihnen ist, könnte es sogar friedlich im Schlaf passieren. Viel besser das, denkt sie, für alle Betroffenen, als das Trauma und die langwierige Pflegebedürftigkeit nach Herzinfarkt, Schlaganfall oder Krebs. Allein der Gedanke, ihre geliebten Eltern zu verlieren, lässt sie unwillkürlich schaudern. Die Vorstellung, ohne sie zu sein, ist fast unerträglich. Fast undenkbar. Die Erinnerung an sie wird ihr immer bleiben, dessen ist sie sich sicher, ihre Seelen auf ewig mit ihrer verbunden. Aber was geschieht eigentlich im Augenblick des Todes, überlegt sie. Ist die Erfahrung qualvoll, erschreckend und entsetzlich? Oder gibt es wirklich winkende Engel und helle Lichtstrahlen, die uns in den himmlischen Frieden und zu einem neuen Anfang geleiten?

In physiologischer Hinsicht zumindest ist der Sterbeprozess eine Anhäufung zellulärer Funktionsstörungen. Was immer die Ursache, ob plötzlich oder allmählich, das Versagen des normalen Zellstoffwechsels führt zu einem Mangel an Energie und einem unerbittlichen Bedürfnis nach Schlaf, um die geringe verbliebene Lebenskraft zu erhalten. Der Appetit lässt nach. Die Darmtätigkeit verlangsamt sich. Die Nieren erzeugen weniger Urin und die Haut weniger Schweiß. Der Kreislauf wird schwächer, während der Blutdruck fällt, wodurch die Haut kühler wird und eine blaugraue Farbe annimmt, mit rötlich-violetten Flecken, wo sich Blut ansammelt. Das Gehirn, unter Sauerstoffmangel leidend und zunehmend erstickt in den toxischen Abbauprodukten der trägen biochemischen Prozesse, wird verwirrt, aufgeregt und unruhig. Die Augen, im Leben so strahlend und ausdrucksvoll, werden stumpf, matt und hohl. Schließlich wird der Vorgang des Atmens an sich zunehmend mühsam und schwierig. Während der Schlaf dem Dämmerzustand weicht, wird das Heben und Senken der Brust flacher und weniger häufig, mit angesammelten Sekretionen, die nicht geschluckt werden können, und einem Aufbau von Flüssigkeit, die in die Luftbläschen der Lunge tritt, wodurch das bekannte sprudelnde Geräusch entsteht, das die Kliniker als »Todesröcheln« bezeichnen.

Auf einer Ebene kann der Tod als das gleichzeitig stattfindende Versagen mehrerer Organe betrachtet werden. Doch in den meisten Fällen ist es eine Abfolge, wobei jedes Organ allmählich abschaltet, der Reihe nach, eines nach dem andern. Der klinische Tod findet statt und kann für die Zwecke des Totenscheins festgehalten werden, wenn drei Dinge endgültig beglaubigt sind. Es gibt keine Atmung. Es gibt keinen Herzschlag. Die Pupillen sind starr und erweitert. Innerhalb von fünf Minuten nach dem Herzstillstand sind die Zellen des Gehirns, ohne die Blutversorgung und den lebensspendenden Sauerstoff, den das Blut enthält, nicht länger lebensfähig. Eine Reanimation ist an diesem Punkt nicht mehr möglich. Der biologische Tod hat endgültig stattgefunden.

Eve, die vor sich hin gestarrt hat, entrückt an irgendeinen dunklen, fernen Ort, wird plötzlich von einer vertrauten Stimme mit einem Ruck in die Wirklichkeit zurückgeholt.

»Du solltest dir nicht so viele Gedanken wegen des Alters machen«, meldet sich Joe zu Wort. »Es dauert nicht lang.« Und auch Adam, verblüfft über diesen plötzlich aufblitzenden Witz und die unerwartete Klarheit, lacht laut auf. Er und Eve sehen ein, dass sie sich auf einen Kompromiss einigen müssen. Es ist nicht die ideale Lösung, wenn es überhaupt entfernt so etwas wie eine Lösung ist, denkt Eve. Aber es ist ein Kampf, den sie nie gewinnen wird. Sie und Adam werden die beiden unterstützen und für sie da sein, so oft und wann immer sie können. Und sie können Joes und Grace' festen Wunsch, ihre Unabhängigkeit so lange wie möglich im eigenen Haus zu bewahren, gut verstehen. Unausweichlich wird die Zeit kommen, wenn einer von ihnen sein Leben allein leben muss, und dann wird man neu nachdenken müssen. Bis dahin, versprechen Adam und Eve einander, werden sie Joe und Grace helfen, so viel wie möglich von jedem einzelnen Tag zu haben, den sie gemeinsam erleben.

Kapitel 35

Ruby war alles andere als begeistert gewesen, als sie bemerkt hatte, dass ihre Mama und ihr Papa nicht zu Hause sein würden, bevor sie ins Bett müsste. Das einzig Gute daran war, dass sie ihre Schwester Poppy über alles gern hatte und sie um den kleinen Finger wickeln konnte. Bei Poppy würde sie länger als gewöhnlich aufbleiben und fernsehen dürfen. Sie könnte auch ein paar Fragen klären, auf die ihre Mama keine Antwort wusste, etwa warum man niemals Taubenbabys sieht? Warum sind Wolken nur weiß und grau, und haben Rufus und andere Hunde Sinn für Humor?

Leider war Rubys Abend nicht ganz nach Plan verlaufen. Zuerst hatte sie einen längeren Anfall von Schluckauf. Als Nächstes hatte sie angefangen zu niesen, sobald sie sich an Rufus gekuschelt hatte, und dann, unmittelbar nach dem Abendessen, hatte sie sich heftig erbrochen.

Schluckauf kann jeder bekommen. Verursacht durch unwillkürliche Krämpfe des Zwerchfells, jener zeltförmigen Muskelplatte, die die Brust vom Unterleib trennt, wird ein scharfes Luftholen gegen eine geschlossene Gewebeklappe an der Rückseite der Kehle, die Stimmritze, ausgelöst, und es entsteht der charakteristische »Hick«-Laut. Vielleicht hatte sie zu viel Luft mit ihrem Sprudelgetränk geschluckt, dass der Schluckauf so lange angehalten hatte. Die Luft anzuhalten hatte ihn nicht gestoppt, auch nicht, dass sie kräftig an ihrer Zunge gezogen oder dass Ben sich von hinten angeschlichen und sie fast zu Tode erschreckt hatte. Es hatte Ruby die gewaltige Anstrengung gekostet, mit den Fingerspitzen den Gehörgang zu verschließen und gleichzeitig ein großes Glas Wasser durch einen Strohhalm zu trinken, um den Schluckauf schließlich zu überwinden. Bis dahin hatte sie eine halbe Stunde lang gehickst. Nicht so lange wie Charles Osborne, der von 1922 an ununterbrochen 68 Jahre lang Schluckauf hatte, aber trotzdem lang genug.

Zwanzig Minuten später hatte Ruby angefangen zu niesen. Einige Haare von Rufus' drahtigem Fell waren in ihre Nase geraten und hatten die Schleimhaut gereizt. Die Chemikalie Histamin war ausgeschüttet und Botschaften waren über die Nerven an ihr Gehirn gesendet worden, die den Reflex ausgelöst hatten, der sie zum Niesen brachte. Kurz bevor dies passierte, hatte sie tief Luft geholt, die Kehle geschlossen, und der Luftdruck in ihrer Brust hatte sich dramatisch aufgebaut. Dadurch flogen die Flüssigkeitspartikel aus ihrem Mund und ihrer Nase volle fünf Meter weit mit bis zu 175 Stundenkilometern durchs Zimmer.

Als Ruby sechs weitere Male in schneller Folge geniest hatte, handelte Poppy. Sie kniff die Mitte von Rubys Oberlippe direkt unter der Nase zwischen Zeigefinger und Daumen und übte ungefähr 30–40 Sekunden Druck aus. Wie durch ein Wunder hatte Rubys Niesen aufgehört und war nicht wiedergekommen.

Weitere 30 Minuten später schließlich, als weder Poppy noch Ruby damit rechneten, hatte sich Ruby gleich nach dem Abendessen heftig übergeben. Poppy meinte, dass sie sich das Geld fürs Babysitten auf jeden Fall verdient hatte. Während Poppy die Schweinerei aufwischte, fiel Ben nichts Besseres ein, als mit den Flusen in seinem Bauchnabel zu spielen und über seine eingewachsenen Zehennägel zu jammern.

Fantastisch, denkt Poppy, Schluckauf, ein Niesanfall und dann Kotze. Schließlich, um alles zu krönen, Bens Bauchnabelflusen … diese Mischung aus mikroskopisch kleinen Stofffasern, abgestorbener Haut und Bakterien. Wie eklig.

Warum müssen Jungs immer so ekelhaft sein, hatte sich Poppy zum tausendsten Mal gefragt. Und wann zum Teufel kommt Mama heim? Sie hatte die Nase voll und wollte schlafen gehen.

Kapitel 36

Tatsächlich waren Poppys Eltern länger als geplant bei Joe und Grace geblieben und hatten sich dann auf dem Heimweg mit einer Kleinigkeit zu essen und einem stärkenden Drink in einem ihrer Lieblingsrestaurants getröstet. Eve hatte ein paar Tränen vergossen, als sie sich klarmachte, wie gebrechlich ihr Vater allmählich wurde, und war dann im Auto eingeschlafen, während Adam nach Hause fuhr.

Leider war sie bald wieder geweckt worden, mit einem völlig tauben linken Arm, den sie mit dem normalen rechten Arm in eine bessere Lage bringen musste. Sie hatte sich gegen die harte Armstütze an der Beifahrertür gelehnt, und diese hatte so fest gegen die Hauptarterie und den Hauptnerv gedrückt, dass die Blutzufuhr abgeschnitten und die Übertragung von Nervenimpulsen zum Unterarm und den Fingern unterbrochen war. Ihr ganzer Arm war kalt und betäubt.

Dann spürte sie zwei Minuten lang intensives Kribbeln, bis die normale Empfindung und Funktion wiederhergestellt war, als das Blut zurückströmte. Sie hatte oft eine ähnliche Taubheit in den Beinen und Armen im Bett erlebt, wenn sie in einer ungeschickten Lage geschlafen hatte, aber dies war das erste Mal, dass es im Auto passierte. Adam hatte nur bemerkt, sie müsse so wie er ein bisschen mehr Fleisch an sich haben, dann werde die zusätzliche Polsterung verhindern, dass dies passiere. Wie vorhersehbar, fand Eve die Bemerkung nicht übermäßig konstruktiv.

Als sie endlich nach Hause kamen, fanden sie Ben und Poppy in einen Fernsehfilm versunken und Ruby zusammengerollt neben Rufus auf dem Boden schlafend. Aber es war 11 Uhr abends und höchste Zeit, in die Federn zu kriechen.

Als Adam an diesem Abend neben einer dösenden und zufriedenen Eve im Bett liegt, geht er in Gedanken methodisch die Ereignisse des Tages durch. Eves Haut ist warm und seidig, vollkommen glatt, weich und völlig frei von Schönheitsfehlern. Perfekt zu jeder Zeit, scheint die Schwangerschaft sie noch verbessert zu haben. Sie muss erschöpft gewesen sein, denkt er, weil sie eingeschlafen ist, kaum dass ihr Kopf das Kissen berührt hat. Er hatte ein paar Sekunden ein leises Schnarchen gehört, als sie anfangs mit dem Gesicht nach oben lag, wodurch ihre Zunge zur Rückseite der Kehle gefallen war und teilweise ihren Atemweg blockiert hatte. Dann hatte sie sich plötzlich auf die Seite gedreht, wobei die Zunge wieder nach vorn fallen konnte, und ihr Atem war leise geworden. Nur das sanfte Auf und Ab ihrer wunderschönen Schultern verriet Adam, dass sie überhaupt atmete.

Alles in allem war der Tag gar nicht so schlecht gewesen. Poppy hatte es toll gemacht, Ruby von der Vorschule abgeholt, sie nach Hause gebracht und ihr Essen zubereitet, während ihre Eltern Joe und Grace besucht hatten. Dann hatte sie mit dem Dreierpack von Rubys Schluckauf, Niesen und Erbrechen fertigwerden müssen. Eine bessere, wunderbarere Tochter hätte Adam sich nicht wünschen können. Er wusste, dass ihre biologische Mutter Rawaa immer noch ständig in Eves Gedanken, in ihrer Seele weiterlebte wie ein strahlendes, unauslöschliches Leuchtfeuer.

Ben, der den Pokal zum zweiten Mal geholt hatte, sah erschöpft aus, wie er ausgestreckt auf dem Sofa lag, und Adam und Eve, die ihre Kinder immer ermuntert hatten, am Wettkampfsport teilzunehmen, hätten nicht stolzer auf ihn sein können.

Eves Schwangerschaft schreitet ohne Komplikationen voran, und der oder die jüngste kleine Enniman, das Küken Enniman, ist nach zwölf Wochen Reifen auf einem guten Weg, ein lebensfähiger Mensch zu werden. In weiteren vier Wochen wird ein guter Zeitpunkt sein, es ihren Freunden mitzuteilen und die Welt von der Existenz des Babys wissen zu lassen.

Adams Vortrag heute war, nun ja, interessant gewesen, aber er wird es so bald nicht wieder tun, überlegt er, während er wachliegt.

Alle anderen schlafen fest und laden ihre Batterien für den nächsten Tag auf. Auch Adam ist sehr müde und matt. Der Haken ist, dass er anscheinend einfach nicht in den Schlaf gleiten kann. Es ist über die letzten paar Wochen zunehmend zum Problem für ihn geworden, und die sich daraus ergebende Schläfrigkeit tagsüber ist nicht leicht zu verkraften.

Er hat es mehrere Male mit einem »Powernap« oder »Energieschlaf« probiert. Er kennt das Prinzip inzwischen perfekt. Zuerst einen starken Kaffee trinken. Dann den Wecker auf dem Handy auf genau 18 Minuten und nicht mehr stellen, damit er döst, aber nie in den tiefen REM-Schlaf kommt, weil er sich sonst beim Aufwachen angeschlagen, desorientiert und gereizt fühlen würde. Dann ratzt er die zugeteilten 18 Minuten, und genau wenn der Wecker ihn weckt, schaltet sich das Koffein ein, wodurch er sich munterer fühlt und erfrischt ist. Volltreffer. Die Schönheit des Energieschlafs. Nur scheint es bei Adam nicht zu funktionieren. Er fühlt sich dennoch mürrisch und gereizt, wenn er aufwacht, also hat er es aufgegeben.

Adam leidet wie 30 Prozent der Bevölkerung, Eves Eltern eingeschlossen, an chronischer Schlaflosigkeit. Warum kann er nicht so fest wie der Rest der Familie schlafen, fragt er sich. Warum kann er sich nicht der körperlichen Erneuerung und geistigen Wiederherstellung erfreuen, die der Schlaf bietet? Schlaf ist so wichtig. Er ist eine Zeit, in der das Gehirn frische Informationen assimilieren kann, in der deren emotionaler Gehalt bewertet und verarbeitet sowie das Gedächtnis wesentlich aktualisiert wird. Ohne ihn leiden wir an Schlafentzug und der körperlichen und seelischen Belastung, die dieser verursacht. Schlafentzug ist schließlich oft als eine Form der Folter angewendet worden. Aber je mehr er sich Sorgen über das Einschlafen macht, desto schwerer scheint sich der Schlaf einzustellen. Und das ist kurz und bündig Adams Problem. Würde er andere Leute fragen, die wunderbar schlafen, was sie tun, um dies zu erreichen, würden sie ausnahmslos antworten – *nichts*. Sie lassen es einfach geschehen. Je mehr er sich darüber aufregt, nicht einzuschlafen, desto schlimmer macht er es. Alle Tricks, zum Beispiel Schafe zählen, ein Buch lesen, etwas Heißes trinken oder sich einen Spaziergang an einem sonnigen Strand vorstellen, sind vergebens. Auch zieht Adams Arzt nicht in Betracht, ihm Schlaftabletten zu verschreiben.

»Wenn ich Ihnen Sedativa verschriebe, würden sie sicherlich für einige Nächte helfen«, hatte er gesagt, »dann würde Ihr Gehirn sich an sie gewöhnen und Sie bräuchten eine stärkere Dosis, um die gleichen Wirkungen zu erzielen.«

Er hatte recht. Die am häufigsten verwendeten Benzodiazepin-Sedativa dämpfen, genauso wie allgemeine Betäubungsmittel, das retikuläre Aktivierungssystem im Stammhirn und begünstigen Schläfrigkeit und Schlaf. Aber das Gehirn ist klug. Es bemerkt schnell, dass da äußere Einflüsse am Werk sind, und tut alles in seiner Macht Stehende, um dagegen anzukämpfen. Das Ergebnis ist, dass das Gehirn, sobald die Sedativa abgesetzt werden, hyperwach wird und noch aktiver als zuvor.

Adams Arzt war offensichtlich nicht bereit, mitzumachen. Er würde selbst irgendwelche natürlichen Lösungen finden müssen. Kürzlich hatte er versucht, früher zu essen, bevor er zu Bett ging. Er hatte gehofft, der Verdauungsprozess würde dann nicht seinen Stoffwechsel ankurbeln und seine Körpertemperatur erhöhen, während er im Bett lag. Er hatte das Schlafzimmer ruhiger und dunkler gemacht und sorgsam vermieden, nach 19 Uhr koffeinhaltige Getränke zu trinken. Er hatte probiert, mehr Bewegung in seinen Arbeitstag einzubauen. Er hatte versucht, sich an regelmäßigere Bettzeiten zu gewöhnen. Er hatte im Bett Bücher gelesen, er hatte den Fernseher leise laufen lassen, und er hatte begonnen, entspannende Musik auf dem MP3-Player zu hören. Er hatte sogar eine neue supermoderne Matratze mit Liegezonen angeschafft und sich angestrengt, beim Alkohol zurückzustecken – da der Arzt ihm gesagt hatte, dass Alkohol seine normalen Schlafmuster störend beeinflusse. Adam räumt ein, dass er einen halben Tag lang an einem Kater gelitten hatte, aber der konnte doch bestimmt nicht 24 Stunden nach seiner Zechtour noch wirken? Er drehte sich gereizt um und sah auf die Uhr: 1.15 Uhr. Heute Nacht, wie so oft in letzter Zeit, erwies sich der Schlaf als unzuverlässiger und launischer Gefährte.

Mit dem Einsetzen des Schlafs, der Adam jetzt langsam doch überkommt, tritt er in seinen ersten Zyklus des Non-REM- oder NREM-Schlafs ein, während er zunehmend schläfrig wird. An diesem Punkt werden seine Hirnwellen tiefer und langsamer. Seine Hirnaktivität und die Stoffwechselrate seines Körpers sind am tiefsten Punkt des Tages angelangt. Träume, wenn er überhaupt welche hat, sind selten. Vielleicht erlebt er die gelegentliche Einschlafmyoklonie – wie Eve es vorher hatte, als ihre Arme und Beine heftig zuckten, während sie noch bei Bewusstsein war und auf eingebildete Ereignisse reagierte –, aber wenn sich seine Hirnwellen weiter verlangsamen, wird dies aufhören.

Während Adam tiefer in den Schlaf sinkt, wird dieser erste Zyklus des NREM-Schlafs plötzlich unterbrochen. Seine Hirnwellen werden hyperaktiv und fieberhaft. Sie ähneln den Hirnwellen, die er hätte, wenn er hellwach wäre. Der Unterschied hier ist, dass er jetzt tief bewusstlos ist und die Muskeln seines Körpers völlig gelähmt sind. Adam befindet sich im REM-Schlaf, wo seine Temperatur steigt, da die Durchblutung seines Gehirns erhöht ist. Stöße von Nervenzellenaktivität in seinem Stammhirn schießen zur Sehrinde im Hinterhauptlappen seines Gehirns. Seine Augen bewegen sich schnell von einer Seite zur andern, und er träumt.

Erwachsene wie Adam verbringen etwa 20 Prozent ihrer gesamten Schlafzeit im REM-Schlaf. Bei Babys sind es gegen 50 Prozent. Für ihn hat diese erste Episode des REM-Schlafs um 2.45 Uhr begonnen und dauert etwa zehn Minuten, aber Adam wird vier oder fünf weitere Episoden des REM-Schlafs während der Nacht erleben, wobei jede ein wenig länger dauert als die vorausgegangene. Die letzte, kurz bevor er um 7 Uhr am nächsten Tag wieder aufwacht, wird eine Stunde andauern, und vielleicht erinnert er sich an das, was er geträumt hat.

Manche Wissenschaftler glauben, wir schlafen und träumen, um Erlebnisse fest im Langzeitgedächtnis zu verankern; in anderen Worten, wir träumen von Dingen, die es wert sind, in Erinnerung zu bleiben. Andere sind davon überzeugt, dass wir von Dingen träumen, die es wert sind, vergessen zu werden – um überlappende Erinnerungen zu löschen, die sonst unser Gehirn überhäufen würden. Die Wahrheit ist, dass es eigentlich niemand weiß.

In hohem Grad bleibt der genaue Zweck des Schlafs ein andauerndes Geheimnis, das sich den gelehrtesten Schlafspezialisten entzieht. Die Neurophysiologen versuchen, ihn als verringerte Aktivität in der retikulären Formation des Gehirns zu beschreiben, herbeigeführt durch die Reduktion in den erregenden Neurotransmittern wie Noradrenalin, wodurch wiederum die Aktivität im Thalamus, Hypothalamus und in der Großhirnrinde gehemmt wird. Aber selbst das ist eine Vereinfachung.

William Shakespeare ersann eine andere und poetischere Beschreibung vor gut vierhundert Jahren. Er schrieb:

> Den unschuld'gen Schlaf;
> Schlaf, der des Grams verworrn Gespinst entwirrt,
> Den Tod von jedem Lebenstag, das Bad
> Der wunden Müh', den Balsam kranker Seelen,
> Den zweiten Gang im Gastmahl der Natur,
> Das nährendste Gericht beim Fest des Lebens.

Der Tod jedes Lebenstags ist vielleicht so nah an einer perfekten Beschreibung des Schlafs, wie man diesem wohl nur kommen kann. In diesem Augenblick schlafen alle fünf Mitglieder der Familie Enniman tief und ohne Bewusstsein für die Außenwelt. Für Adam und den Rest der Familie wartet die Geburt des nächsten Tages gleich um die Ecke …

Danksagung

Watson & Crick enträtselten die Geheimnisse der DNA über regelmäßigen Drinks in der Kneipe. Auf ähnliche Weise ließen mein Lektor Doug Young, mein Literaturagent David Miller und ich uns bei einem feuchtfröhlichen Mittagessen einfallen, die Geheimnisse des gesamten menschlichen Körpers und alles, was er in einem Zeitrahmen von 24 Stunden tut, zu enträtseln.

Zuerst muss ich also ihnen danken. Dann habe ich allen Freunden und Kollegen zu danken, die auf meine E-Mails reagierten, in denen ich sie fragte: »Was möchtest du über deinen Körper wissen und über das, was er an einem Tag leistet?« Kapitel 30 ist folglich vor allem ihnen gewidmet, da es sich nämlich auf Fragen zum Sex konzentriert. Aber sie stellten auch Tausende andere Fragen, die nichts mit dieser verbreiteten Obsession zu tun haben – darunter, warum wir gähnen, warum Urin seine Farbe verändert, wie man einen Kater am besten behandelt und was im Augenblick unseres Todes passiert.

Mein sehr guter Freund Steve Wright und sein Kumpan Tim Smith brachten über die Jahre, wann immer ich Gast in ihrer äußerst beliebten Show in Radio 2 der BBC war, mit unzähligen, wahllosen medizinischen Fragen den Ball ins Rollen, aber Christina McDowall, Charlie Leslie, Michelle Porter, Ali Lutz, Helen McMurray, Trevor Lejeune, Henry Vines und Annemarie Leahy haben sich dabei alle als besonders wissbegierig erwiesen.

Danken möchte ich auch Carol Clements für ihre Geduld beim Tippen des Manuskripts, meiner Assistentin Kim, die für mich den Terminkalender führte und den Abgabetermin im

Auge behielt, sowie Dee und meiner ganzen Familie, dass sie Geduld mit mir hatten, als ich in dem Buch versunken war und nicht zum Spielen rauskommen konnte.

Schließlich danke ich allen meinen Patienten über die Jahre, deren Körper sich auf sonderbare Weise verhalten haben und die mich folglich gefragt haben: »Warum?«

Register

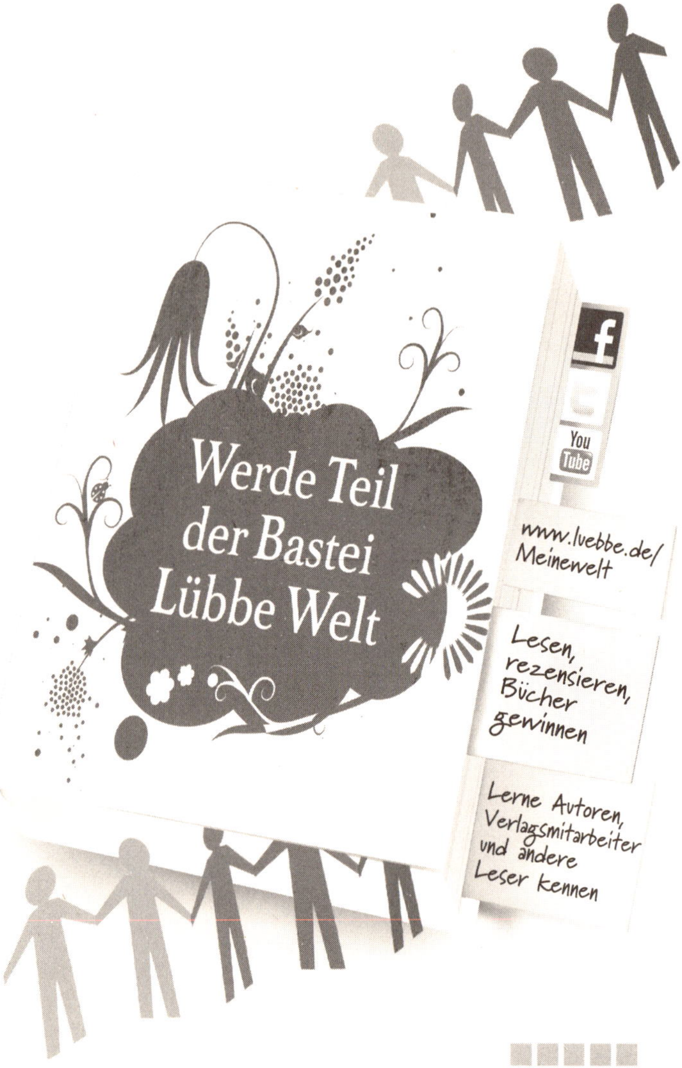
Werde Teil der Bastei Lübbe Welt
f
You Tube
www.luebbe.de/Meinewelt
Lesen, rezensieren, Bücher gewinnen
Lerne Autoren, Verlagsmitarbeiter und andere Leser kennen